Atlas de
ANATOMIA E RADIOLOGIA DOS SEIOS PARANASAIS

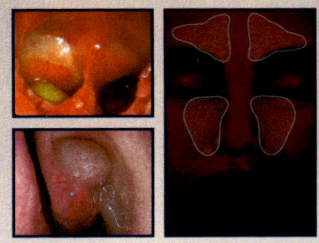

Richard L. Voegels
Professor Associado e Livre-Docente da Disciplina de ORL da
Faculdade de Medicina da Universidade de São Paulo
Diretor de Rinologia do Hospital das Clínicas da
Faculdade de Medicina da Universidade de São Paulo
Coordenador do Serviço de Otorrinolaringologia do
Hospital Universitário da Universidade de São Paulo

Marcus Lessa
Doutorado pela Disciplina de ORL da
Faculdade de Medicina da Universidade de São Paulo
Professor da Faculdade de Medicina da Universidade Federal da Bahia

Francini G. Pádua
Doutoranda pela Disciplina de ORL da
Faculdade de Medicina da Universidade de São Paulo
Fellowship em Cirurgia Endoscópica dos Seios Paranasais pela
Faculdade de Medicina da Universidade de São Paulo

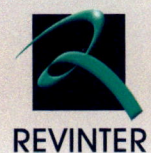

REVINTER

Atlas de Anatomia e Radiologia dos Seios Paranasais
Copyright © 2006 by Livraria e Editora Revinter Ltda.

ISBN 85-7309-973-9

Todos os direitos reservados.
É expressamente proibida a reprodução
deste livro, no seu todo ou em parte,
por quaisquer meios, sem o consentimento
por escrito da Editora.

Contato com os autores:
RICHARD L. VOEGELS
rvoegels@gmail.com

MARCUS LESSA
lessamm@terra.com.br

FRANCINI G. PÁDUA
francinipadua@gmail.com

A precisão das indicações, as reações adversas e as relações de dosagem para as drogas citadas nesta obra podem sofrer alterações. Solicitamos que o leitor reveja a farmacologia dos medicamentos aqui mencionados.
A responsabilidade civil e criminal, perante terceiros e perante a Editora Revinter, sobre o conteúdo total desta obra, incluindo as ilustrações e autorizações/créditos correspondentes, é do(s) autor(es) da mesma.

Livraria e Editora REVINTER Ltda.
Rua do Matoso, 170 – Tijuca
20270-131 – Rio de Janeiro – RJ
Tel.: (21) 2563-9700 – Fax: (21) 2563-9701
livraria@revinter.com.br – www.revinter.com.br

APRESENTAÇÃO

O desenvolvimento da endoscopia e da tomografia computadorizada, nas últimas décadas, revolucionou a rinologia. Com isto, o diagnóstico das alterações desta região ficou mais preciso e fácil de ser realizado.

Este atlas tem como objetivo refletir a experiência da disciplina de Otorrinolaringologia no diagnóstico das doenças nasossinusais, demonstrando as imagens endoscópicas e tomográficas das principais doenças desta região.

Richard L. Voegels

AGRADECIMENTOS

Um reconhecimento especial à Fundação de Otorrinolaringologia, que viabilizou esta edição.

Tiveram participação importante na elaboração desta obra Elder Goto, Fabrizio Romano, Maura Neves, Tatiana Abdo e Fábio Pinna.

Agradecemos, também, a todos os colegas que, de uma forma ou de outra, contribuíram para a confecção deste Atlas.

Nossa gratidão à empresa H. Strattner, representante da Karl Storz no Brasil, pelo inestimável apoio técnico, permitindo, assim, a produção de imagens endoscópicas de excelente qualidade.

Sumário

1 ANATOMIA DO NARIZ E DOS SEIOS PARANASAIS 1
  INTRODUÇÃO 1
  MEATO INFERIOR 2
   Concha inferior 2
   Rinofaringe 3
   Tuba auditiva 3
   Adenóide 4
   Ducto nasolacrimal 5
   Lamelas basais 6
  MEATO MÉDIO 7
   Processo uncinado 9
   Bula etmoidal 10
   Recesso lateral ou retrobular 12
   Hiato semilunar 13
     Infundíbulo etmoidal 13
   Óstio do seio maxilar 13
   Óstio acessório 14
   Seio maxilar 15
   Aplasia de seio maxilar 15
   Célula de Haller 16
     Nervo infra-orbitário 17
   Concha média 17
   Lamela basal da concha média 18
   Etmóide posterior 19
   Artéria etmoidal posterior 20
   Artéria esfenopalatina 20
   Recesso esfenoetmoidal 21
   Óstio do seio esfenóide 22
   Seio esfenóide 23

Recesso opticocarotídeo 25
Célula de Onodi 28
Seio frontal 29
Recesso frontal 30
Agger nasi 33
Artéria etmoidal anterior 35
KEROS 38
Saco lacrimal 39

2 VARIAÇÕES ANATÔMICAS DO NARIZ E DOS SEIOS PARANASAIS 41
CONCHA MÉDIA BULOSA 41
CONCHA MÉDIA PARADOXAL 46
PROCESSO UNCINADO PERFURADO 49
PROCESSO UNCINADO HIPERTROFIADO E PROEMINENTE
   ANTERIORMENTE 50
PROCESSO UNCINADO HIPERTROFIADO E PROEMINENTE MEDIALMENTE .. 55
HIPOPLASIA DE SEIO ESFENÓIDE 56
NERVO ÓPTICO EXPOSTO 57

3 VARIAÇÕES ANATÔMICAS DO SEPTO NASAL 58
DESVIOS SEPTAIS 58
PERFURAÇÃO SEPTAL 61

4 TRAUMA DO NARIZ E DOS SEIOS PARANASAIS 63
ENFISEMA ORBITÁRIO 63
LESÃO DE LÂMINA PAPIRÁCEA 65

5 RINITES 67
NÃO-ALÉRGICA 67
ALÉRGICA 68
ATRÓFICA 71
IRRITATIVA 74

6 RINOSSINUSITES 76
RINOSSINUSITE – BOLA FÚNGICA 76
RINOSSINUSITE FÚNGICA ALÉRGICA 85
RINOSSINUSITE CRÔNICA 88
FIBROSE CÍSTICA 93
DISCINESIA CILIAR 94
RINOSSINUSITE UTI 95

7 COMPLICAÇÕES DA CIRURGIA ENDOSCÓPICA RINOSSINUSAL 96
COMPLICAÇÕES DE *FESS* 96
Fístula liquórica 96
Fístula e hemorragia meníngea 97
Sinéquia – concha e septo 98
Sinéquia – meato médio 99
Lesão da lâmina papirácea 99

8 MUCOCELES SINUSAIS E DA CONCHA MÉDIA 100
MAXILAR. 100
ESFENÓIDE 104
FRONTAL. 105
BILATERAL 109
FRONTOETMOIDAL. 112
ETMOIDAL 120
CONCHA MÉDIA 121
MUCOCELE ASSOCIADA À DISPLASIA FIBROSA 124

9 CISTOS DO NARIZ E DOS SEIOS PARANASAIS 126
ESFENÓIDE 126
FRONTAL. 127
MAXILAR. 129
CISTO ODONTOGÊNICO 130
CISTOS DO SEIO PIRIFORME 135
CISTO DA RINOFARINGE (TORWALT) 136

10 PÓLIPOS COANAIS 138
ANTROCOANAL. 138
ESFENOCOANAL 144
ETMOIDOCOANAL 149

11 POLIPOSE NASAL 150
CONCHA MÉDIA (CM); CONCHA INFERIOR (CI); SEPTO NASAL (S) E PÓLIPO (SETA). 150

12 TUMORES BENIGNOS 162
ROSAI DORFFMAN 162
PAPILOMA INVERTIDO 163
PAPILOMA ESCAMOSO 170

  PAPILOMAS 171
  OSTEOMA 172
  OSTEOBLASTOMA 174
  HEMANGIOMA NASAL 179
  FIBROMA OSSIFICANTE 179
  DISPLASIA FIBROSA CÍSTICA 180
  DISPLASIA FIBROSA 182
  DISPLASIA FIBROSA POLIOSTÓTICA 183
  AMELOBLASTOMA 184
  AGO 185

13   **NASOANGIOFIBROMA JUVENIL** 187

14   **TUMORES MALIGNOS** 204
  CARCINOMA ADENOCÍSTICO 204
  CONDROSSARCOMA 206
  ESTESIONEUROBLASTOMA 207
  FIBROMIXOSSARCOMA 208
  HEMANGIOPERICITOMA 209
  RABDOMIOSSARCOMA 210
  TUMOR CARCINÓIDE 211
  TUMOR NEUROENDÓCRINO 212
  LINFOMAS 214

15   **DACRIOCISTORRINOSTOMIA** 220
  DACRIOCISTITE 220

16   **MÁS FORMAÇÕES CONGÊNITAS** 223
  ATRESIA COANAL 223
  GLIOMA 228
  MENINGOENCEFALOCELE 231
  MENINGOCELE 235
  NARINA SUPRANUMERÁRIA 236
  AGENESIA NASAL 238

17   **FÍSTULA LIQUÓRICA** 240

18   **FÍSTULA ORONASAL** 246

19 LIGADURA DA ARTÉRIA ESFENOPALATINA 249

20 RINOFIMA 251

21 VESTIBULITE 252

22 GRANULOMATOSES DO NARIZ E DOS SEIOS PARANASAIS 254
    WEGENER 254
    LEISHMANIOSE 256
    CRIPTOCOCOSE 257

23 SÍNDROME DO SEIO SILENCIOSO 258

Atlas de
ANATOMIA E RADIOLOGIA DOS SEIOS PARANASAIS

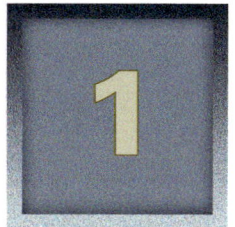

ANATOMIA DO NARIZ E DOS SEIOS PARANASAIS

INTRODUÇÃO

O conhecimento anatômico das estruturas nasais é essencial tanto para um bom diagnóstico como para um tratamento cirúrgico adequado, quando indicado. A endoscopia nasal é geralmente iniciada através do meato inferior, estendendo-se até a rinofaringe. Nesse trajeto, a concha inferior, a coana, a rinofaringe e suas estruturas (tuba auditiva, fosseta de Rosenmüller, presença de tecido linfóide) são avaliadas. O ducto nasolacrimal exterioriza-se na parede lateral do nariz, e é encoberto pela concha inferior. Nas figuras que se seguem, foi utilizado endoscópio rígido de 0° de 4 mm.

MEATO INFERIOR

Concha inferior

Fig. 1-1. Observam-se fossa nasal esquerda (FNE) ampla, concha inferior não-hipertrofiada, com mucosa sem alterações aparentes. O septo nasal encontra-se centrado sem desvios. S: septo nasal; CI: concha inferior; R: rinofaringe.

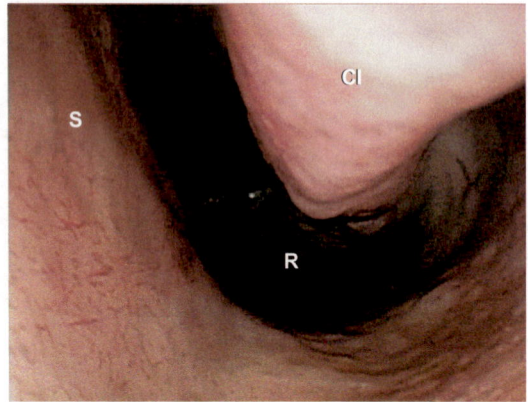

Fig. 1-2. Conforme o endoscópio é direcionado posteriormente, o arco da coana e a rinofaringe podem ser melhor visibilizados. S: septo nasal; CI: concha inferior; R: rinofaringe; C: arco da coana.

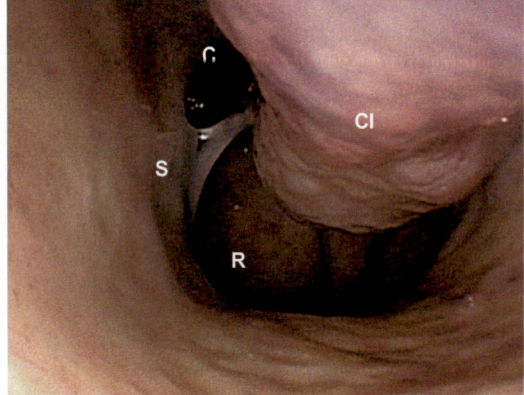

Fig. 1-3. FNE. S: septo nasal; CCI: cauda da concha inferior; R: rinofaringe; C: arco da coana; TA: tuba auditiva.

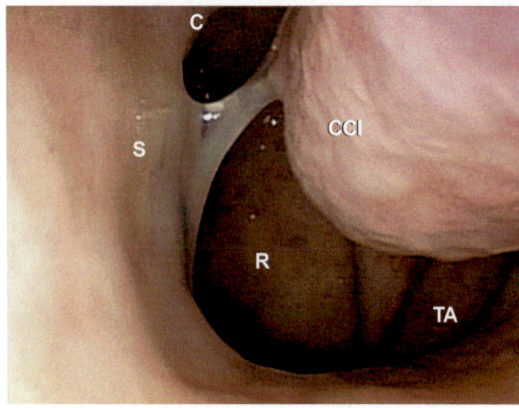

Rinofaringe

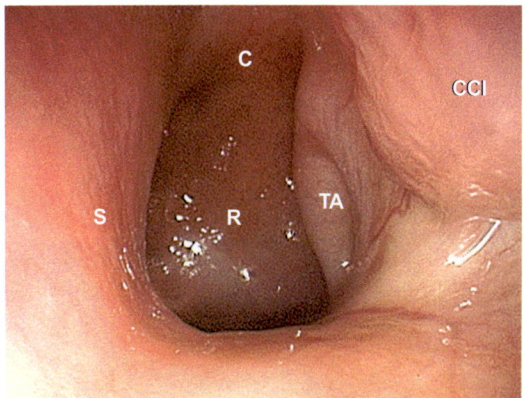

Fig. 1-4. Após ultrapassar o arco da coana, as estruturas da rinofaringe podem ser avaliadas. FNE. S: septo nasal; CCI: cauda da concha inferior; R: rinofaringe; C: arco da coana; TA: tuba auditiva.

Tuba auditiva

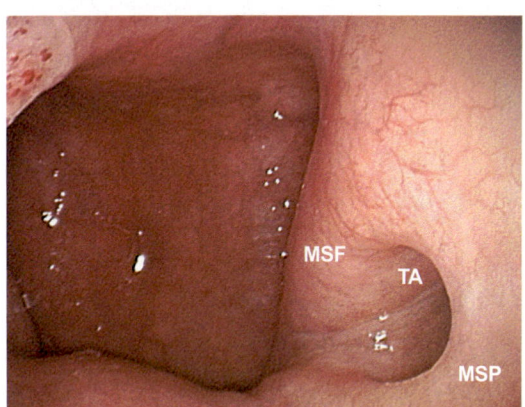

Fig. 1-5. Observam-se o óstio da tuba auditiva esquerda (TA), o músculo salpingofaríngeo (MSF) posteriormente ao óstio da tuba e o músculo salpingopalatino (MSP) anteriormente ao óstio da tuba auditiva.

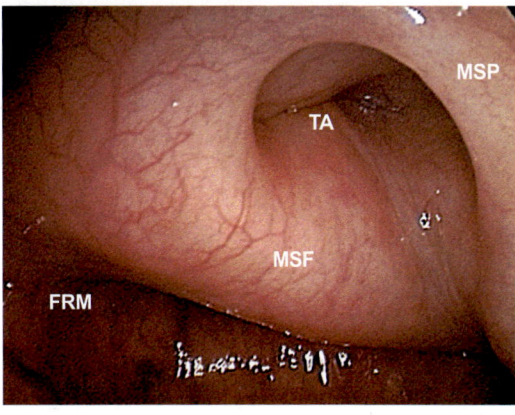

Fig. 1-6. Com endoscópio rígido de 30°, o óstio tubário esquerdo é visualizado, assim como a fosseta de Rosenmüller, importante foco de tumores primários de rinofaringe. Neste caso, a fosseta encontra-se livre, sem presença de tumorações aparentes. TA: óstio da tuba auditiva; MSF: músculo salpingofaríngeo; MSP: músculo salpingopalatino; FRM: fosseta de Rosenmüller.

Adenóide

Fig. 1-7. Mais freqüentemente visibilizada em crianças, a tonsila faríngea ou tecido linfóide adenoideano encontra-se na região posterior da rinofaringe, podendo ser causa de obstrução mecânica do óstio da tuba auditiva. Nesta foto, a endoscopia foi realizada através da FNE. A: adenóide; TA: óstio da tuba auditiva.

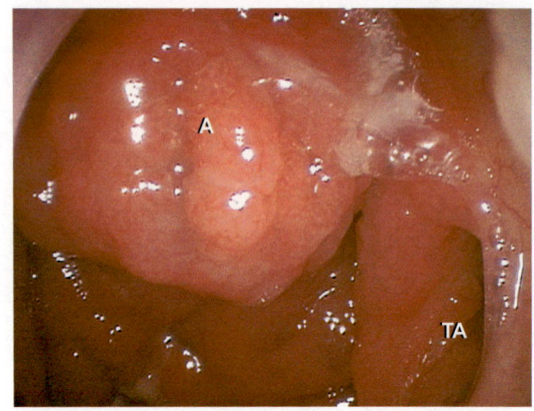

Fig. 1-8. Tomografia computadorizada de seios paranasais (TC), corte axial, atenuação para partes ósseas. Observa-se área de hipoatenuação homogênea ocupando a rinofaringe e estendendo-se para as fossas nasais bilateralmente. Trata-se de hipertrofia grave da tonsila faríngea (seta).

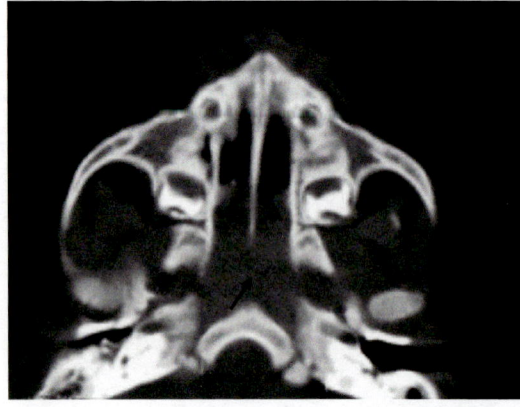

Ducto nasolacrimal

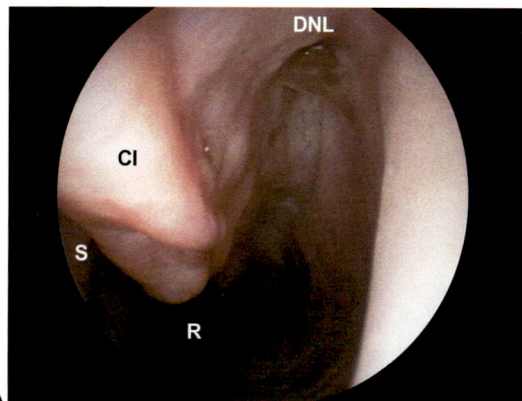

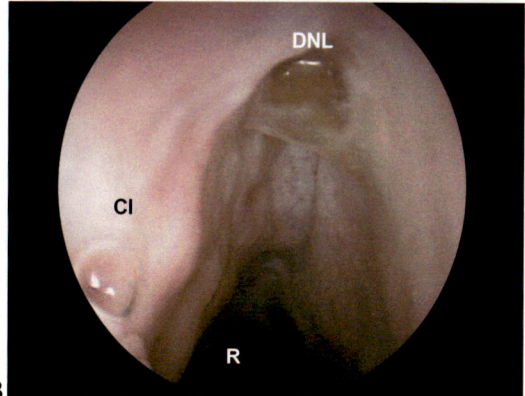

Fig. 1-9. (A, B) O ducto nasolacrimal pode ser observado afastando gentilmente a concha inferior medialmente. Está 30 a 40 mm posterior à narina ou aproximadamente 4 mm anterior ao óstio do seio maxilar. A figura mostra uma endoscopia da FNE de um cadáver e a abertura do ducto nasolacrimal com exteriorização de secreção após a compressão do globo ocular ipsilateral. S: septo nasal; CI: concha inferior; R: rinofaringe; DNL: ducto nasolacrimal.

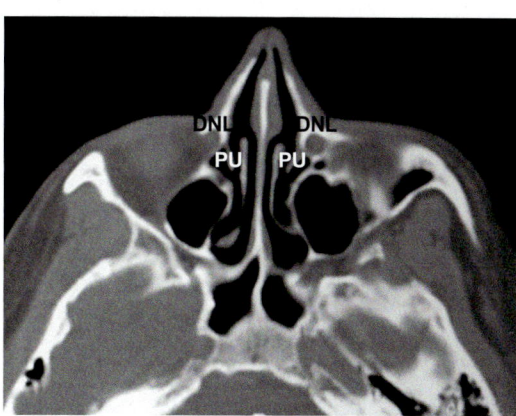

Fig. 1-10. TC corte axial, atenuação para partes ósseas. O ducto nasolacrimal pode ser visibilizado bilateralmente. Nota-se a proximidade da inserção do processo uncinado e o ducto, que pode ser lesado durante a antrostomia maxilar.
DNL: ducto nasolacrimal; PU: processo uncinado.

Lamelas basais

Durante o desenvolvimento embrionário, algumas lamelas ósseas exteriorizam-se através do etmóide, na parede lateral do nariz, e são denominadas lamelas basais. Freqüentemente são em número de quatro e constituem o processo uncinado (PU), bula etmoidal (BE), porção diagonal da concha média (também denominada lamela basal) (LB) e a concha superior (CS). Quando presente, a concha suprema representa a quinta lamela etmoidal.

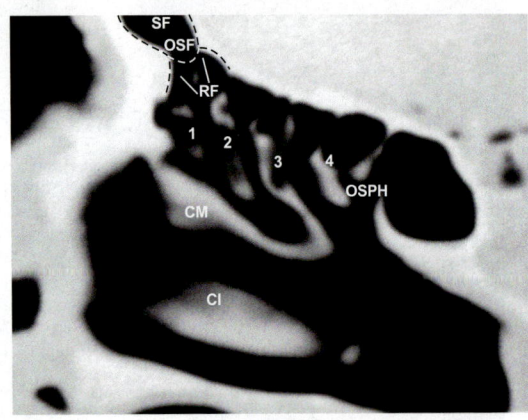

Fig. 1-11. TC corte sagital. SF: seio frontal; RF: recesso frontal; OSF: óstio do seio esfenóide; CI: concha inferior; CM: concha media; 1: processo uncinado; 2: bula etmoidal; 3: porção diagonal da concha média; 4: concha superior; OSPH: óstio do seio esfenóide.

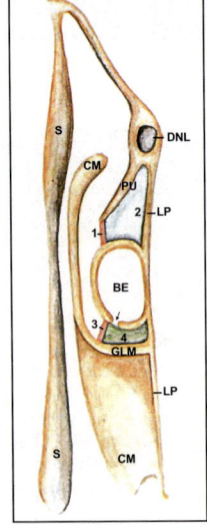

Fig. 1-12. Esquema de um corte axial da fossa nasal direita.
DNL: ducto nasolacrimal; S: septo nasal; CM: concha média; BE: bula etmoidal; LP: lâmina papirácea; PU: processo uncinado; 1: hiato semilunar inferior; 2: infundíbulo etmoidal; 3: hiato semilunar superior; 4: recesso retrobular; GLM: lamela basal da concha média. Esquema adaptado de Stammberger, H. Functional Endoscopic Sinus Surgery. B.C. Decker, Philadelphia, 1991.

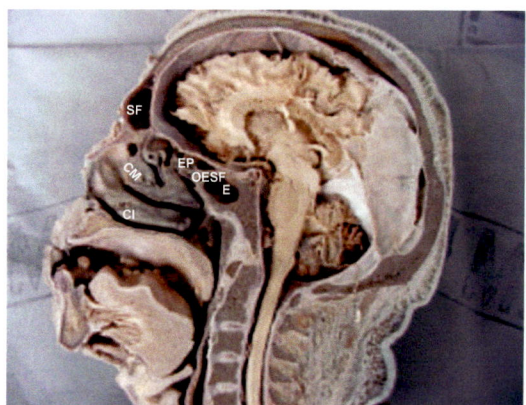

Fig. 1-13. Corte sagital de cadáver. SF: seio frontal; OESF: óstio do seio esfenóide; CI: concha inferior; CM: concha média; EP: seio etmóide posterior, E: seio esfenóide.

MEATO MÉDIO

Após o exame do meato inferior, o segundo passo é a avaliação do meato médio. Nesta fase, algumas estruturas são visibilizadas e serão descritas a seguir. Nas figuras adiante, observam-se a linha maxilar (LM), o processo uncinado (PU), a bula etmoidal (BE) e a porção horizontal da concha média (PHCM). S: septo nasal; CI: concha inferior; CM: concha média.

A linha maxilar é encontrada anteriormente, e apresenta-se como uma linha de osso rígido e firme que é a junção do processo frontal da maxila e do osso lacrimal (posteriormente).

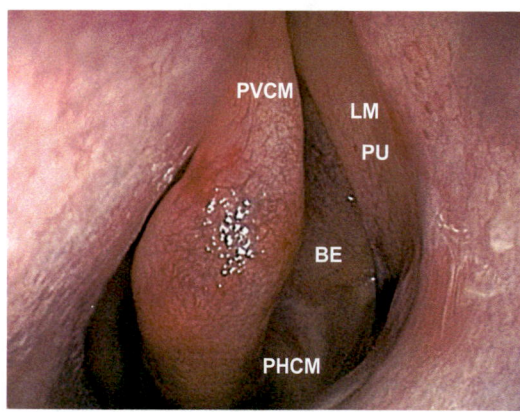

Fig. 1-14. FNE. LM: linha maxilar; PU: processo uncinado; BE: bula etmoidal; PVCM: porção vertical da concha média; PHCM: porção horizontal da concha média.

Fig. 1-15. FND. LM: linha maxilar; PU: processo uncinado; BE: bula etmoidal; PVCM: porção vertical da concha média.

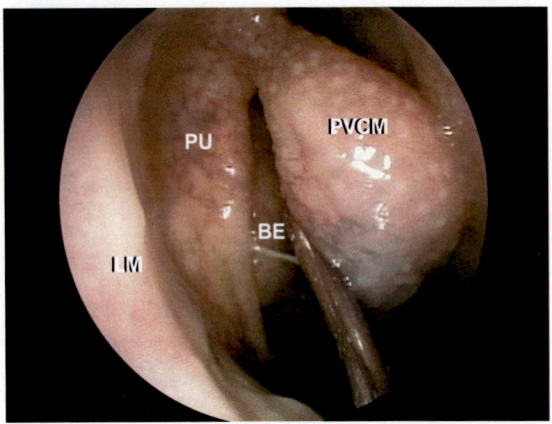

Fig. 1-16. FND. LM: linha maxilar; PU: processo uncinado; BE: bula etmoidal; PVCM: porção vertical da concha média.

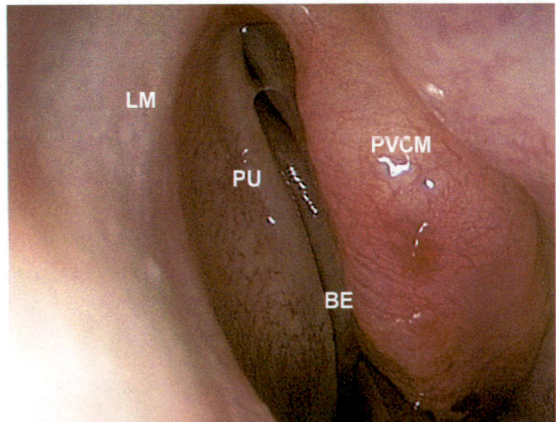

Fig. 1-17. FND. LM: linha maxilar; PU: processo uncinado; BE: bula etmoidal; PVCM: porção vertical da concha média; PHCM: porção horizontal da concha média.

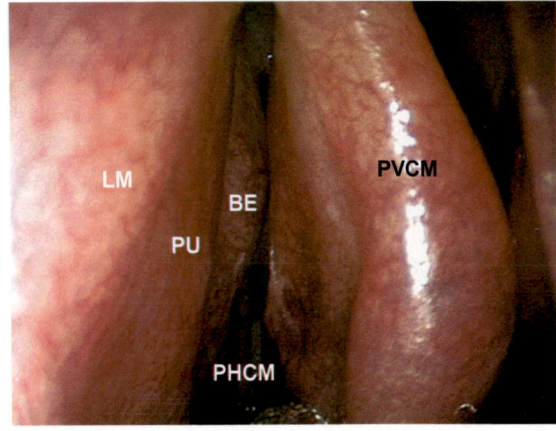

Processo uncinado

Trata-se da primeira lamela etmoidal. Apresenta-se em forma de foice, com sua borda anterior convexa inserida no processo frontal (ou ascendente) da maxila e sua borda côncava posterior livre. Sua porção superior encontra-se mais anteriormente na parede nasal lateral, enquanto sua porção inferior está posicionada mais posteriormente. Superiormente, pode-se inserir em diferentes estruturas, como na concha média, teto do etmóide, lâmina crivosa, *agger nasi* ou lâmina papirácea, sendo esta última a mais freqüente. Pode apresentar mais de uma inserção simultaneamente. Ântero-superiormente, insere-se na concha média, formando a parede ínfero-medial do *agger nasi*. Inferiormente, está inserido na concha inferior e osso palatino. Apresenta uma lâmina óssea fina envolvida por duas camadas mucosas.

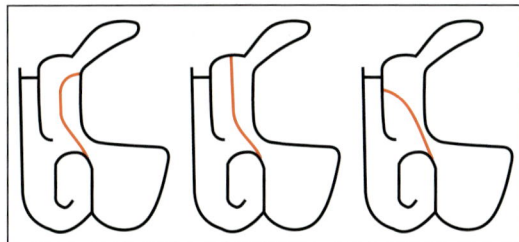

Fig. 1-18. Esquema adaptado mostrando a inserção do processo uncinado (linha vermelha) na lâmina papirácea, teto do etmóide e concha média, respectivamente, da fossa nasal esquerda. Esquema adaptado de Stammberger, H. Functional Endoscopic Sinus Surgery. B.C. Decker, Philadelphia, 1991.

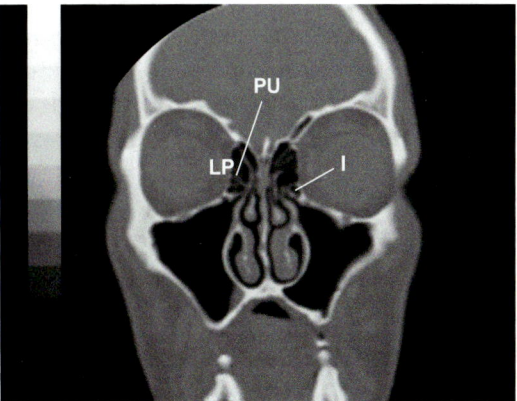

Fig. 1-19. TC corte coronal, atenuação para partes ósseas. Observa-se inserção do processo uncinado em lâmina papirácea à direita, formando o recesso terminal. LP: lâmina papirácea; PU: processo uncinado; I: infundíbulo etmoidal.

Fig. 1-20. TC corte coronal, atenuação de partes ósseas. Observa-se inserção do processo uncinado em concha média bilateralmente. LP: lâmina papirácea; PU: processo uncinado; CM: concha média.

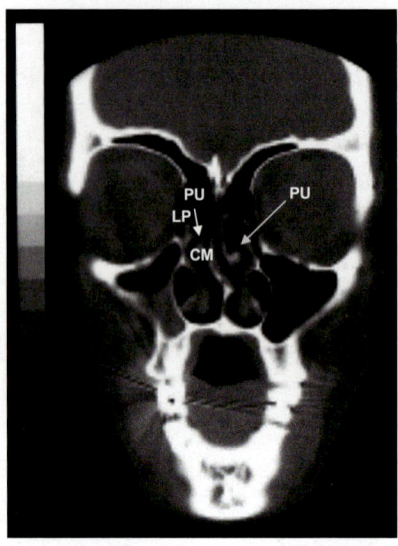

Bula etmoidal

Trata-se da segunda lamela etmoidal. É considerada a célula mais pneumatizada e constante do etmóide. Seu contorno anterior convexo acompanha a borda livre posterior do processo uncinado. Seu limite posterior é a porção diagonal da concha média (ou lamela basal). Pode-se estender superiormente, formando a parede posterior do recesso frontal. O espaço tridimensional entre a bula etmoidal e a lamela basal é denominado espaço retrobular ou seio lateral, e a entrada para esse espaço é denominada hiato semilunar superior. O limite medial da segunda lamela é a porção vertical da concha média, enquanto o limite lateral é a lâmina papirácea. Superiormente, encontra-se a fóvea etmoidal, assim como podem ser encontradas uma ou duas células suprabulares.

Fig. 1-21. TC corte coronal, atenuação para partes ósseas. Observa-se bula etmoidal hiperpneumatizada bilateralmente. A artéria etmoidal anterior pode ser vista intracranialmente, exteriorizando-se da órbita na região do músculo oblíquo medial.
AEA: artéria etmoidal anterior; CM: concha média; BE: bula etmoidal; LL: lâmina lateral da lâmina crivosa.

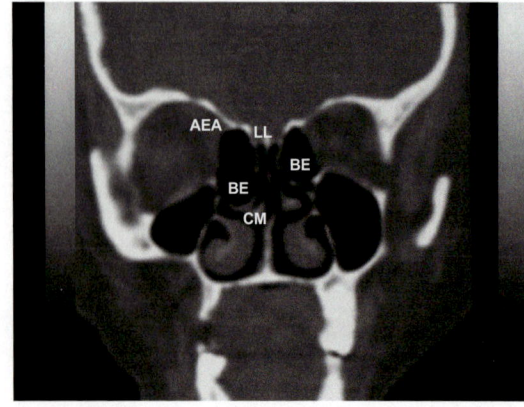

Anatomia do Nariz e dos Seios Paranasais

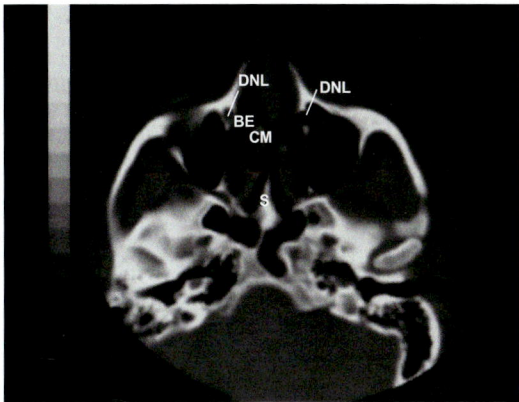

Fig. 1-22. TC corte axial, atenuação para partes ósseas. Bula etmoidal à direita. CM: concha média; BE: bula etmoidal; DNL: ducto nasolacrimal; S: septo nasal.

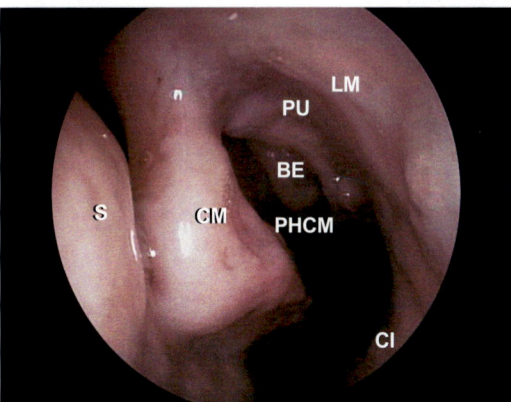

Fig. 1-23. FNE. LM: linha maxilar; PU: processo uncinado; BE: bula etmoidal; PHCM: porção horizontal da concha média; S: septo nasal; CI: concha inferior; CM: concha média.

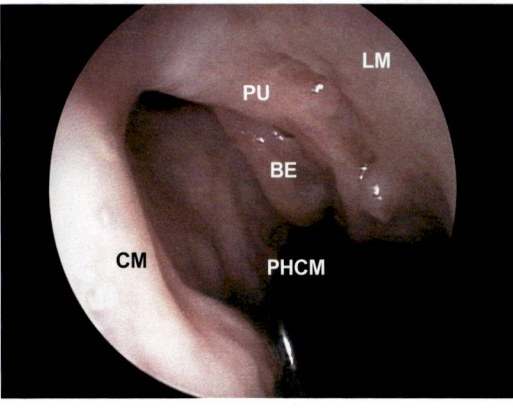

Fig. 1-24. Endoscopia de FNE do mesmo paciente anterior, com aproximação do endoscópio.

Fig. 1-25. Recesso retrobular sendo palpado com cureta em J. FNE. PU: processo uncinado; BE: bula etmoidal; PHCM: porção horizontal da concha média; LB: lamela basal (porção diagonal da concha média); PVCM: porção vertical da concha média; HSI: hiato semilunar inferior.

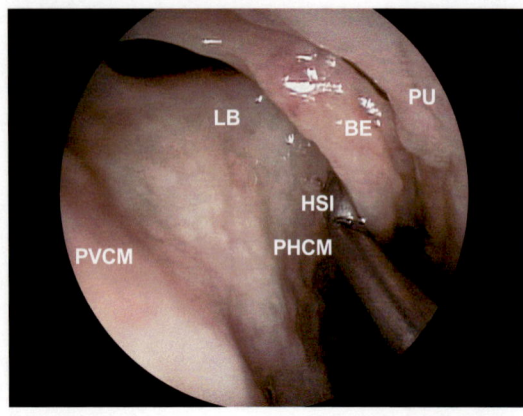

Recesso lateral ou retrobular

Fig. 1-26. FNE. PU: processo uncinado; BE: bula etmoidal; PHCM: porção horizontal da concha média; PVCM: porção vertical da concha média. Nesta figura, a porção diagonal da concha média (lamela basal) está encoberta pela bula etmoidal.

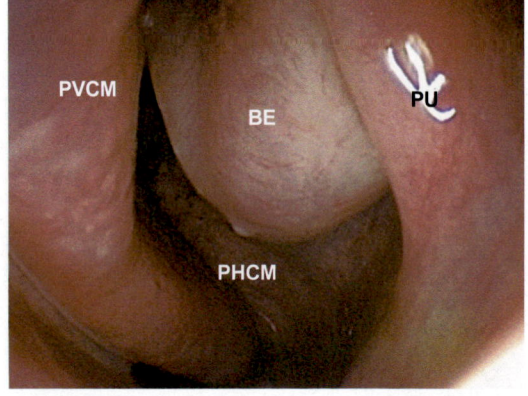

Hiato semilunar
Infundíbulo etmoidal (Fig. 1-19)

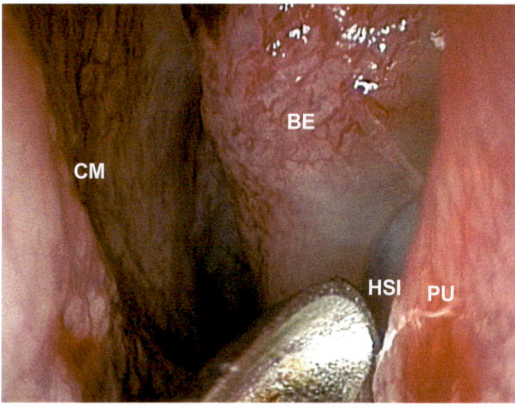

Fig. 1-27. O hiato semilunar inferior é um espaço bidimensional que representa a entrada ao infundíbulo etmoidal; este último é um espaço tridimensional (Figura 1.12). Nesta figura, o hiato semilunar inferior (HSI) é apontado entre a borda livre posterior do processo uncinado (PU) e a porção anterior da bula etmoidal (BE). CM: concha média.

Óstio do seio maxilar

O óstio do seio maxilar na maioria das vezes se encontra atrás do processo uncinado, na região do infundíbulo etmoidal (Fig. 1-19). Desse modo, para que seja visualizado, a remoção do processo uncinado deve ser realizada.

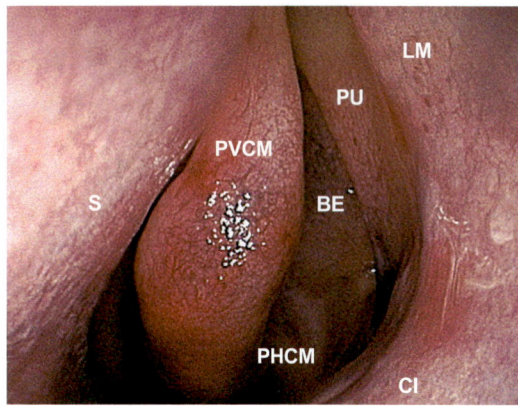

Fig. 1-28. FNE. Meato médio visibilizado com endoscópio de 0°. O óstio natural do seio maxilar não é encontrado. LM: linha maxilar; PU: processo uncinado; BE: bula etmoidal; PHCM: porção horizontal da concha média; S: septo nasal; CI: concha inferior; PVCM: porção vertical da concha média.

Fig. 1-29. Utilizando um endoscópio de 30°, neste caso, foi possível visibilizar o óstio natural do seio maxilar sem a necessidade de remoção do processo uncinado.
O óstio pode ser visto entre o processo uncinado e a bula etmoidal.
FNE. PU: processo uncinado; BE: bula etmoidal; PHCM: porção horizontal da concha média; LB: lamela basal (porção diagonal da concha média).

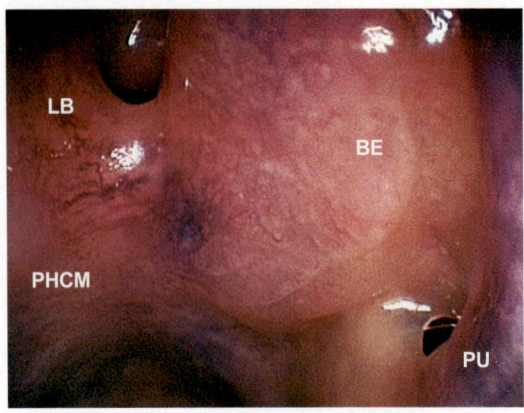

Óstio acessório

De causa não definida, pode ser encontrado nas áreas da parede nasal lateral onde existe apenas mucosa, sem estruturas ósseas, nas fontanelas anterior ou posterior. Quando presente em um paciente com sintomas rinossinusais, pode ser responsável pelo fenômeno de recirculação da secreção no seio maxilar e deve ser comunicado com o óstio natural.

Fig. 1-30. Nesta figura, observa-se um óstio acessório na fontanela posterior da FNE e o óstio natural do seio maxilar após a remoção do processo uncinado.
PU: remanescente do processo uncinado; BE: bula etmoidal; PHCM: porção horizontal da concha média; OA: óstio acessório; OSM: óstio natural do seio maxilar.

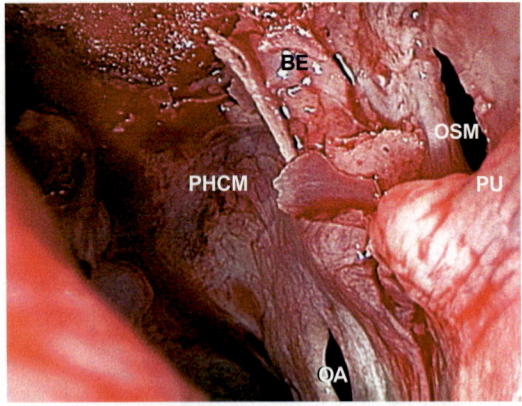

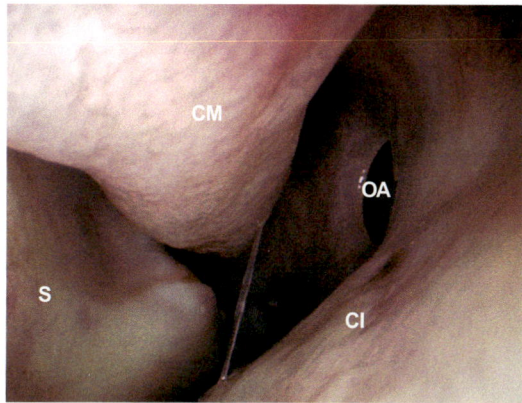

Fig. 1-31. Óstio acessório na fontanela posterior esquerda de cadáver. CM: concha média; OA: óstio acessório; S: septo nasal; CI: concha inferior.

Seio maxilar

Limitado superiormente pelo assoalho orbitário, inferiormente pelos processos alveolar e palatino da maxila e medialmente pela parede lateral do nariz onde se encontra o infundíbulo. O óstio do seio maxilar encontra-se medialmente escondido pela mucosa interna de um terço inferior do processo uncinado em 88% dos casos.

Aplasia de seio maxilar

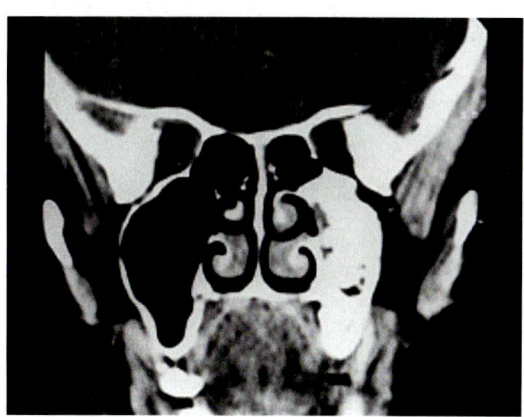

Fig. 1-32. TC corte coronal, atenuação para partes moles. Nota-se aplasia de seio maxilar esquerdo.

Célula de Haller

Também denominada de célula infra-orbitária, é formada pela extensão extramural de células etmoidais durante seu desenvolvimento. Ocorre em 10% dos pacientes.

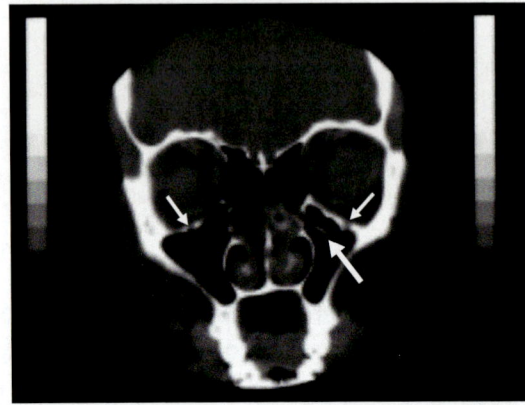

Fig. 1-33. TC corte coronal, atenuação para partes ósseas. Observa-se célula de Haller (seta maior) bilateralmente. O nervo infra-orbitário (setas menores) também é identificado bilateralmente.

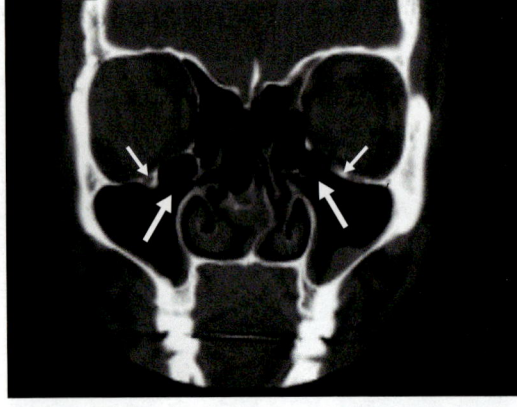

Fig. 1-34. TC corte coronal, atenuação para partes ósseas. Observa-se célula de Haller (seta maior) bilateralmente. Observa-se assimetria em teto de etmóide. Nervo infra-orbitário identificado bilateralmente (setas menores).

Nervo infra-orbitário (Figs. 1-34 e 1-35)

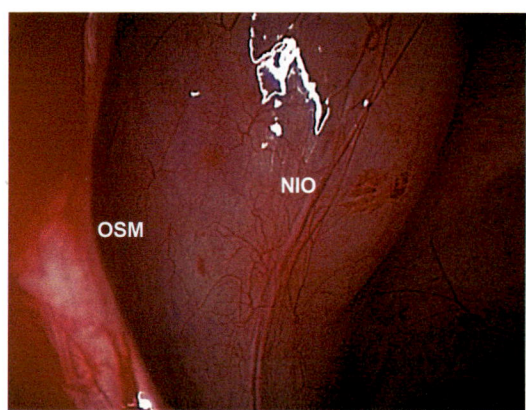

Fig. 1-35. Observa-se nervo infra-orbitário proeminente no seio maxilar esquerdo. NIO: nervo infra-orbitário; OSM: óstio do seio maxilar.

Concha média

A concha média apresenta três porções. Uma porção vertical, que se insere na base do crânio, especificamente na lâmina crivosa; uma porção horizontal que se insere na lâmina papirácea; e uma porção diagonal que também tem inserção na lâmina papirácea. A estabilidade da concha é garantida pela fixação de suas porções vertical e horizontal (Figs. 1-28 e 1-36) A porção diagonal é denominada lamela basal e separa o etmóide anterior (processo uncinado, bula etmoidal e *agger nasi*) do etmóide posterior (Fig. 1-37A e B).

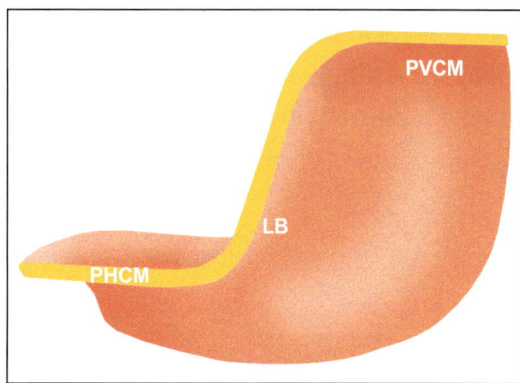

Fig. 1-36. Esquema adaptado mostrando concha média de uma fossa nasal direita. A linha amarela representa as inserções da concha no teto do etmóide e lâmina papirácea. PHCM: porção horizontal da concha média; LB: lamela basal (porção diagonal da concha média); PVCM: porção vertical da concha média. Esquema adaptado de Stammberger, H. Functional Endoscopic Sinus Surgery. B.C. Decker, Philadelphia, 1991.

Lamela basal da concha média

Fig. 1-37. (A, B) FNE. Após remoção da bula etmoidal, é possível visibilizar a lamela basal que está apontada com o *cottle*. Para alcançar o etmóide posterior, a lamela basal deve ser perfurada medial e inferiormente, aproximadamente 4 mm acima da porção horizontal da concha média. PHCM: porção horizontal da concha média; LB: lamela basal (porção diagonal da concha média); PVCM: porção vertical da concha média.

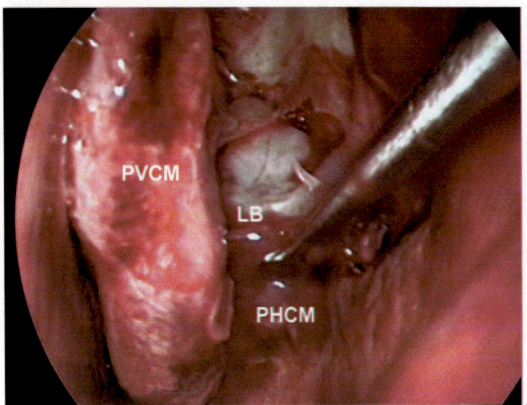

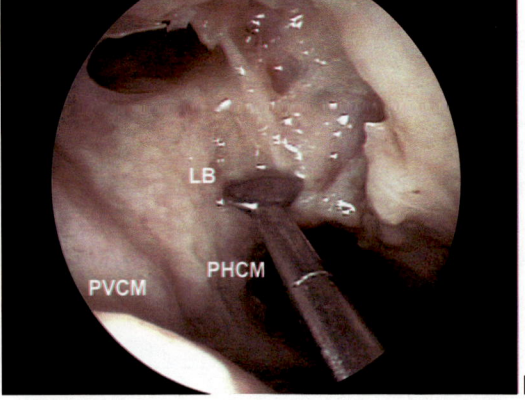

Etmóide posterior

O etmóide posterior é delimitado superiormente pela base do crânio, lateralmente pela lâmina papirácea, anteriormente pela lamela basal, medialmente pela porção vertical da concha média e concha superior, e posteriormente pela parede anterior do seio esfenóide.

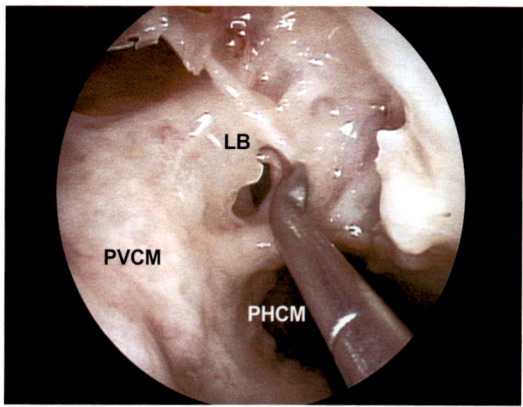

Fig. 1-38. FNE. Perfuração medial e inferior da lamela basal com *cottle* permite o acesso ao seio etmóide posterior. PHCM: porção horizontal da concha média; LB: lamela basal (porção diagonal da concha média); PVCM: porção vertical da concha média.

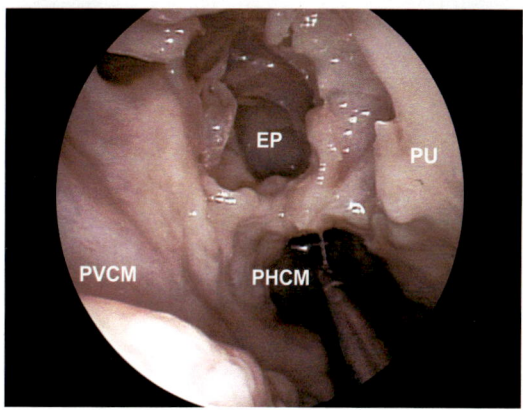

Fig. 1-39. FNE. O seio etmóide posterior é exposto após remoção de suas células. EP: seio etmóide posterior; PHCM: porção horizontal da concha média; PVCM: porção vertical da concha média; PU: remanescente do processo uncinado.

Artéria etmoidal posterior

Fig. 1-40. A artéria etmoidal posterior (setas) geralmente se encontra a 4-5 mm anterior à parede posterior do seio etmóide.

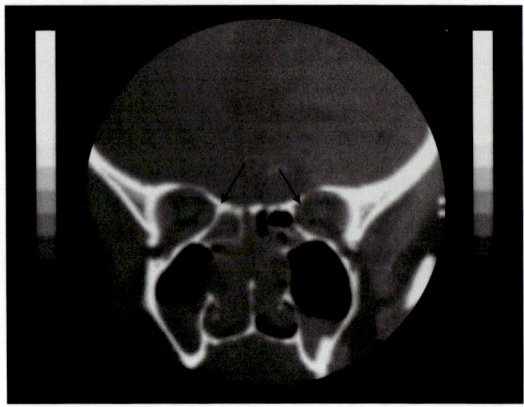

Artéria esfenopalatina

Fig. 1-41 Exterioriza-se na parede lateral da fossa nasal através do forame esfenopalatino. Pode ser lesada durante as manipulações cirúrgicas da cauda da concha média. Seu acesso é realizado por meio de uma incisão aproximadamente 1 cm anterior à inserção da porção horizontal da concha média, levantando-se um *flap* mucoperiosteal, como demonstrado na figura a seguir. FNE. AEP: artéria esfenopalatina; OSM: óstio natural do seio maxilar; CM: concha média; R: rinofaringe; CI: concha inferior; S: septo nasal.

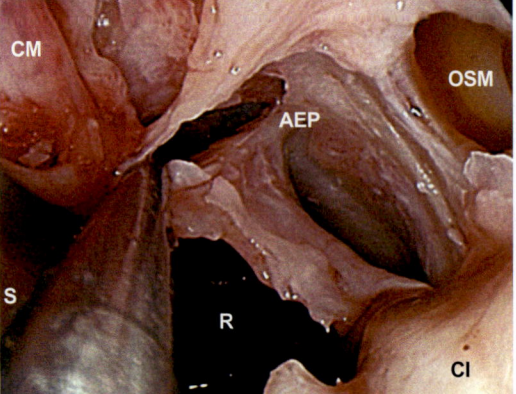

Anatomia do Nariz e dos Seios Paranasais

Continuando o exame endoscópico da fossa nasal do paciente, o terceiro passo é a visibilização do recesso esfenoetmoidal.

Recesso esfenoetmoidal

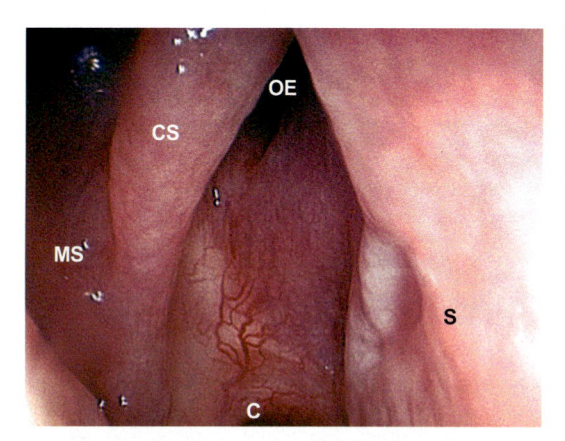

Fig. 1-42. Recesso esfenoetmoidal à direita. Observam-se a porção superior do arco da coana (C), concha superior (CS), meato superior (MS), septo nasal (S) e o óstio natural do seio esfenóide (OE).

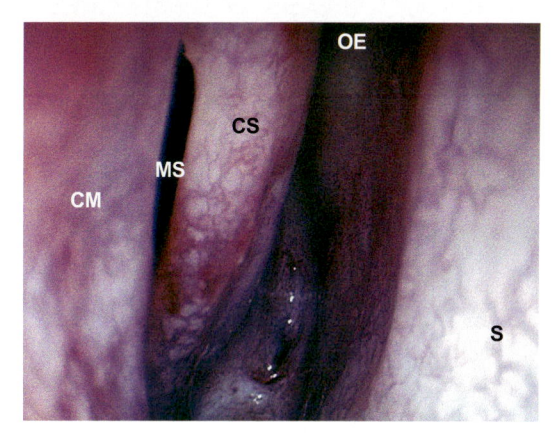

Fig. 1-43. Recesso esfenoetmoidal à direita. Observam-se a concha superior (CS), meato superior (MS), septo nasal (S), óstio natural do seio esfenóide (OE), que neste caso se encontra obstruído, e concha média (CM).

Óstio do seio esfenóide

Fig. 1-44. TC corte axial, atenuação para partes ósseas. Observa-se bilateralmente o óstio do seio esfenóide (setas).

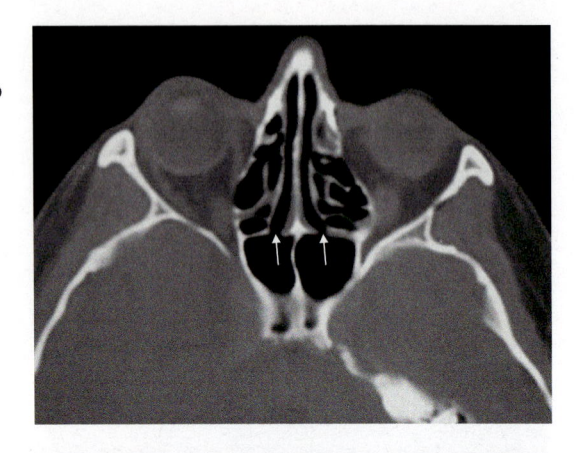

Fig. 1-45. TC corte coronal, atenuação para partes ósseas. Observa-se bilateralmente o óstio do seio esfenóide (setas) no recesso esfenoetmoidal. CS: concha superior; S: septo nasal; SE: seio esfenóide.

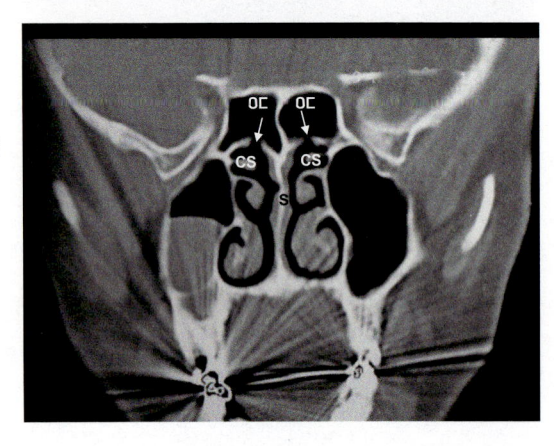

Seio esfenóide

O seio esfenóide apresenta importantes estruturas nervosas e vasculares adjacentes a ele. Superior e lateralmente, encontra-se o nervo óptico (NO); lateralmente, encontram-se a artéria carótida interna (ACI) e o forame redondo (FR) por onde emerge o ramo maxilar do nervo trigêmio. Inferiormente, localiza-se o forame pterigóide (FP), por onde emerge o nervo vidiano (Fig. 1-46). Superiormente, encontra-se a sela túrcica com a glândula pituitária. Anteriormente, encontra-se o seio etmóide posterior.

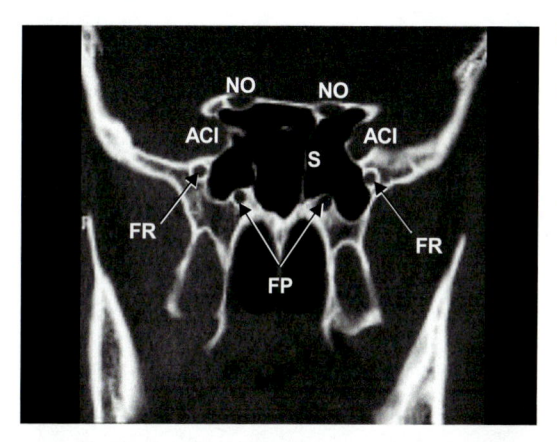

Fig. 1-46. TC corte coronal, atenuação para partes ósseas. Nota-se a artéria carótida interna (ACI) proeminente bilateralmente, sem no entanto estar deiscente. O septo (S) intersinusal insere-se no canal ósseo do nervo óptico (NO) à esquerda.

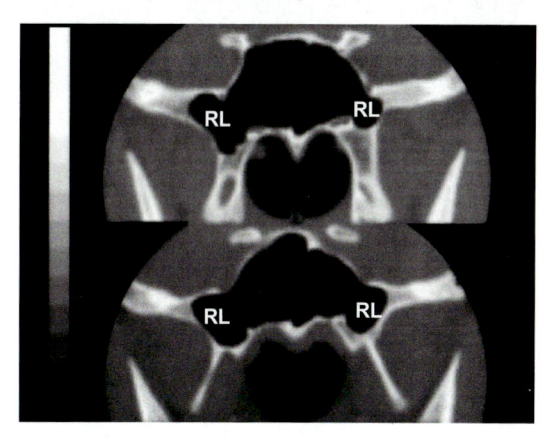

Fig. 1-47. TC corte coronal, atenuação para partes ósseas. O seio esfenóide apresenta-se hiperpneumatizado, formando dois recessos laterais (RL).

Fig. 1-48. TC corte coronal, atenuação para partes ósseas. Nota-se assimetria dos seios esfenóides.

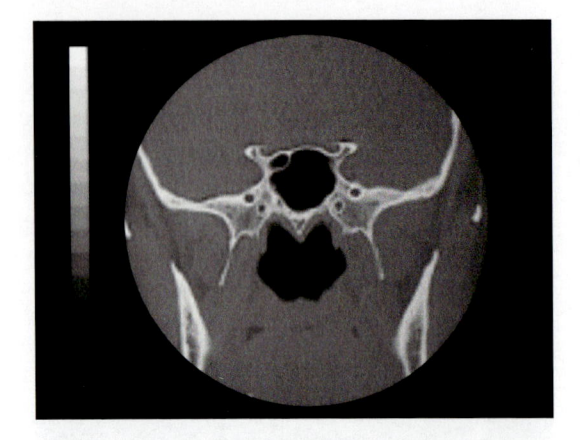

Fig. 1-49. TC corte coronal, atenuação para partes ósseas. Nervo óptico (NO) esquerdo deiscente no seio esfenóide.

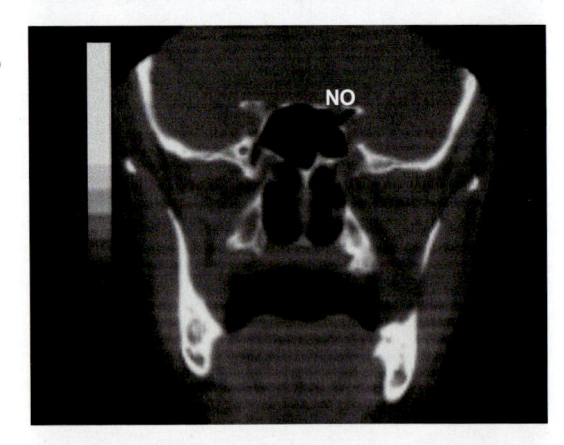

Fig. 1-50. Endoscopia nasal de seio esfenóide esquerdo mostrando nervo óptico (NO) exposto.

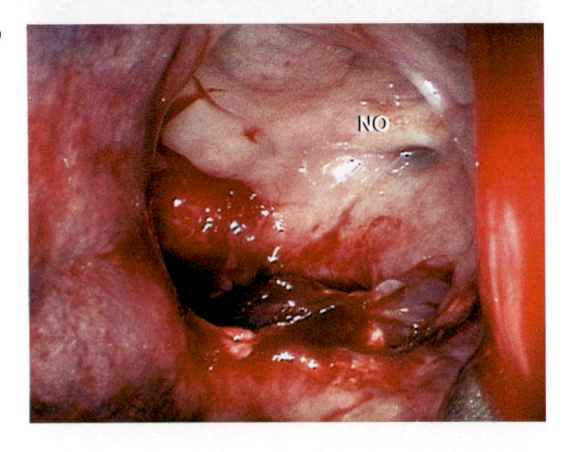

Recesso opticocarotídeo

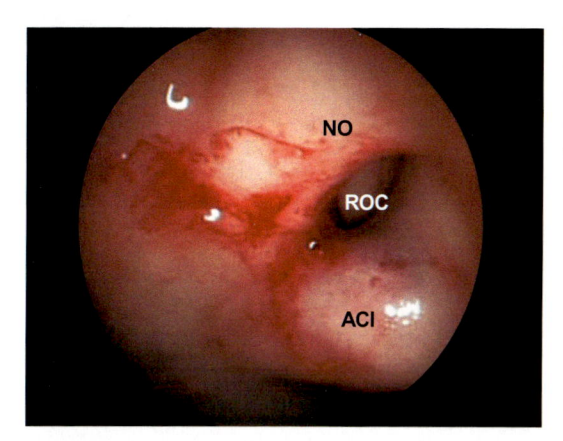

Fig. 1-51. Endoscopia nasal de seio esfenóide esquerdo. Observam-se nervo óptico (NO), artéria carótida interna (ACI) e o recesso opticocarotídeo (ROC).

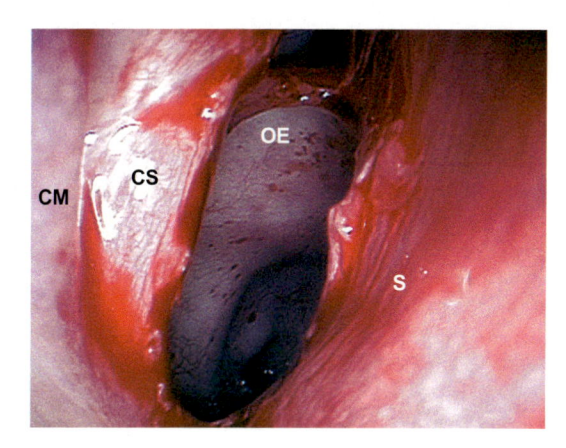

Fig. 1-52. FND. OE: óstio do seio esfenóide ampliado cirurgicamente; CS: concha superior; S: septo nasal; CM: concha média.

Fig. 1-53. (A, B) Seio esfenóide direito. Pós-operatório de exérese de adenoma de hipófise.
NO: nervo óptico; ACI: artéria carótida interna; C: *clivus*. Neste caso, o processo clinóide não é muito pneumatizado, e, desse modo, o recesso opticocarotídeo não é tão evidente.

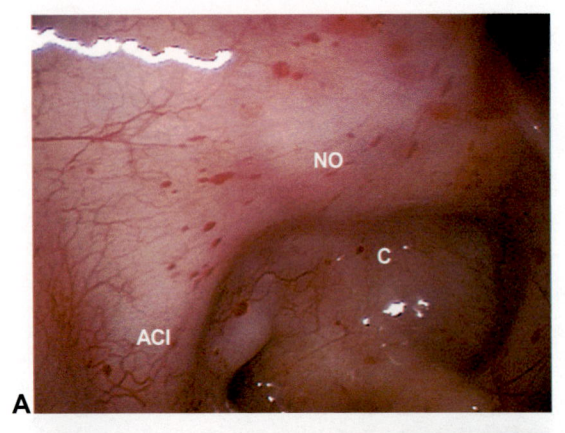

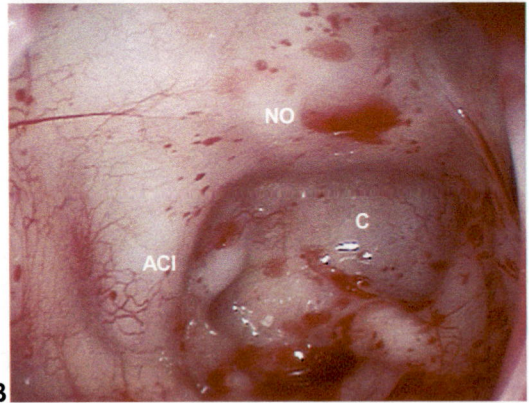

Fig. 1-54. TC corte coronal, atenuação para partes ósseas. Falha óssea (seta) na região superior do seio esfenóide em pós-operatório de exérese de adenoma de hipófise.

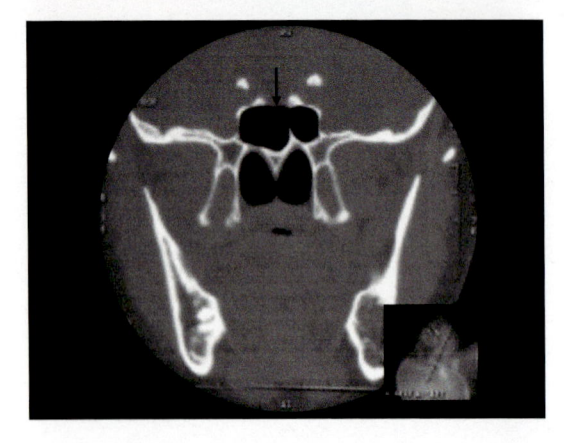

Anatomia do Nariz e dos Seios Paranasais 27

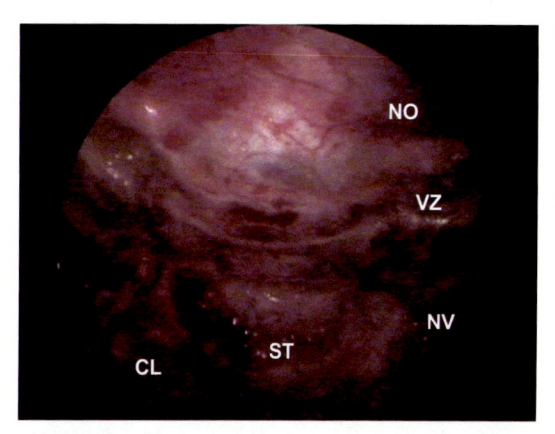

Fig. 1-55. Endoscopia intra-operatória de seio esfenóide após marsupialização de mucocele gigante e isolada de seio esfenóide. Observam-se o nervo óptico (NO), nervo maxilar do trigêmio (V2), nervo vidiano (NV), sela túrcica (ST) e *clivus* (Cl).

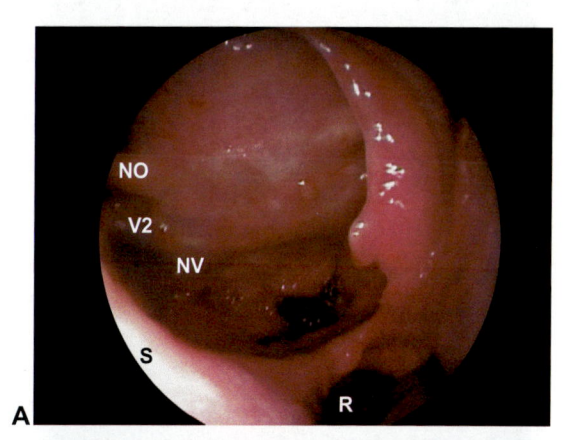

Fig. 1-56. (A, B) Endoscopia de seio esfenóide no 21º dia do pós-operatório, através da FNE. Observam-se o nervo óptico (NO), nervo maxilar do trigêmio (V2), nervo vidiano (NV), septo nasal (S) e rinofaringe (R).

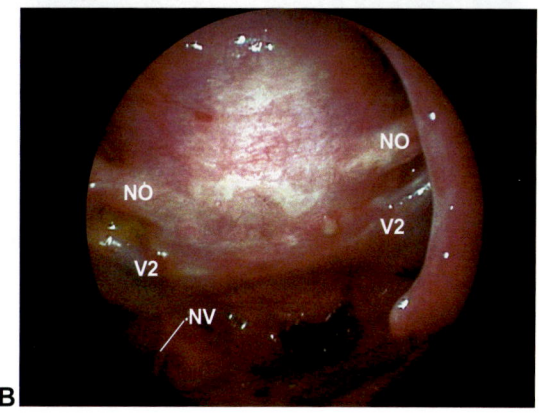

Célula de Onodi

A avaliação criteriosa pré-operatória da tomografia computadorizada permite observar a existência da célula de Onodi. Também denominada célula esfenoetmoidal, trata-se de uma célula do etmóide posterior que pode se pneumatizar lateral, superior ou posteriormente ao seio esfenóide. Ocorre em cerca de 10% dos casos. O seio esfenóide encontra-se medial e anteriormente a essa célula.

Fig. 1-57. TC corte axial, atenuação para partes ósseas. Observa-se a pneumatização do seio etmóide posterior (seta) lateralmente ao seio esfenóide, expondo o nervo óptico (NO).

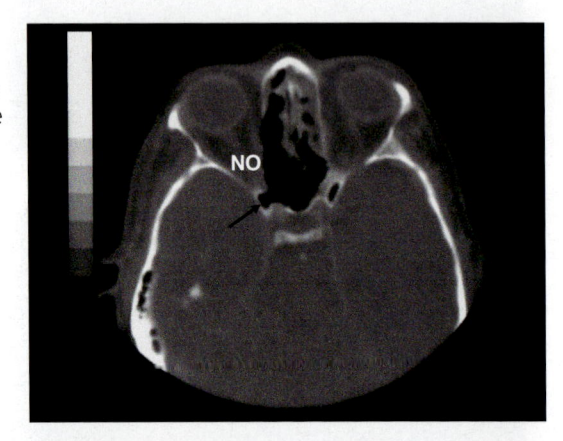

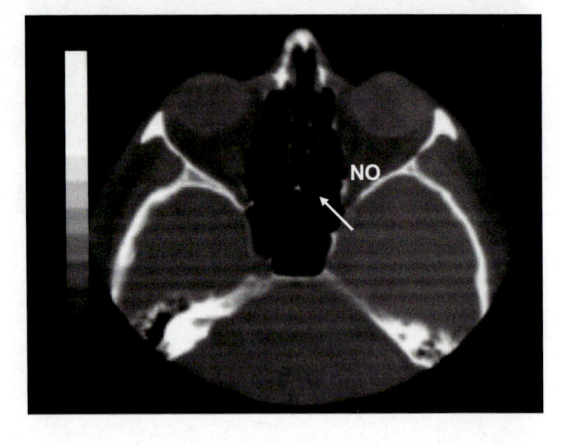

Fig. 1-58. TC corte axial, atenuação para partes ósseas. Célula de Onodi (seta) na fossa nasal esquerda.

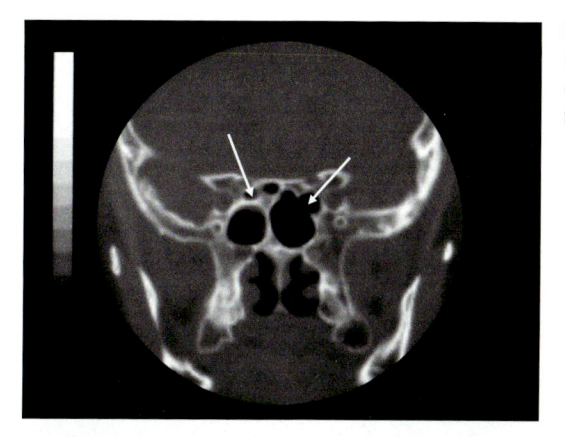

Fig. 1-59. TC corte coronal, atenuação para partes ósseas. Célula de Onodi (setas), com extensão superior e lateral ao seio esfenóide.

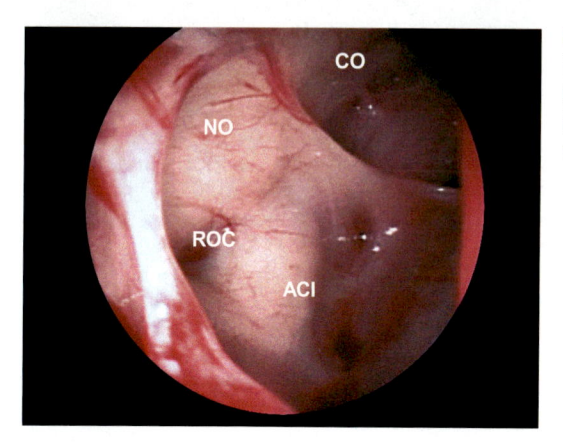

Fig. 1-60. Endoscopia nasal de FND. Presença de célula de Onodi (CO) e exposição do nervo óptico (NO), artéria carótida interna (ACI) e recesso opticocarotídeo (ROC).

Seio frontal

Quando a região do recesso frontal é observada em corte tomográfico sagital, é possível observar uma imagem em forma de ampulheta. A parte mais estreita é considerada o óstio do seio frontal, enquanto a porção mais larga e superior se abre no seio frontal propriamente dito, e a região mais inferior se abre no recesso frontal.

O recesso do seio frontal pode ser ocupado por diversas células. Por esse motivo, sua variabilidade anatômica é grande, o que obriga o cirurgião a fazer um estudo detalhado da tomografia computadorizada pré-operatória, inclusive em cortes sagitais. De uma forma simplificada, o *agger nasi*, quando presente, é o limite anterior do recesso; a bula etmoidal é o limite posterior, e o processo uncinado, o limite lateral e inferior do recesso quando se insere na lâmina papirácea, formando o recesso terminal. A lâmina papirácea também se encontra lateralmente, enquanto a porção mais anterior da concha média pode representar o limite medial, especialmente quando o processo uncinado se insere na concha média ou base do crânio.

Quatro tipos diferentes de células frontais podem ser visibilizadas na tomografia coronal dos seios paranasais, e pneumatizam-se anterior e superiormente ao *agger nasi*.

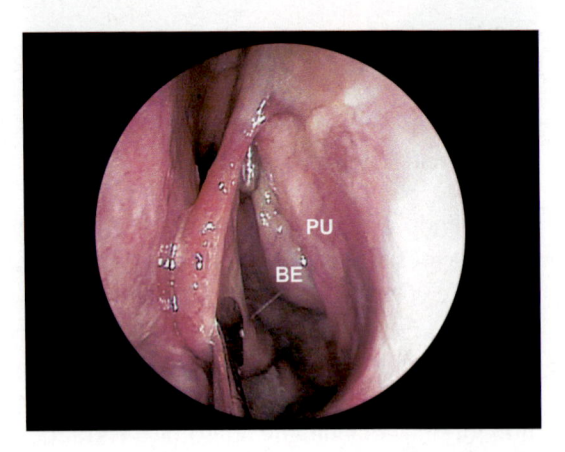

Fig. 1-61. TC corte coronal, atenuação para partes ósseas. Hiperpneumatização do seio frontal.

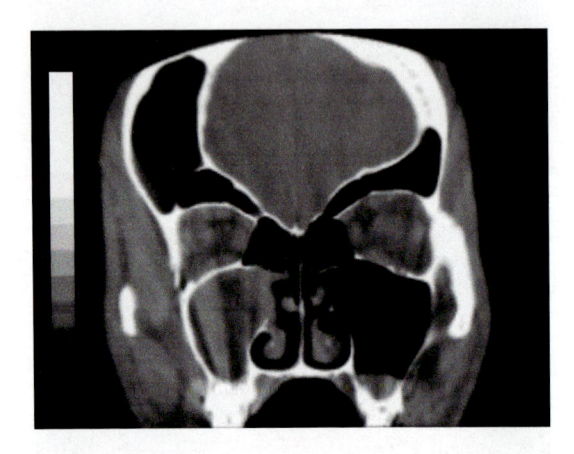

Recesso frontal

Fig. 1-62. FNE. Uma sonda através do seio frontal é exteriorizada na fossa nasal, entre a bula etmoidal (BE) e o processo uncinado (PU).

Anatomia do Nariz e dos Seios Paranasais

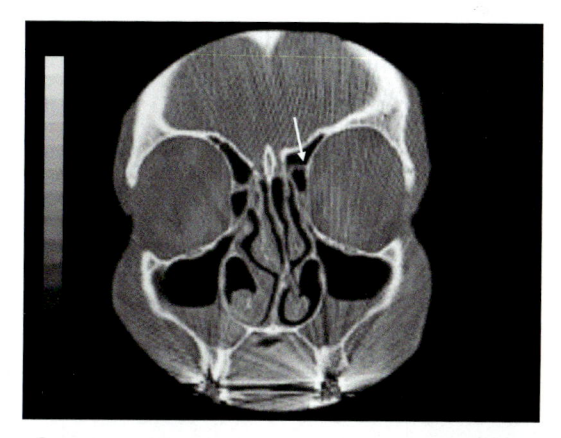

Fig. 1-63. TC corte coronal, atenuação para partes ósseas. Inserção do processo uncinado (seta) à esquerda na lâmina papirácea, formando o recesso terminal.

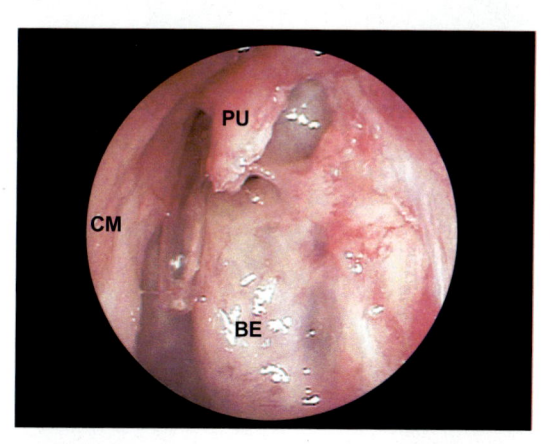

Fig. 1-64. FNE. Após remoção da porção inferior do processo uncinado, observa-se sua inserção superior na lâmina papirácea, formando o recesso terminal. CM: concha média; PU: inserção superior do processo uncinado; BE: bula etmoidal.

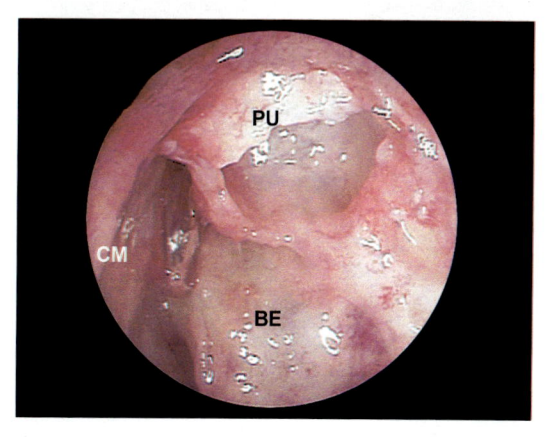

Fig. 1-65. FNE. Recesso frontal. CM: concha média; PU: inserção superior do processo uncinado; BE: bula etmoidal.

Fig. 1-66. TC corte coronal, atenuação para partes ósseas. Nota-se inserção do processo uncinado (seta) na FND na lâmina papirácea, formando o recesso terminal.

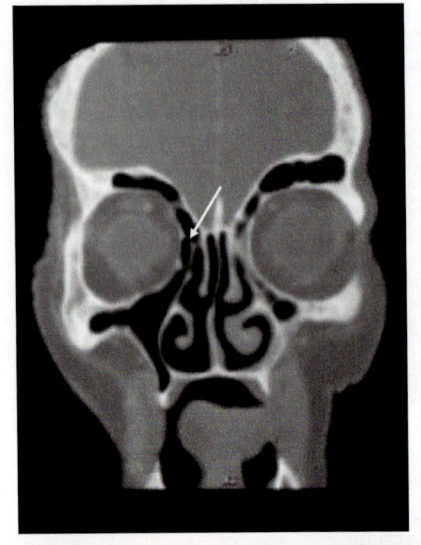

Fig. 1-67. FND. Recesso frontal. Nesta foto, a "capa do ovo" (seta), como denominada por Stammberger, pode ser visibilizada com a inserção do processo uncinado na lâmina papirácea. CM: concha média; PU: inserção superior do processo uncinado.

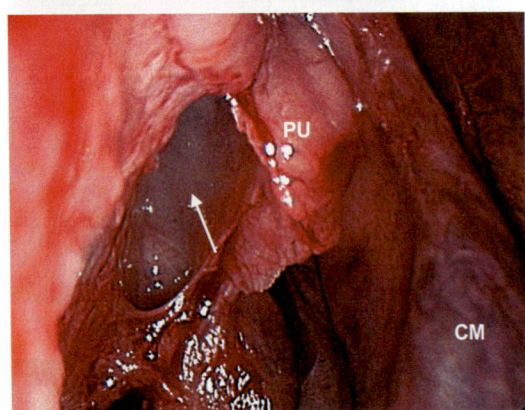

Fig. 1-68. TC corte coronal, atenuação para partes ósseas. Célula supra-orbitária bilateralmente (setas).

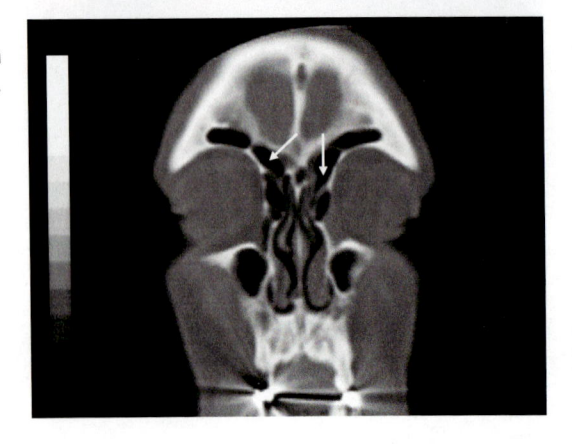

Anatomia do Nariz e dos Seios Paranasais

Agger nasi

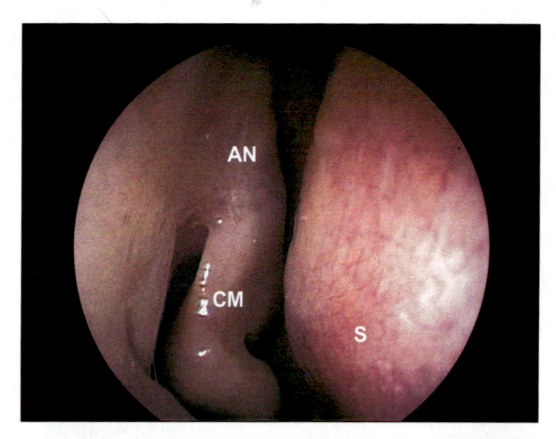

Fig. 1-69. A célula *agger nasi*, considerada a célula mais anterior do seio etmoidal, quando existente, pode-se apresentar em número de 1 a 3 células, originadas a partir do osso lacrimal. Localizam-se imediatamente anteriormente à inserção da concha média. FND. CM: concha média; S: septo nasal; AN: *agger nasi*.

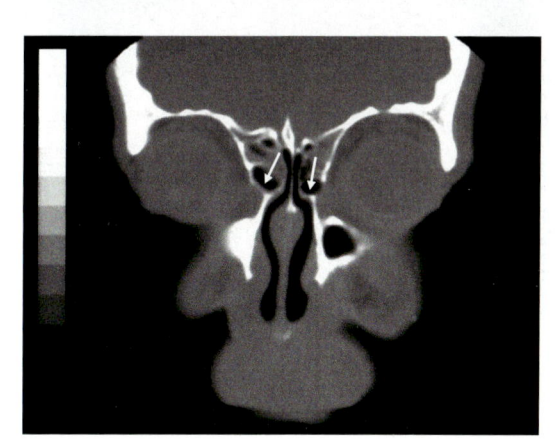

Fig. 1-70. TC corte coronal, atenuação para partes ósseas. As setas apontam para a célula *agger nasi* bilateralmente.

Fig. 1-71. (A, B) FND. Remoção do *agger nasi* com cureta, denominada por Stammberger *"uncapping the egg"*. CM: concha média; AN: *agger nasi;* BE: bula etmoidal.

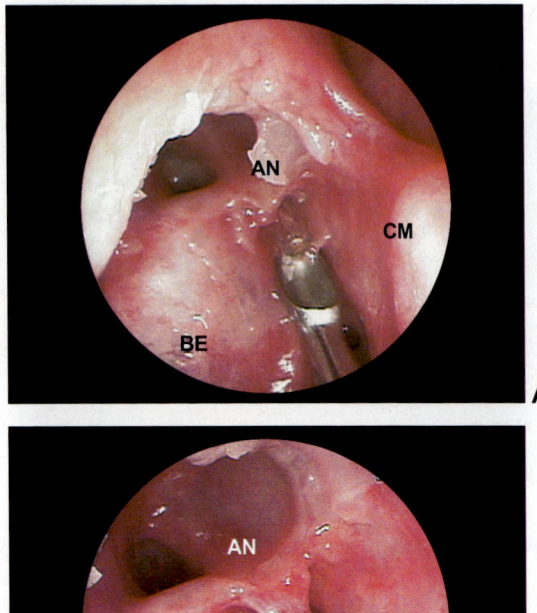

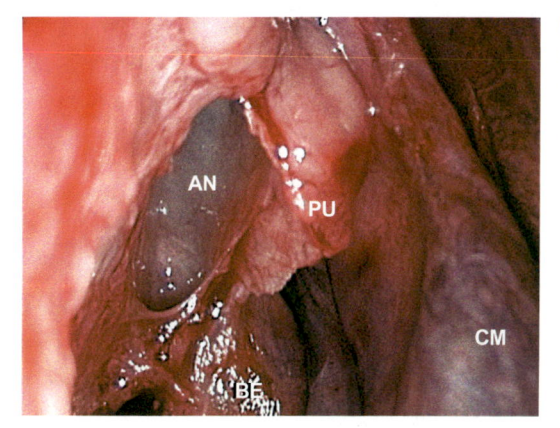

Fig. 1-72. FND. Observam-se a porção superior do processo uncinado (PU), o *agger nasi* (AN) a concha média (CM) e a porção superior da bula etmoidal (BE).

Artéria etmoidal anterior

A artéria etmoidal anterior geralmente se encontra superior e posteriormente à bula etmoidal. Entra na cavidade nasal na junção da fóvea etmoidal anterior e a lâmina papirácea. Atravessa ântero-medialmente a placa cribriforme para então seguir intracranialmente. Na grande maioria, seu trajeto corre por cima da base do crânio, e a mesma não é visibilizada no intra-operatório.

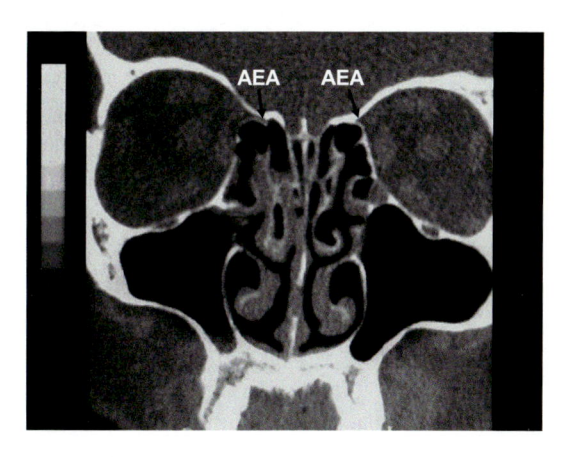

Fig. 1-73. TC corte coronal, atenuação para partes ósseas. Observa-se a artéria etmoidal anterior com seu trajeto sobre a base do crânio. AEA: artéria etmoidal anterior.

Fig. 1-74. (A, B) TC corte coronal, atenuação para partes ósseas. Observa-se a artéria etmoidal anterior com seu trajeto sobre a base do crânio do lado direito do paciente, enquanto a mesma se exterioriza pela fossa nasal esquerda. AEA: artéria etmoidal anterior.

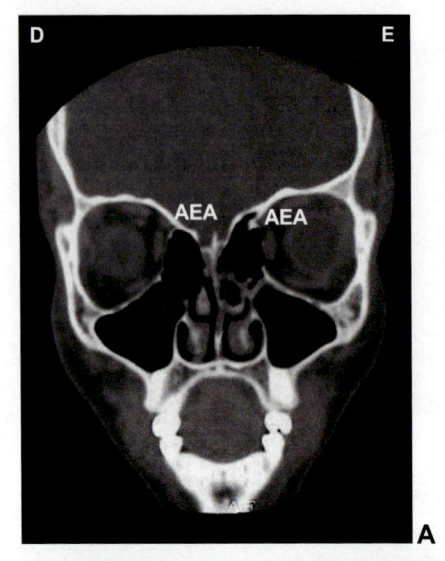

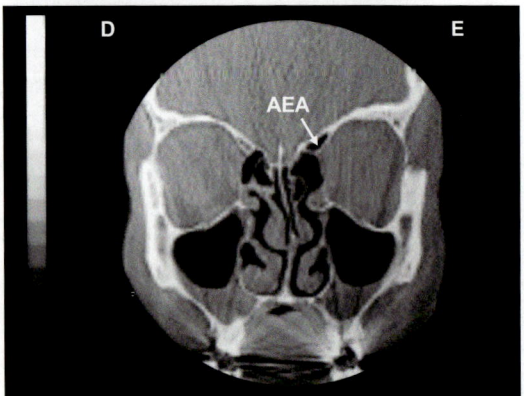

Fig. 1-75. TC corte coronal, atenuação para partes ósseas. Observa-se a artéria etmoidal anterior com trajeto através da fossa nasal, bilateralmente. AEA: artéria etmoidal anterior.

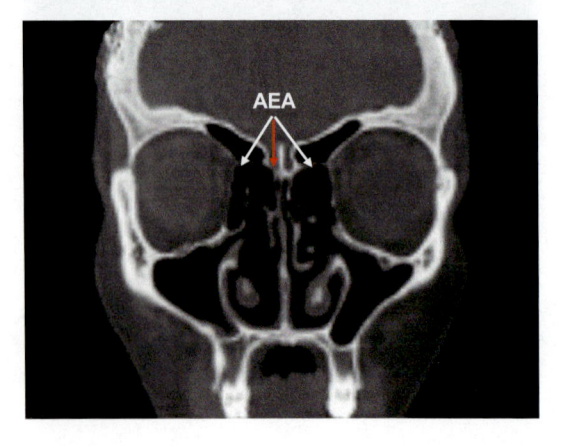

Anatomia do Nariz e dos Seios Paranasais

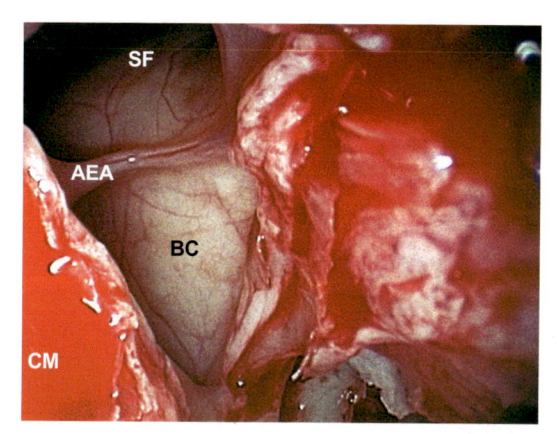

Fig. 1-76. FND. Visibilização da artéria etmoidal anterior durante abordagem do seio frontal esquerdo. AEA: artéria etmoidal anterior; SF: seio frontal; CM: concha média; BC: base do crânio.

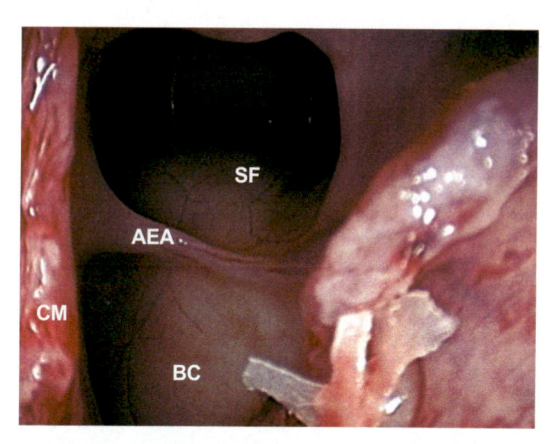

Fig. 1-77. FNE. Visibilização da artéria etmoidal anterior durante abordagem do seio frontal esquerdo. AEA: artéria etmoidal anterior; SF: seio frontal; CM: concha média; BC: base do crânio.

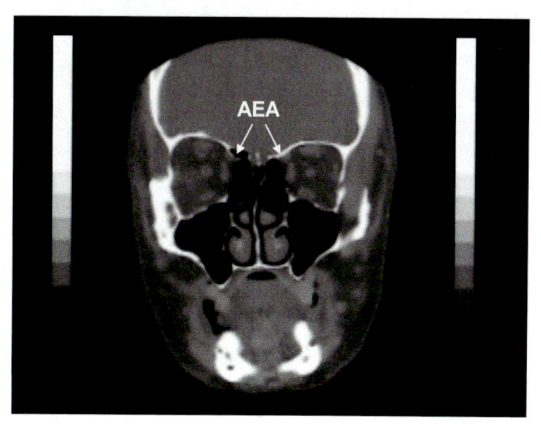

Fig. 1-78. TC corte coronal, atenuação para partes ósseas. A artéria etmoidal anterior é visualizada tomograficamente na região do músculo oblíquo superior. A mesma cruza a fossa nasal à direita, enquanto é intracranialmente à esquerda. AEA: artéria etmoidal anterior.

KEROS

Fig. 1-79. A altura da base do crânio pode ser classificada de acordo com a angulação da lamela vertical da lâmina crivosa.
O esquema ao lado mostra que no Keros I a lamela é praticamente horizontalizada, enquanto no Keros III é quase verticalizada. O Keros II é um intermediário.

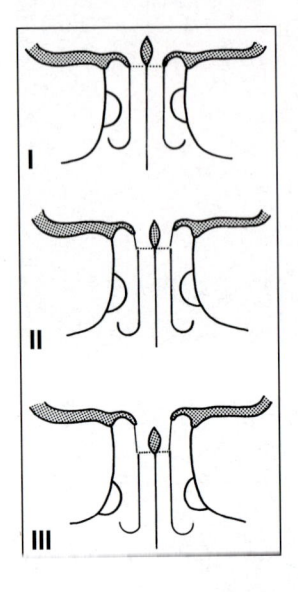

Keros I

Fig. 1-80. TC corte coronal, atenuação para partes ósseas. Observa-se a lamela lateral da lâmina crivosa horizontalizada (setas), classificada como Keros I.

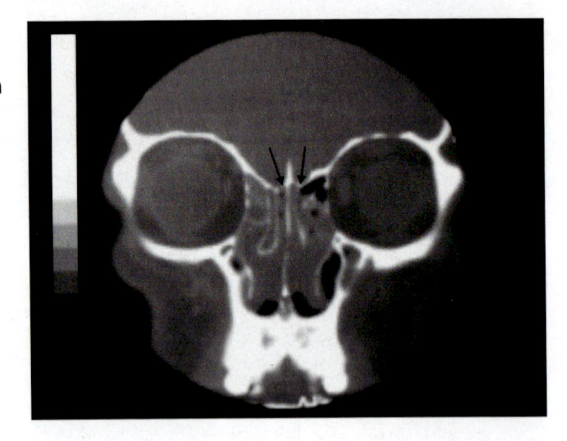

Keros II

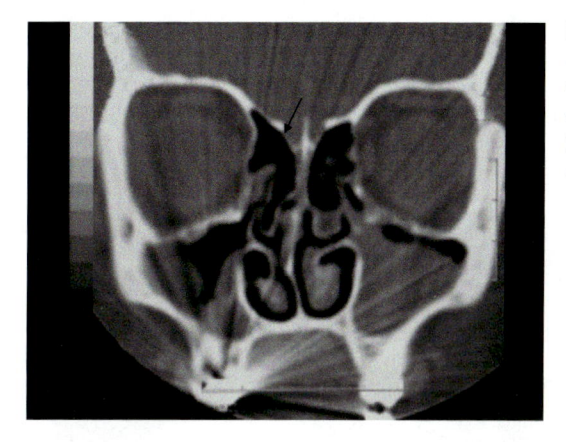

Fig. 1-81. TC corte coronal, atenuação para partes ósseas. Observa-se a lamela lateral da lâmina crivosa em uma angulação intermediária (seta), classificada como Keros II.

Keros III

TC corte coronal, atenuação para partes ósseas. Observa-se a lamela lateral da lâmina crivosa verticalizada (seta vermelha), classificada como Keros III (Fig. 1-75).

Saco lacrimal

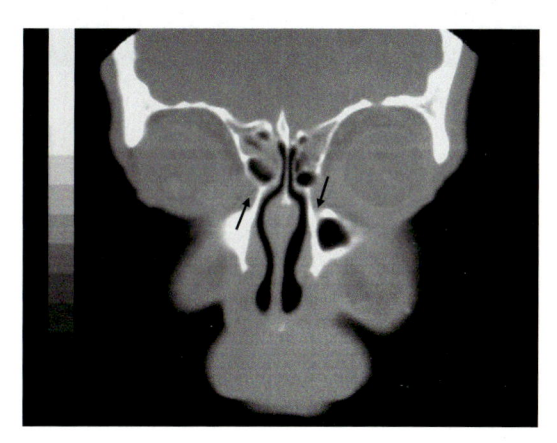

Fig. 1-82. TC corte coronal, atenuação para partes ósseas. Sacos lacrimais bilateralmente, indicados por setas.

Fig. 1-83. (A, B) FND.
Endoscopia nasal mostrando o realce da fibra óptica do *laser* **(B)** utilizado para realização de dacriocistorrinostomia. A fibra é cateterizada através do canalículo ocular inferior e mostra a região do saco lacrimal (SL).
CM: concha média; S: septo nasal; PU: processo uncinado.

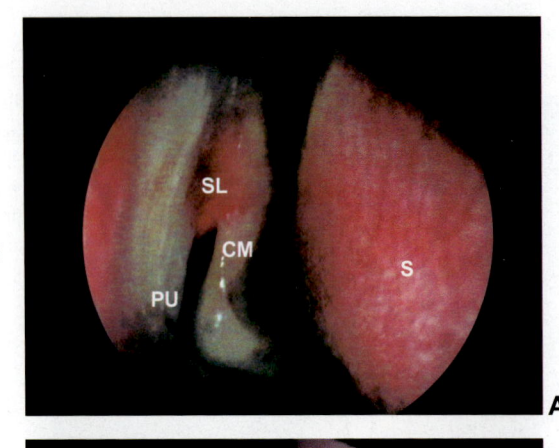

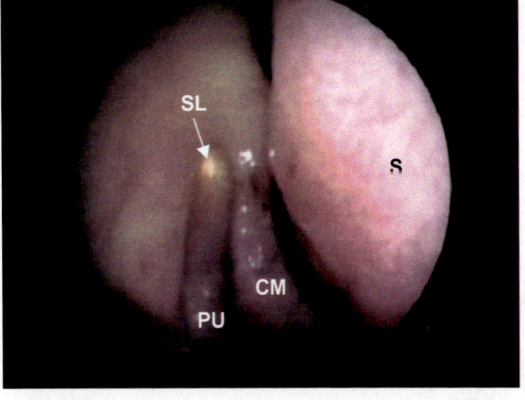

2

VARIAÇÕES ANATÔMICAS DO NARIZ E DOS SEIOS PARANASAIS

CONCHA MÉDIA BULOSA

Caso 1

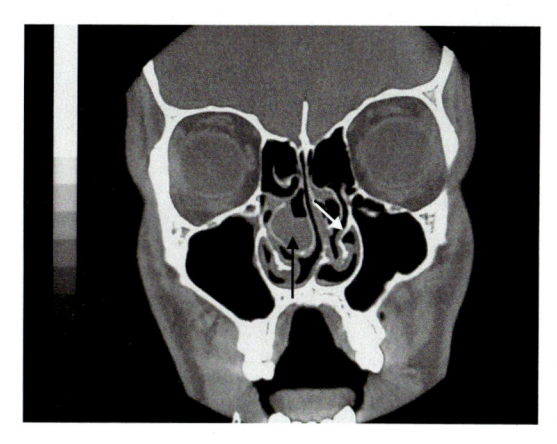

Fig. 2-1. TC corte coronal, partes ósseas. Concha média bulosa presente bilateralmente (seta).

Fig. 2-2. FND. S: septo nasal; CM: concha média bulosa; CI: concha inferior.

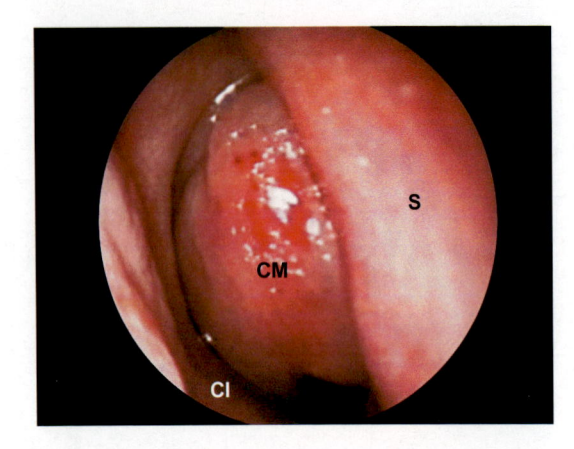

Fig. 2-3. FND. Incisão na concha média bulosa. S: septo nasal; CM: concha média bulosa; CI: concha inferior.

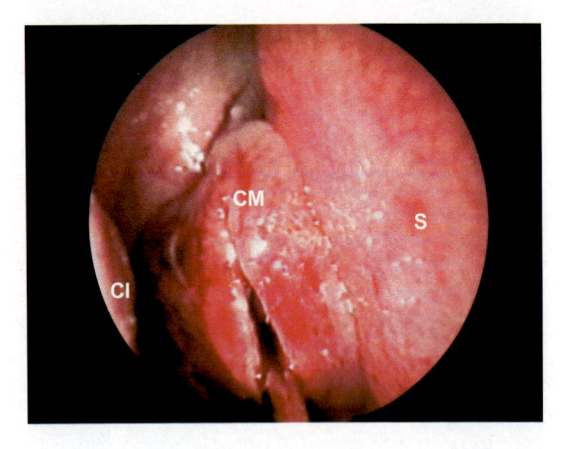

Variações Anatômicas do Nariz e dos Seios Paranasais 43

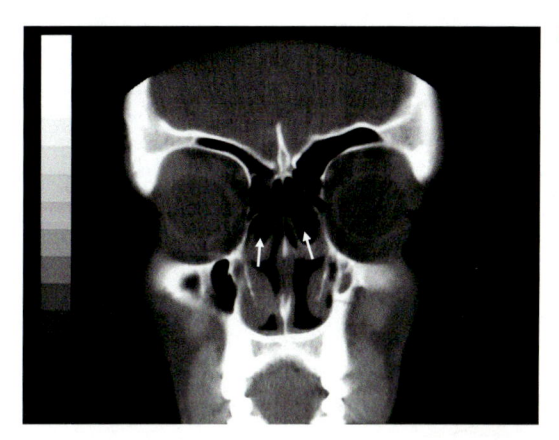

Caso 2

Fig. 2-4. TC corte coronal, partes ósseas. Concha média bulosa bilateralmente (setas).

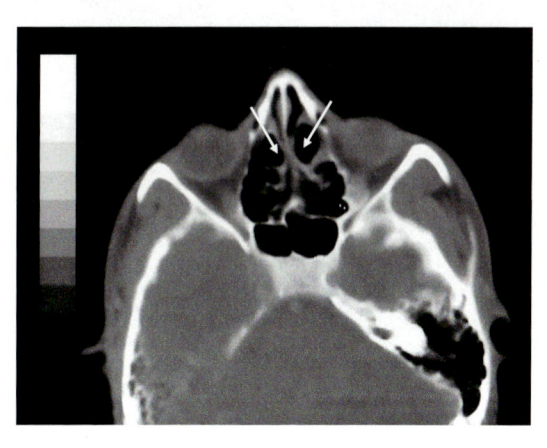

Fig. 2-5. TC corte axial, partes ósseas. Concha média bulosa bilateralmente (setas).

Caso 3

Fig. 2-6. TC corte coronal, partes ósseas. Concha média bulosa bilateralmente (setas).

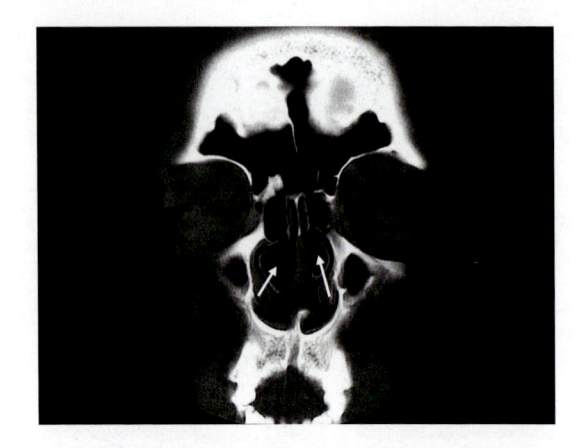

Fig. 2-7. FND. S: septo nasal; CI: concha inferior; CM: concha média bulosa.

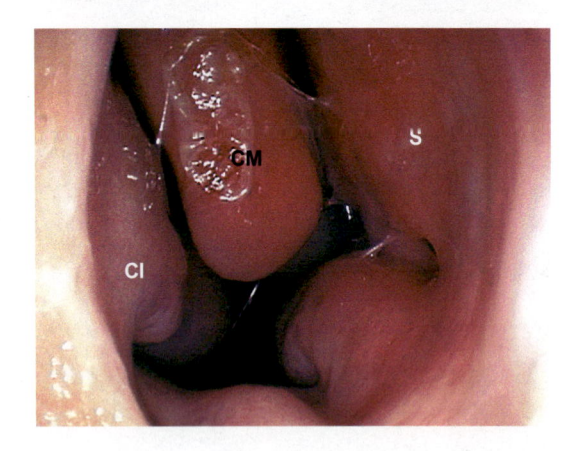

Caso 4

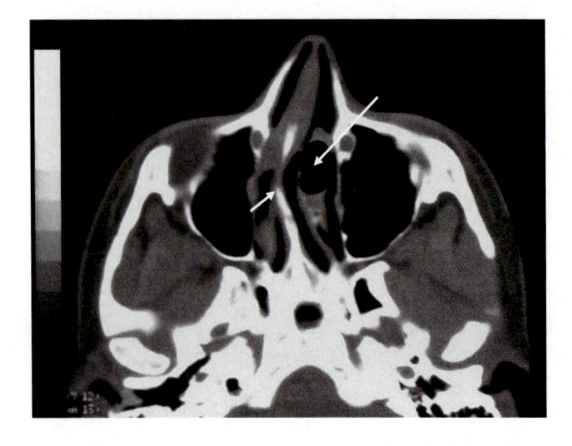

Fig. 2-8. TC corte axial, partes ósseas. Observam-se concha média bulosa à esquerda (seta maior) e desvio septal à direita (seta menor).

Caso 5

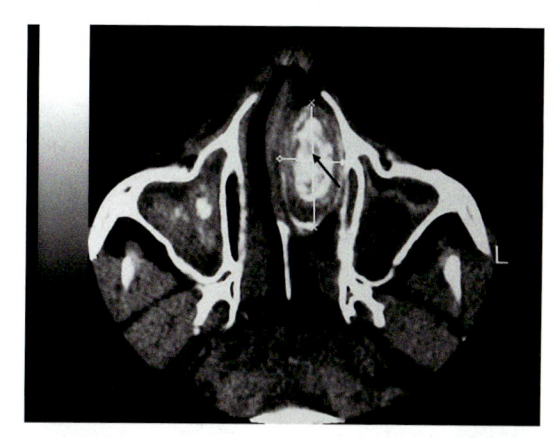

Fig. 2-9. TC corte axial, partes moles. Concha média bulosa à esquerda (seta), com infecção fúngica.

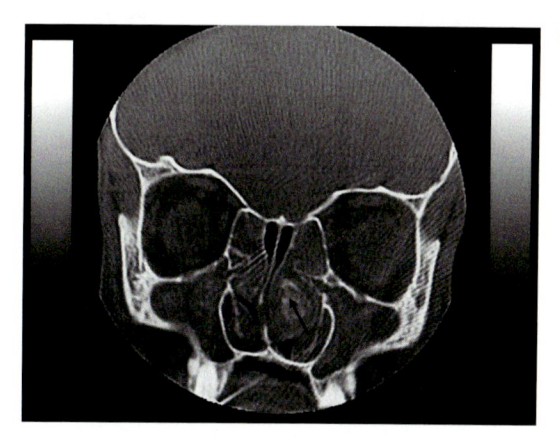

Fig. 2-10. TC corte coronal, partes ósseas. Concha média bulosa à esquerda (seta), com infecção fúngica.

CONCHA MÉDIA PARADOXAL

Caso 1

Fig. 2-11. FND. Nota-se a curvatura da concha média com uma porção lateral (meatal) convexa. CM: concha média; S: septo nasal; CI: concha inferior.

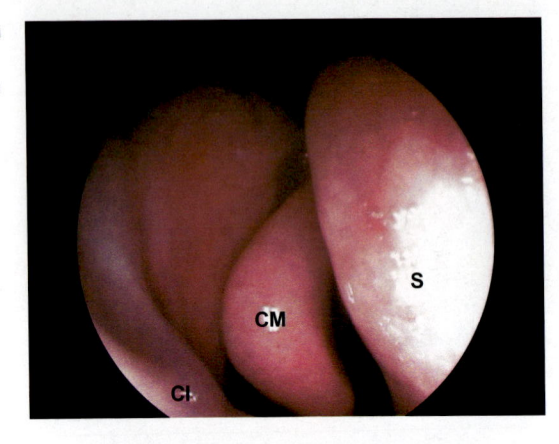

Fig. 2-12. TC corte coronal, partes moles. Nota-se concha média paradoxal à direita (seta).

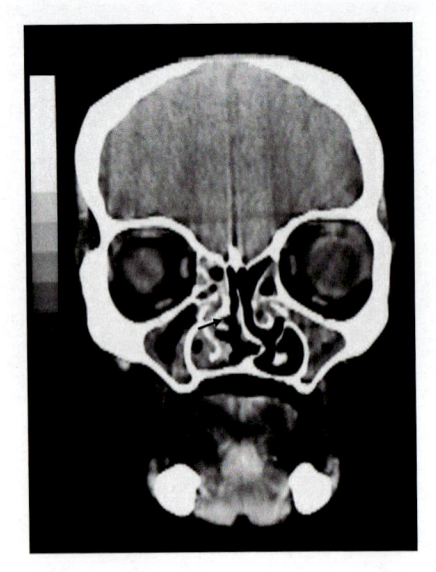

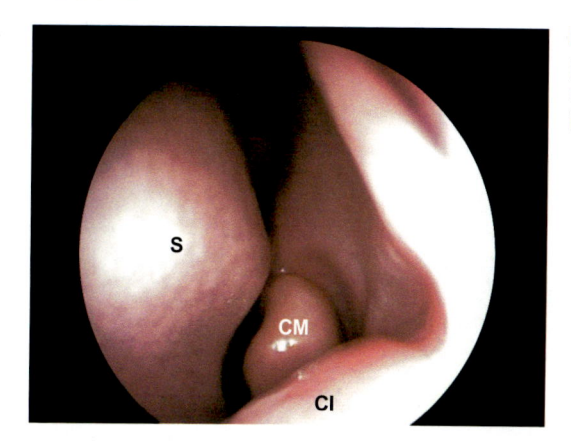

Variações Anatômicas do Nariz e dos Seios Paranasais 47

Caso 2

Fig. 2-13. FNE. Concha média paradoxal à esquerda. CM: concha média; S: septo nasal; CI: concha inferior.

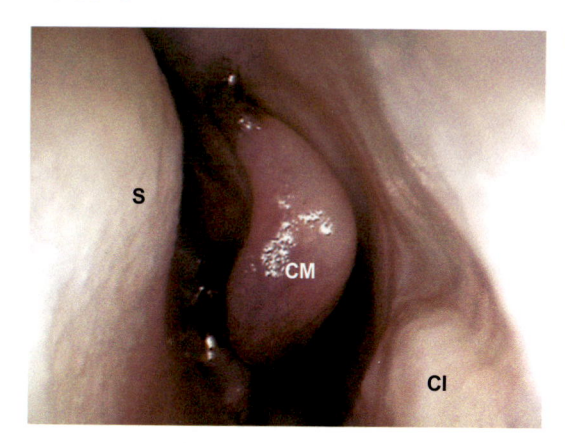

Caso 3

Fig. 2-14. FNE. Concha média paradoxal à esquerda. CM: concha média; S: septo nasal; CI: concha inferior.

Caso 4

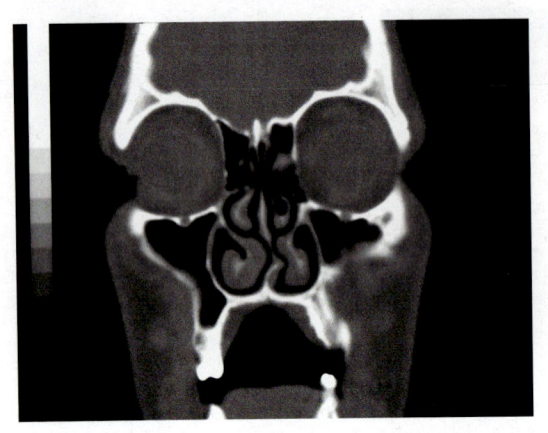

Fig. 2-15. TC corte coronal, partes ósseas. Concha média paradoxal bilateralmente, e bulosa, à esquerda.

PROCESSO UNCINADO PERFURADO

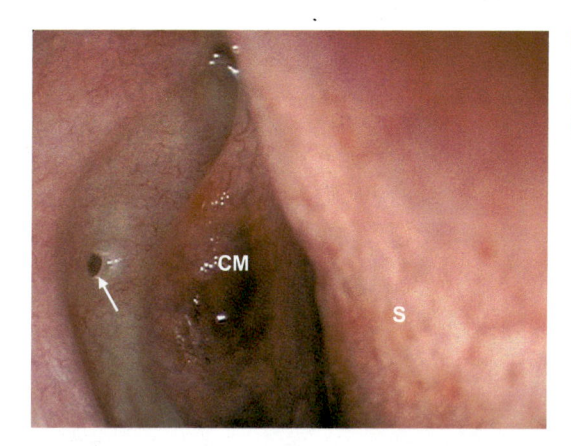

Fig. 2-16. FND.
CM: concha média; S: septo nasal; perfuração no processo uncinado (seta).

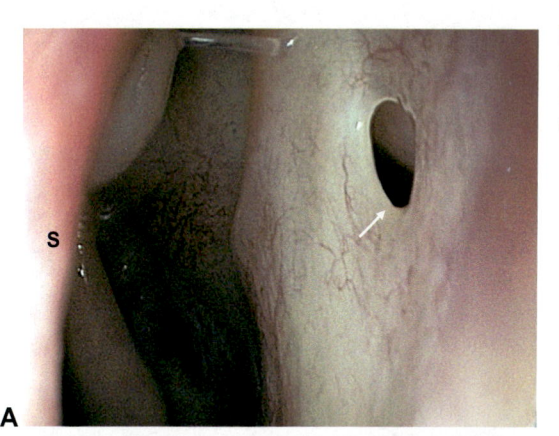

Fig. 2-17. (A, B) FNE.
CM: concha média; S: septo nasal; perfuração no processo uncinado (seta).

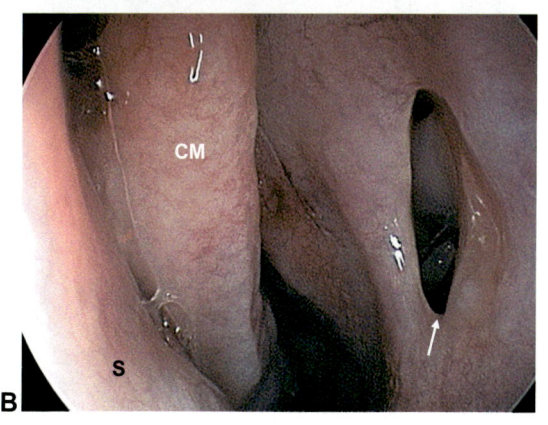

PROCESSO UNCINADO HIPERTROFIADO E PROEMINENTE ANTERIORMENTE

Caso 1

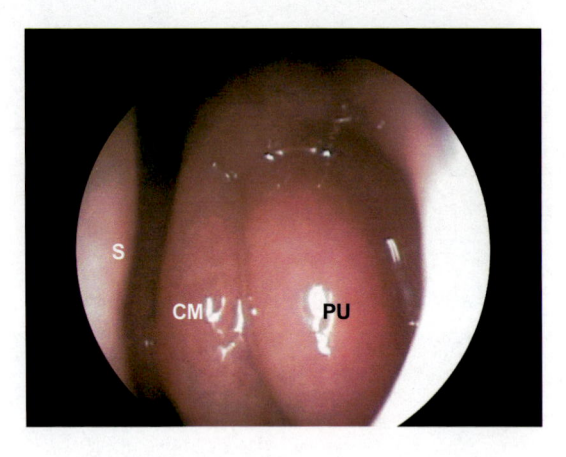

Fig. 2-18. FND. CM: concha média; PU: processo uncinado; S: septo nasal.

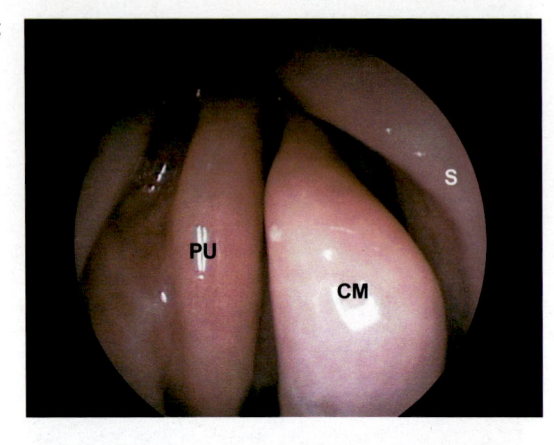

Caso 2

Fig. 2-19. FNE. CM: concha média; PU: processo uncinado; S: septo nasal.

Caso 3

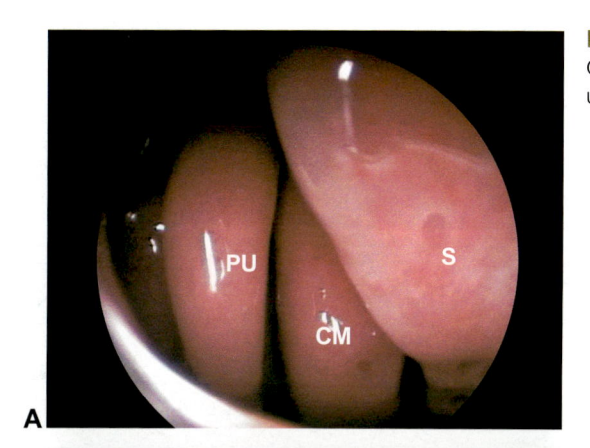

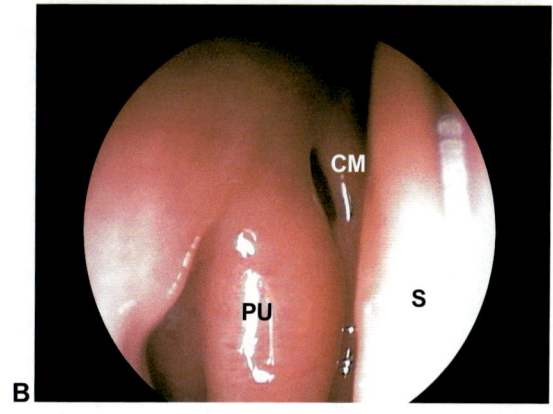

Fig. 2-20. (A, B) FND.
CM: concha média; PU: processo uncinado; S: septo nasal.

Caso 4

Fig. 2-21. FND. CM: concha média; PU: processo uncinado; S: septo nasal; CI: concha inferior.

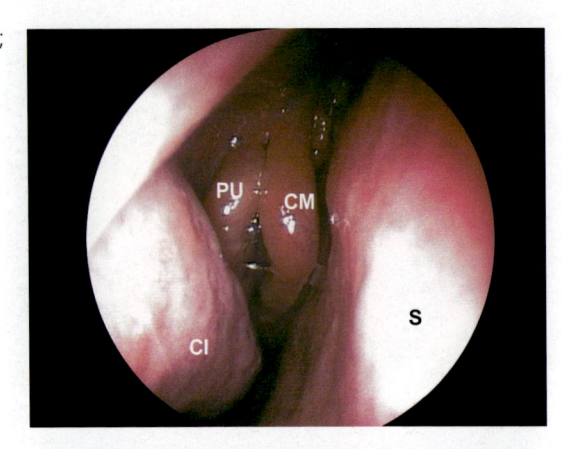

Fig. 2-22. FND. CM: concha média; PU: processo uncinado; S: septo nasal.

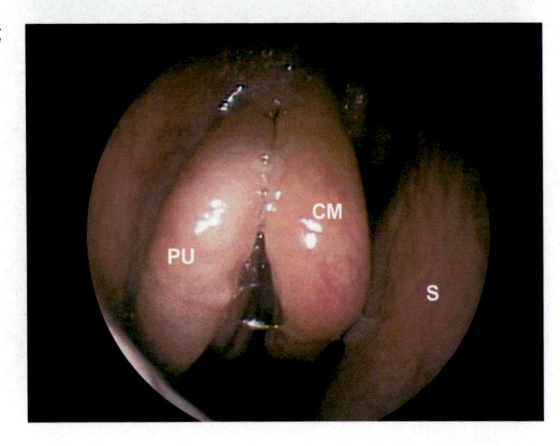

Caso 5

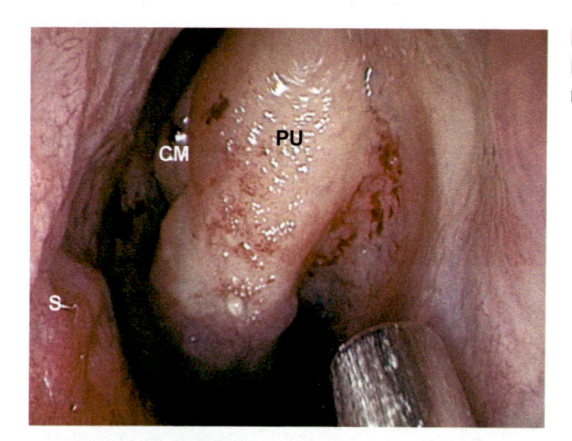

Fig. 2-23. FNE. CM: concha média; PU: processo uncinado; S: Septo nasal.

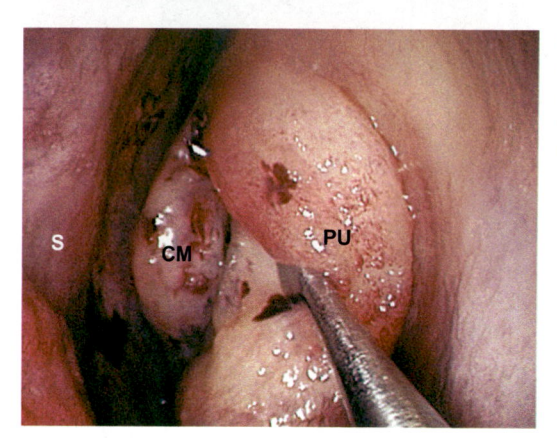

Fig. 2-24. FNE. A concha média é melhor visibilizada após rebater o processo uncinado lateralmente. CM: concha média; PU: processo uncinado; S: septo nasal.

Fig. 2-25. (A, B) TC corte coronal, partes ósseas. Nota-se a hipertrofia do processo uncinado à esquerda (seta).

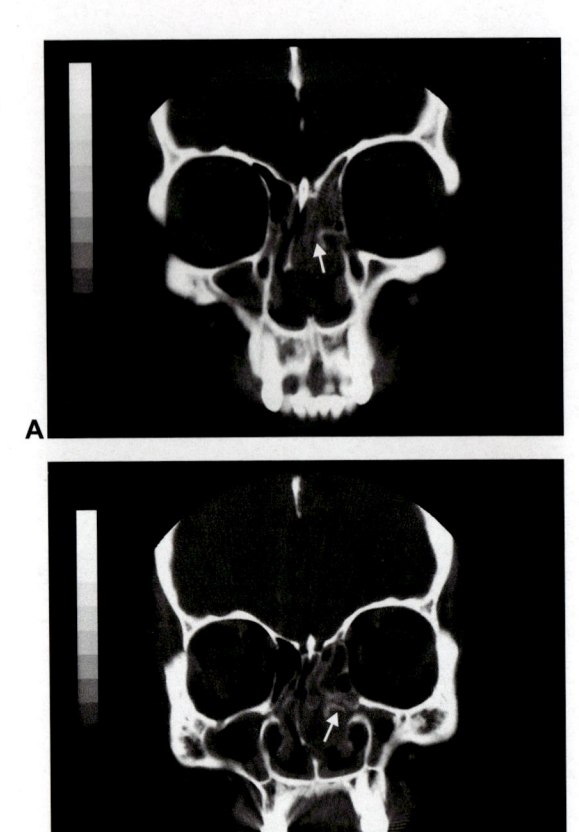

PROCESSO UNCINADO HIPERTROFIADO E PROEMINENTE MEDIALMENTE

Caso 1

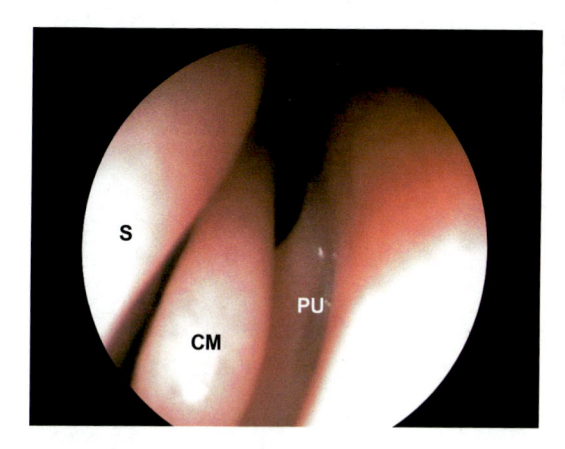

Fig. 2-26. FNE. CM: concha média; PU: processo uncinado; S: septo nasal.

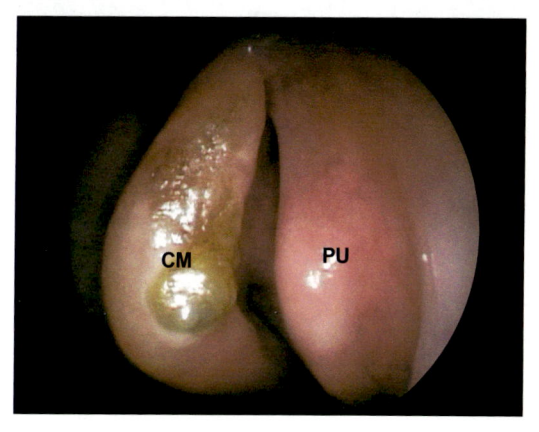

Caso 2

Fig. 2-27. FNE. CM: concha média; PU: processo uncinado.

HIPOPLASIA DE SEIO ESFENÓIDE

Fig. 2-28. (A, B) TC corte axial, partes ósseas. Nota-se hipoplasia de seio esfenóide em paciente de 34 anos (setas).

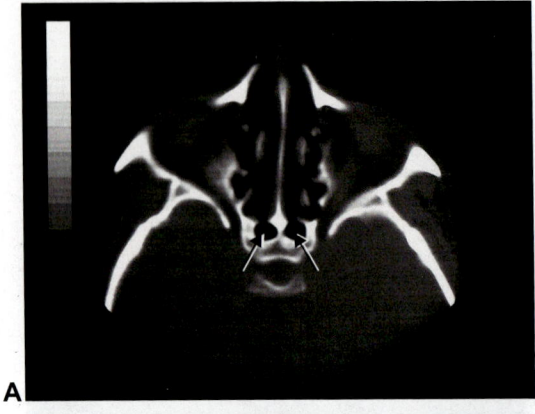

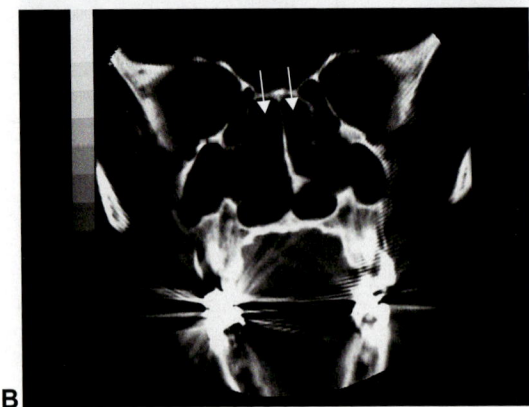

NERVO ÓPTICO EXPOSTO

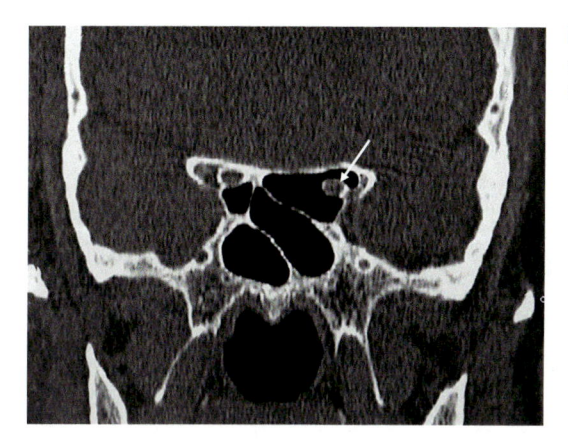

Fig. 2-29. TC corte coronal, partes ósseas. Nota-se nervo óptico exposto no seio esfenóide esquerdo (seta).

Variações Anatômicas do Septo Nasal

DESVIOS SEPTAIS

Durante o exame endoscópico, desvios septais podem ser encontrados e, por vezes, podem prejudicar a progressão do instrumento. Em muitos casos, no entanto, após vasoconstrição local associada à anestesia tópica, a inspeção pode ser finalizada mais facilmente.

Fig. 3-1. FND. Esporão septal posterior. S: septo nasal; CI: concha inferior; CM: concha média.

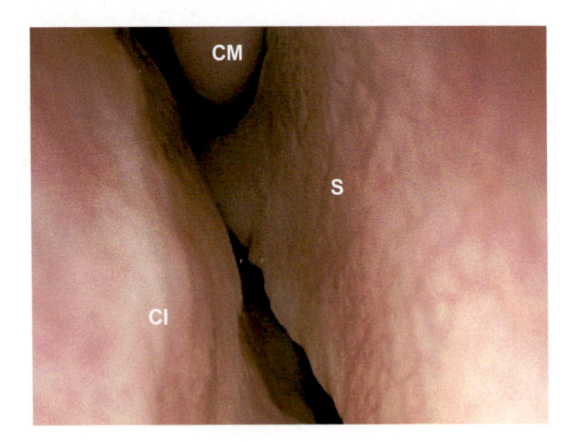

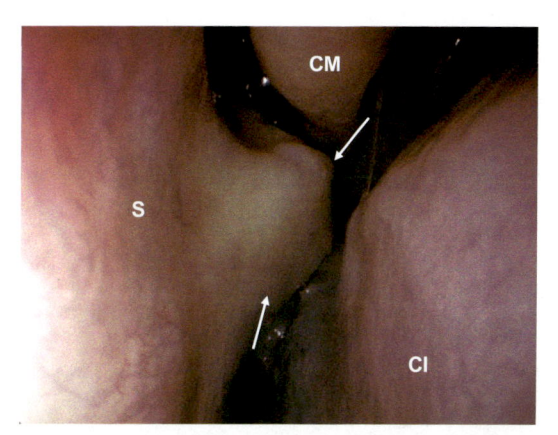

Fig. 3-2. FNE. Esporão septal (seta) tocando a mucosa da concha inferior. CI: concha inferior; S: septo nasal; CM: concha média.

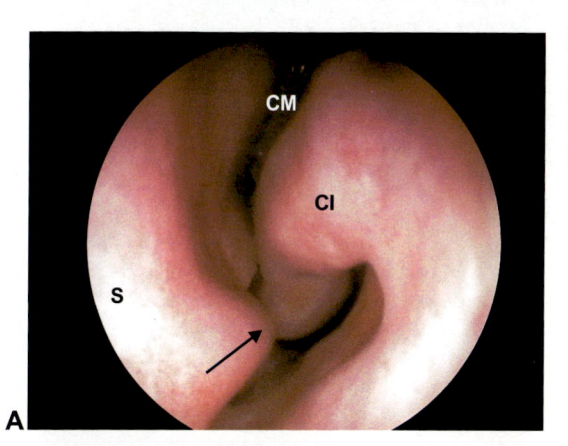

Fig. 3-3. (A, B) FNE. Crista septal inferior (seta) reduzindo o volume do meato inferior esquerdo. CI: concha inferior; S: septo nasal; CM: concha média.

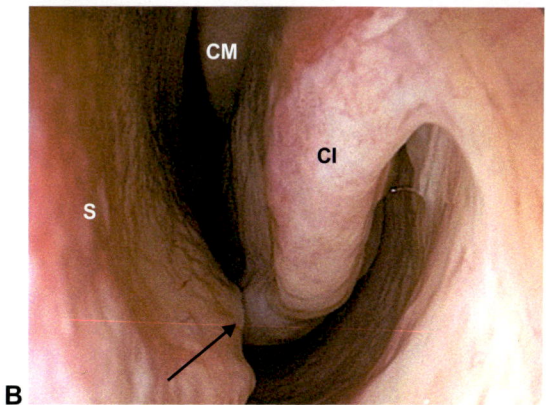

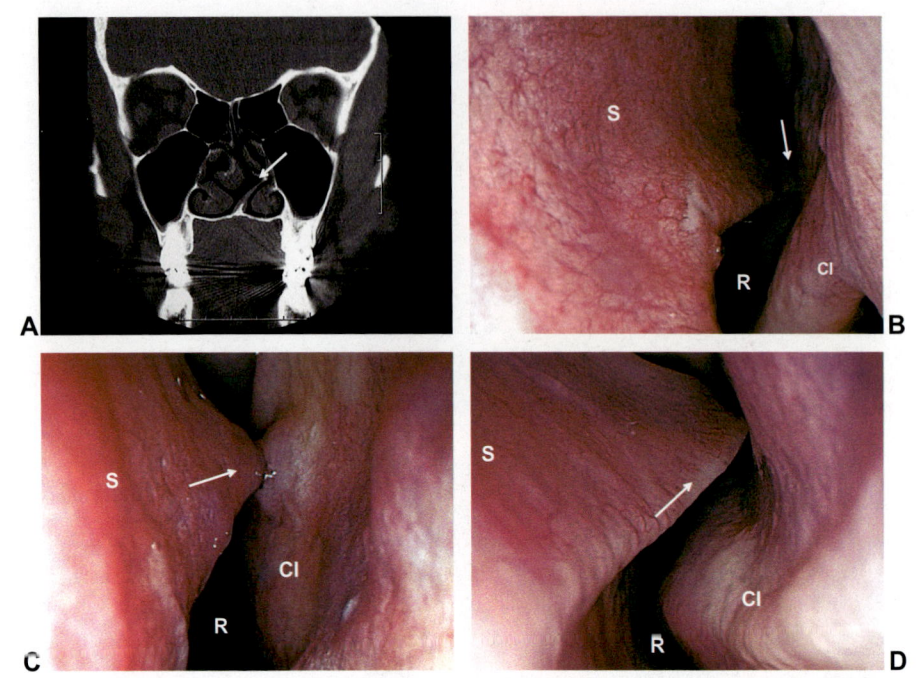

Fig. 3-4. (A) TC corte coronal, atenuação para partes ósseas. Esporão septal (seta) à esquerda. **(B, C e D)** Endoscopia nasal esquerda do mesmo paciente. Nota-se ponto de contato entre o esporão septal e a mucosa da concha média, possível causa de cefaléia rinogênica. CI: concha inferior; S: septo nasal; R: rinofaringe.

Variações Anatômicas do Septo Nasal

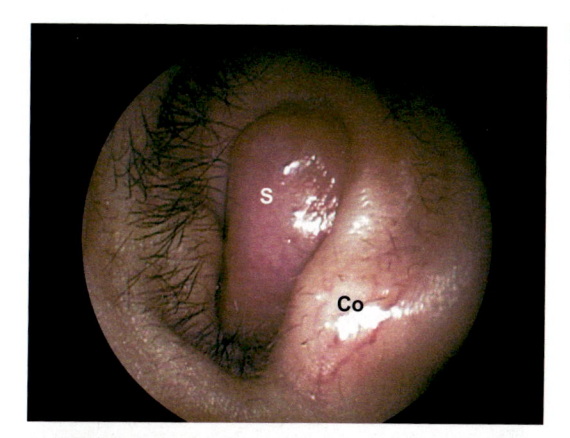

Fig. 3-5. Desvio septal anterior obstrutivo. Observa-se narina direita. S: septo nasal; Co: columela.

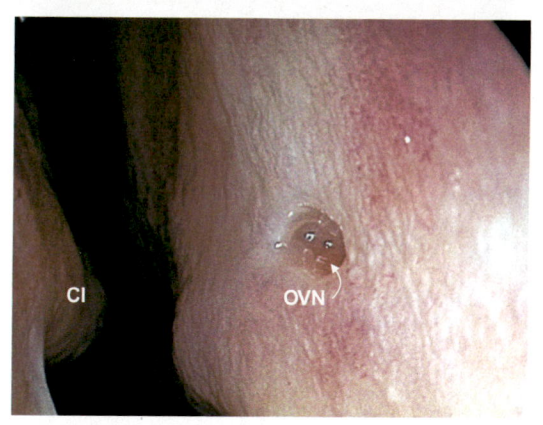

Fig. 3-6. Órgão vomeronasal. Situado na região anterior do septo nasal, trata-se de um remanescente embrionário composto por quimioceptores e responsável pela percepção de ferormônios.
Fossa nasal direita (FND).
OVN: órgão vomeronasal; CI: concha inferior.

PERFURAÇÃO SEPTAL

Caso 1

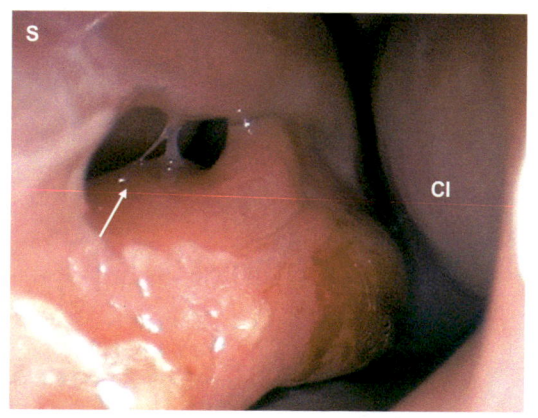

Fig. 3-7. FNE. S: septo nasal; CI: concha inferior; perfuração septal (seta).

Caso 2

Fig. 3-8. Pós-operatório de neurocirurgia. FND. S: septo nasal; CI: concha inferior; perfuração septal (seta).

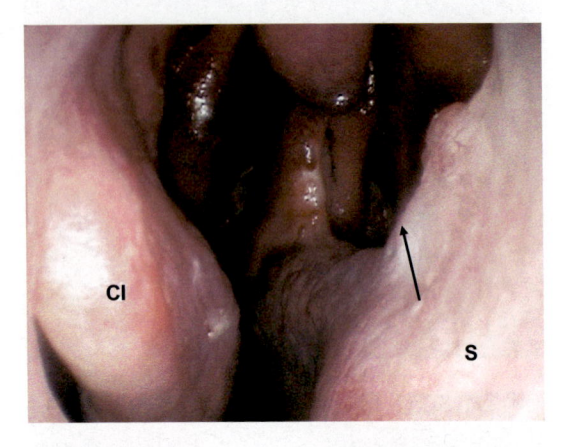

Fig. 3-9. S: septo nasal; CM: concha média; CI: concha inferior; perfuração septal (seta).

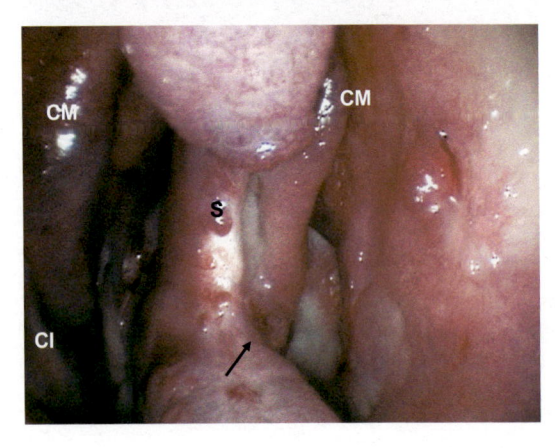

4

TRAUMA DO NARIZ E DOS SEIOS PARANASAIS

ENFISEMA ORBITÁRIO

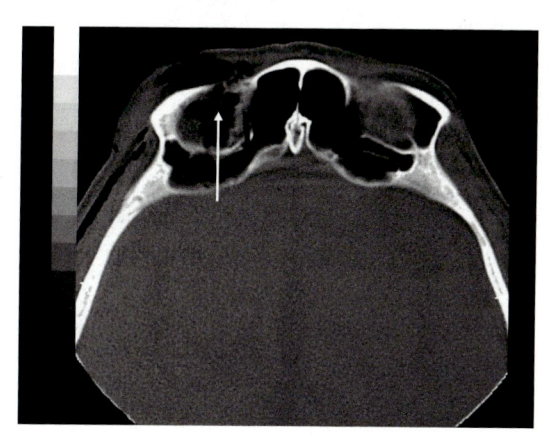

Fig. 4-1. TC corte axial, partes ósseas. Nota-se ar na órbita direita (seta) após trauma.

Fig. 4-2. TC corte coronal, partes ósseas. Nota-se ar na órbita direita (seta) após trauma.

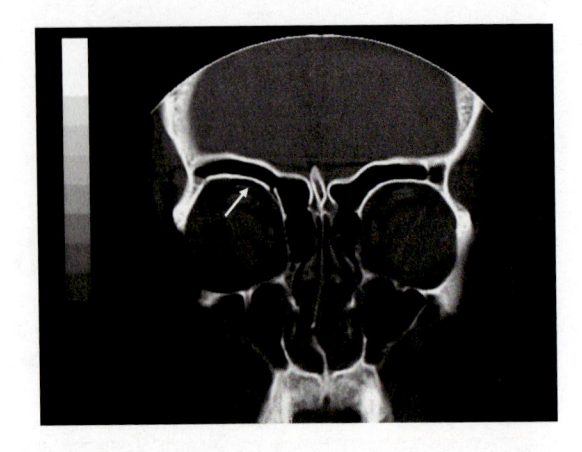

Fig. 4-3. Paciente com enfisema orbitário à direita após trauma.

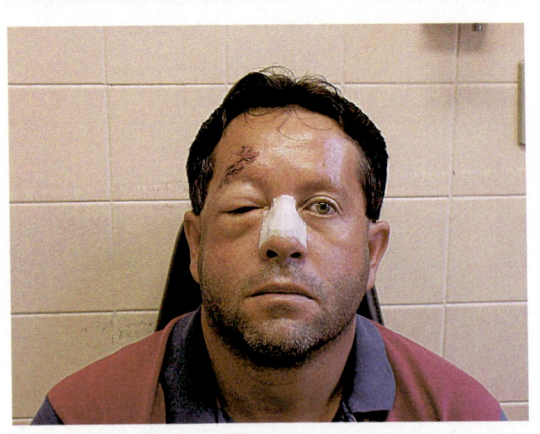

LESÃO DE LÂMINA PAPIRÁCEA

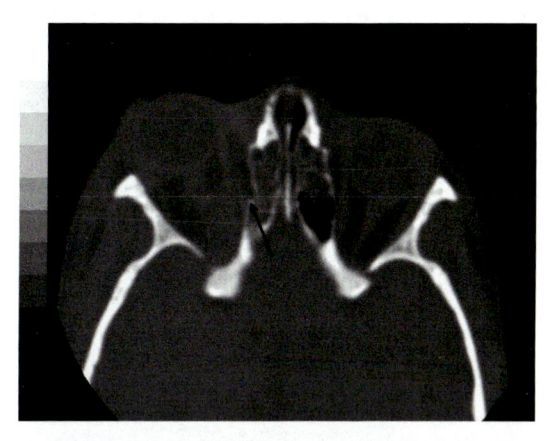

Fig. 4-4. TC corte axial, partes ósseas. Nota-se fratura da lâmina papirácea direita (seta) após trauma.

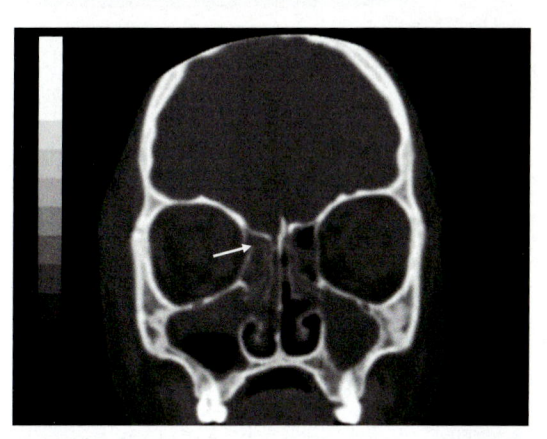

Fig. 4-5. TC corte coronal, partes ósseas. Nota-se fratura da lâmina papirácea direita (seta) após trauma.

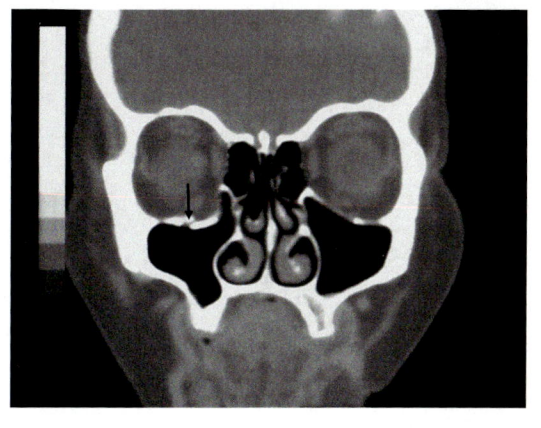

Fig. 4-6. TC corte coronal, partes ósseas. Nota-se fratura do assoalho de órbita à direita (seta) após trauma.

Fig. 4-7. (A, B) TC corte coronal, partes ósseas. Nota-se fratura da parede anterior de seio frontal à esquerda (seta) após trauma.

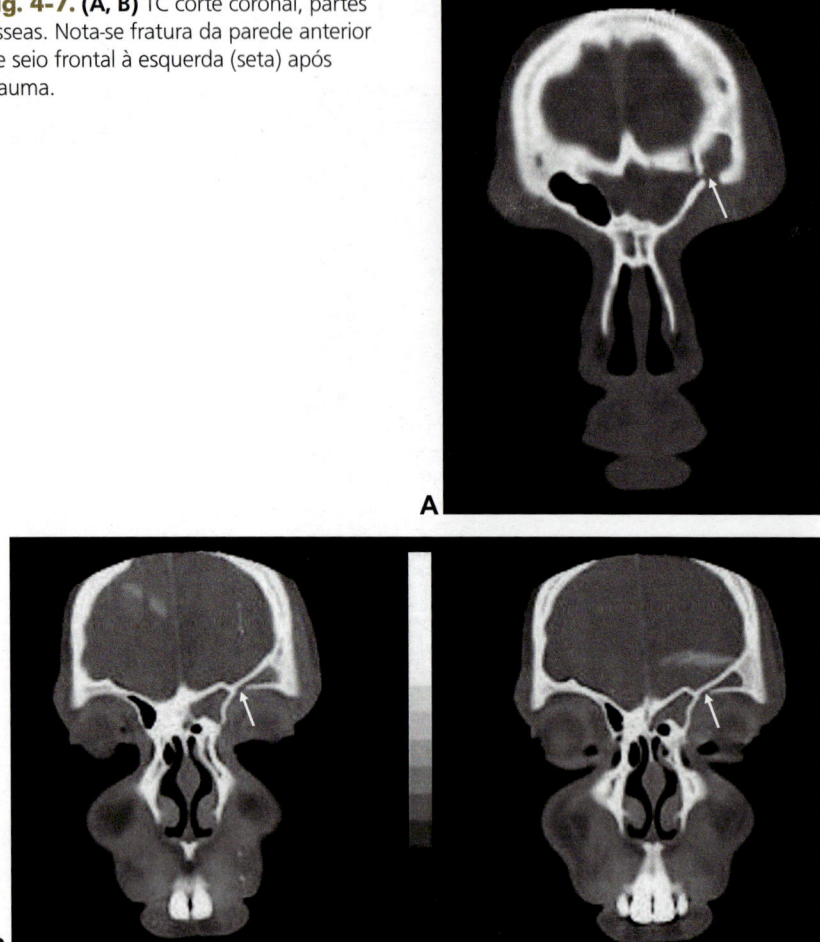

5

RINITES

NÃO ALÉRGICA

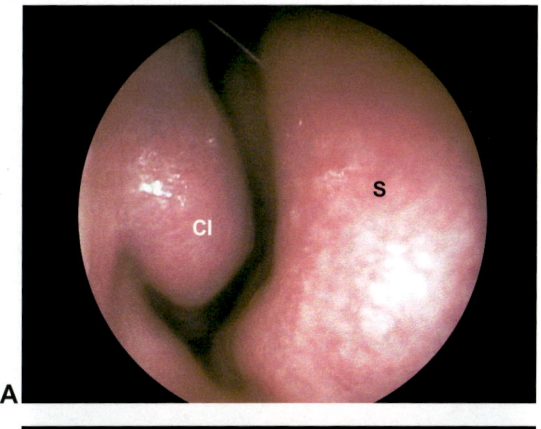

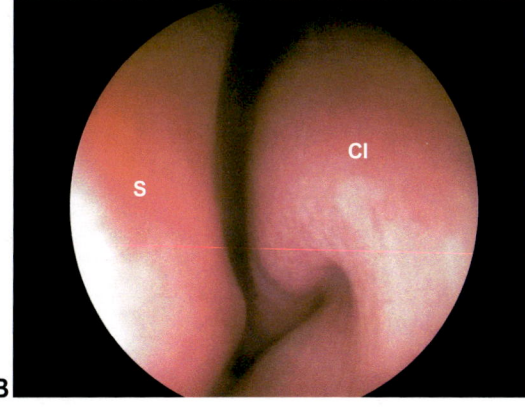

Fig. 5-1. (A, B) Hipertrofia e hiperemia da concha inferior. CI: concha inferior; S: septo nasal.

ALÉRGICA

Caso 1

Fig. 5-2. FNE. Concha inferior pálida com secreção hialina abundante na fossa nasal.
CI: concha inferior; S: septo nasal.

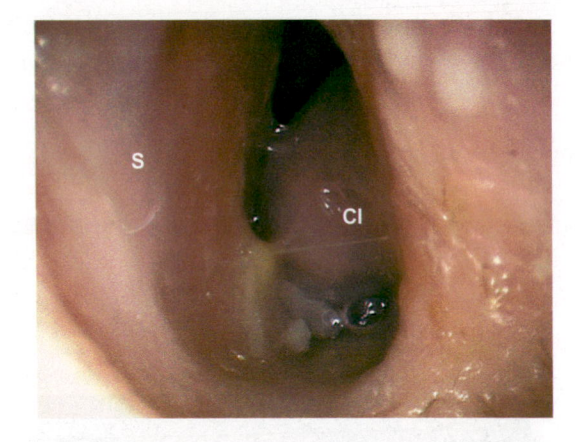

Fig. 5-3. Alteração da arcada dentária em paciente com rinite não-tratada.

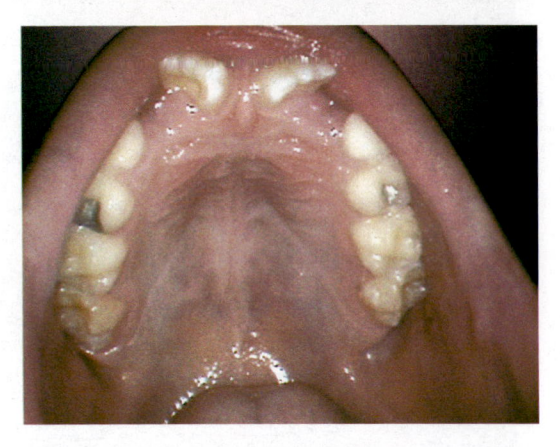

Caso 2

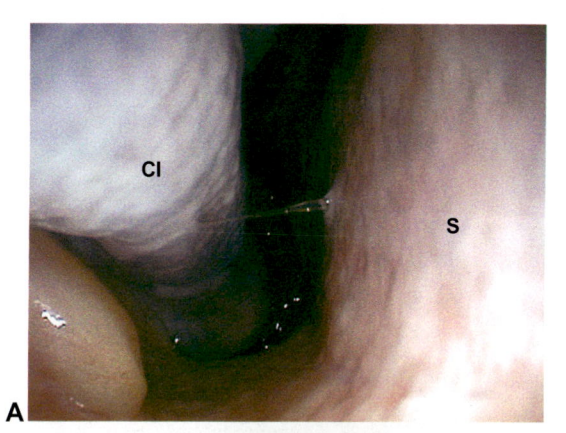

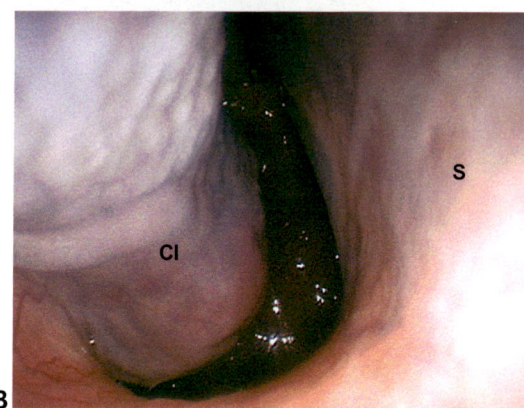

Fig. 5-4. (A, B) FND. Nota-se concha inferior cianótica.
CI: concha inferior; S: septo nasal.

Fig. 5-5. (A, B) FNE. Nota-se concha inferior cianótica.
CI: concha inferior; S: septo nasal.

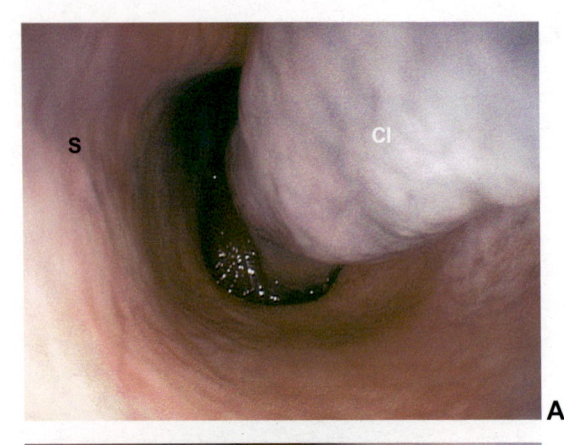

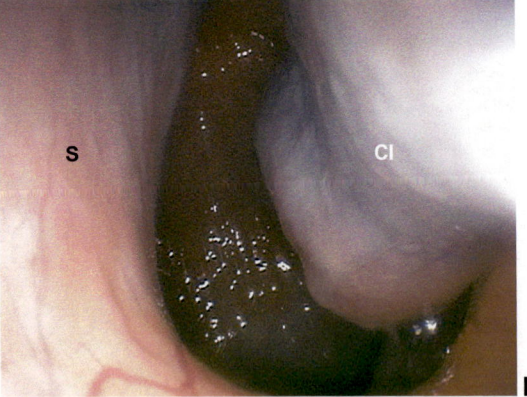

Rinites 71

ATRÓFICA

Caso 1

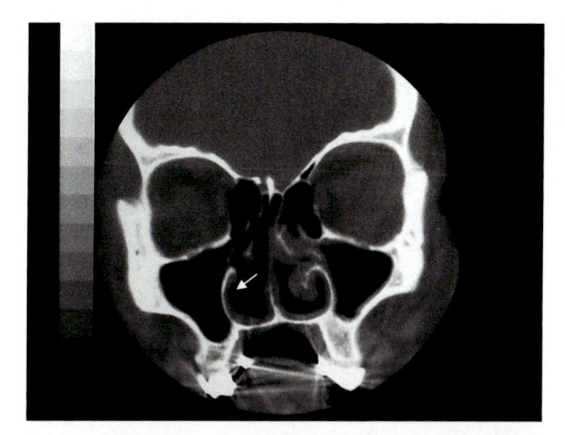

Fig. 5-6. TC corte coronal, partes ósseas. Ausência de concha inferior direita após turbinectomia total (seta).

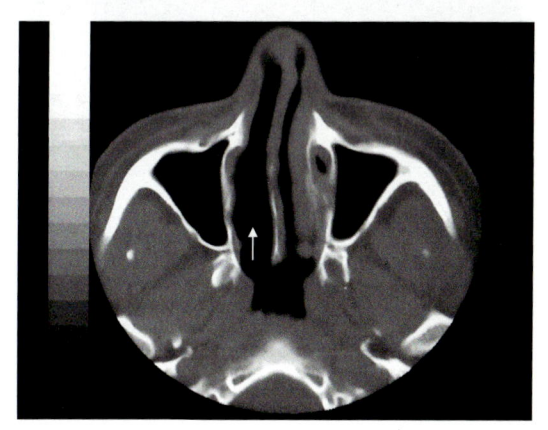

Fig. 5-7. TC corte axial, partes ósseas. Ausência de concha inferior direita (seta).

Caso 2

Fig. 5-8. TC corte axial, partes moles. Ausência primária bilateral de conchas inferiores.

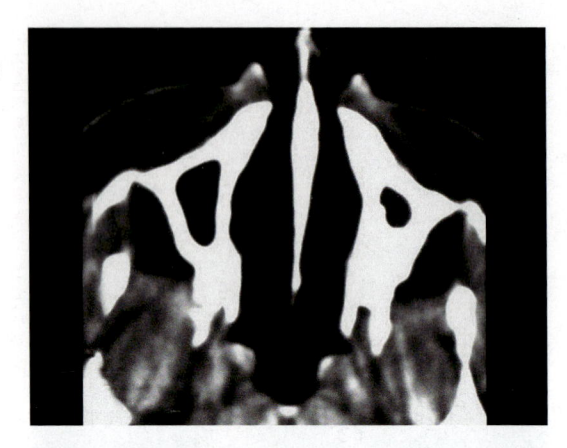

Fig. 5-9. TC corte coronal, partes moles. Ausência de conchas inferiores.

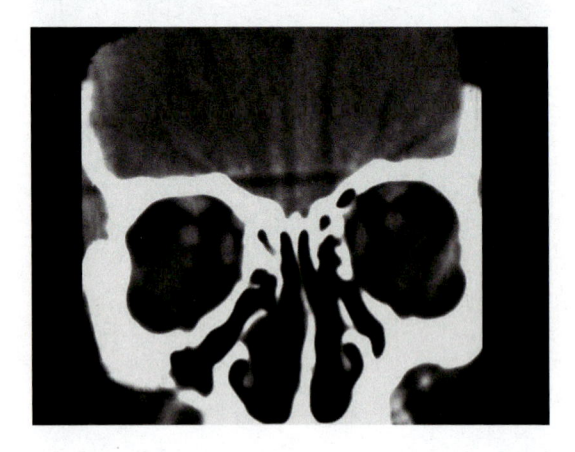

Caso 3 (secundária)

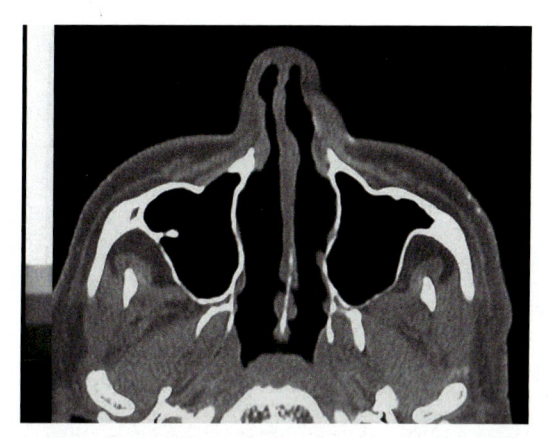

Fig. 5-10. TC corte axial, partes ósseas. Ausência de conchas inferiores após turbinectomia total bilateral.

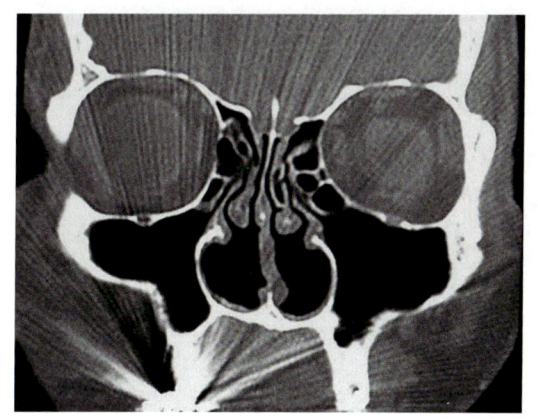

Fig. 5-11. TC corte coronal, partes ósseas. Ausência de conchas inferiores após turbinectomia total bilateral.

IRRITATIVA

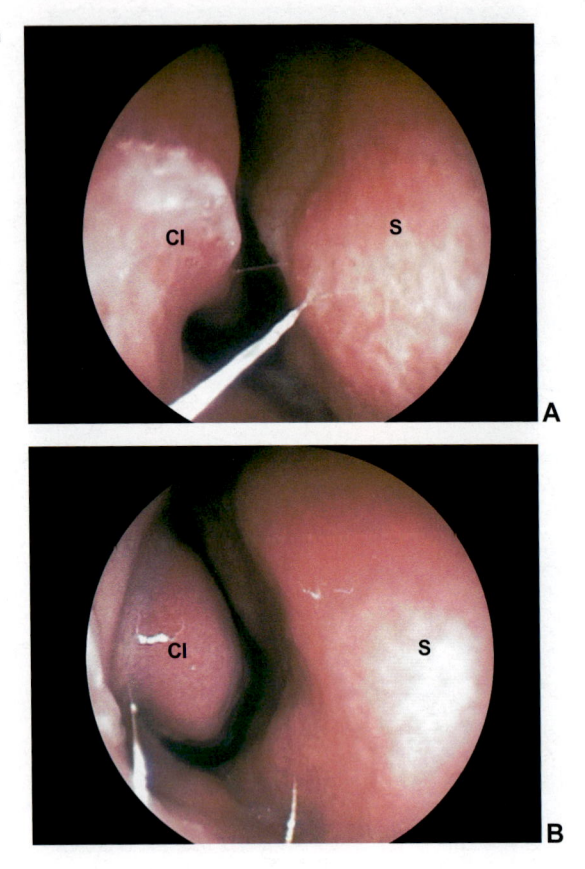

Fig. 5-12. (A, B) FND. Hiperemia de mucosa nasal. Concha inferior normotrófica. S: septo nasal; CI: concha inferior.

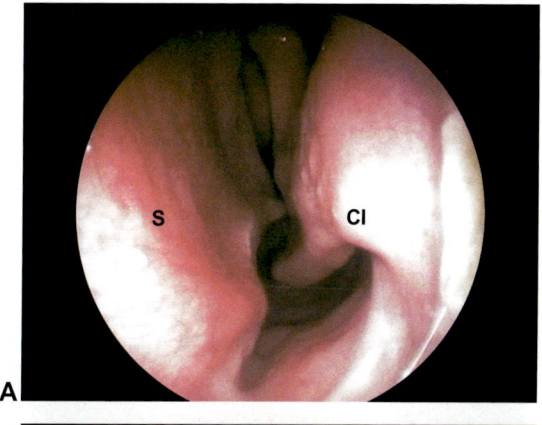

Fig. 5-13. (A, B) FNE. Hiperemia de mucosa nasal. Concha inferior normotrófica. S: septo nasal; CI: concha inferior.

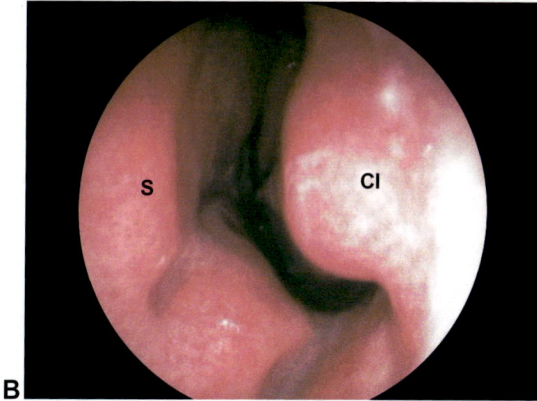

6

RINOSSINUSITES

RINOSSINUSITE – BOLA FÚNGICA

Caso 1

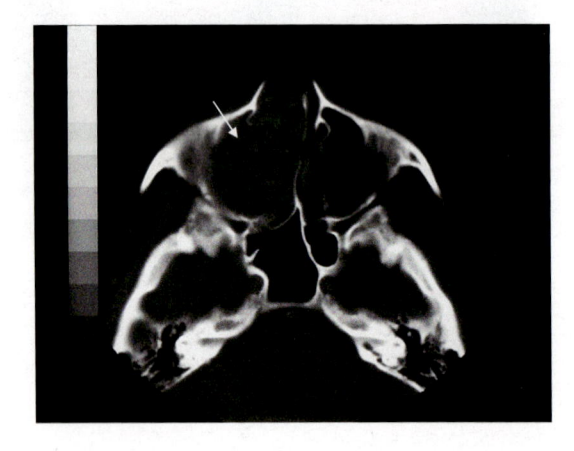

Fig. 6-1. TC corte axial, partes ósseas. Nota-se velamento do seio maxilar direito com material heterogêneo e abaulamento da parede medial (seta).

Rinossinusites 77

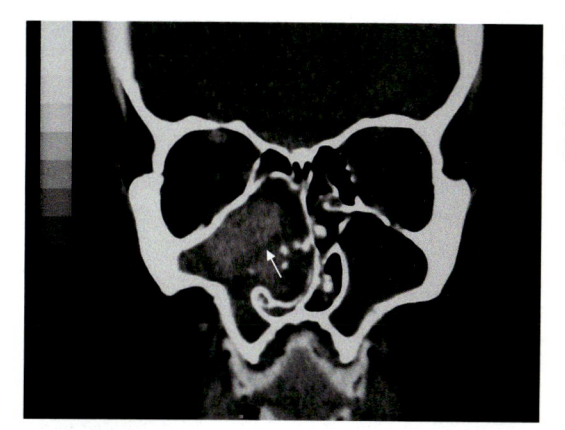

Fig. 6-2. TC corte coronal, partes moles. Nota-se velamento do seio maxilar direito com material heterogêneo e abaulamento da parede medial (seta).

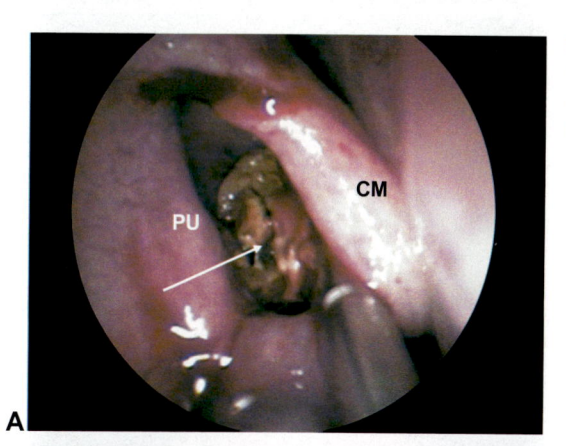

Fig. 6-3. (A, B) FND. Material fúngico no meato médio à direita (seta). CM: concha média; PU: processo uncinado.

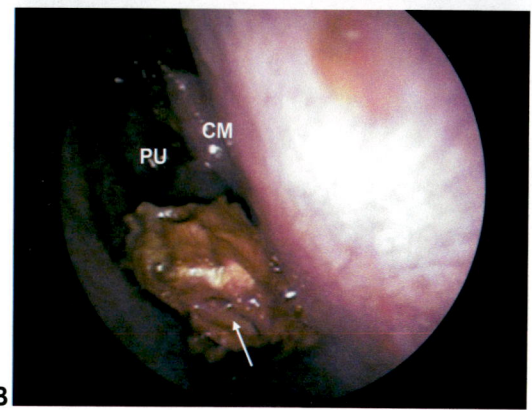

Fig. 6-4. Após remoção da bola fúngica, no meato médio, Observa-se o seio maxilar **(A, B)** e aspira-se o restante da infecção fúngica. **(C)** CM: concha média; PU: processo uncinado.

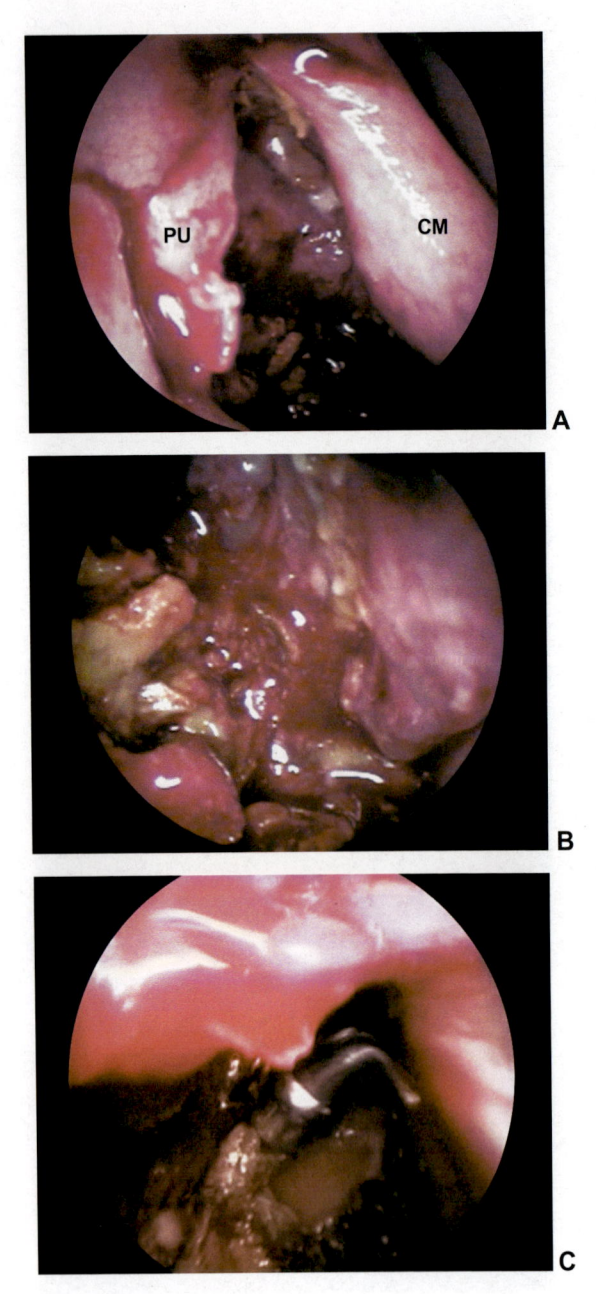

Caso 2

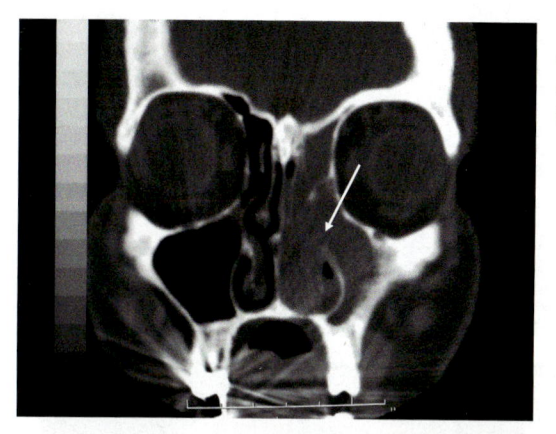

Fig. 6-5. TC corte coronal, partes ósseas. Observa-se alargamento do complexo óstio-meatal à esquerda (seta).

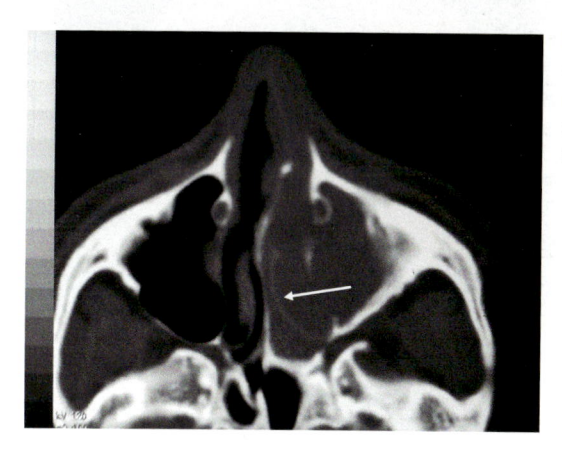

Fig. 6-6. TC corte axial, partes ósseas. Nota-se velamento do seio maxilar esquerdo e abaulamento (seta) medial da parede medial do seio.

Fig. 6-7. (A, B) FNE. Aspiração de material fúngico do seio maxilar esquerdo. S: septo nasal; CM: concha média.

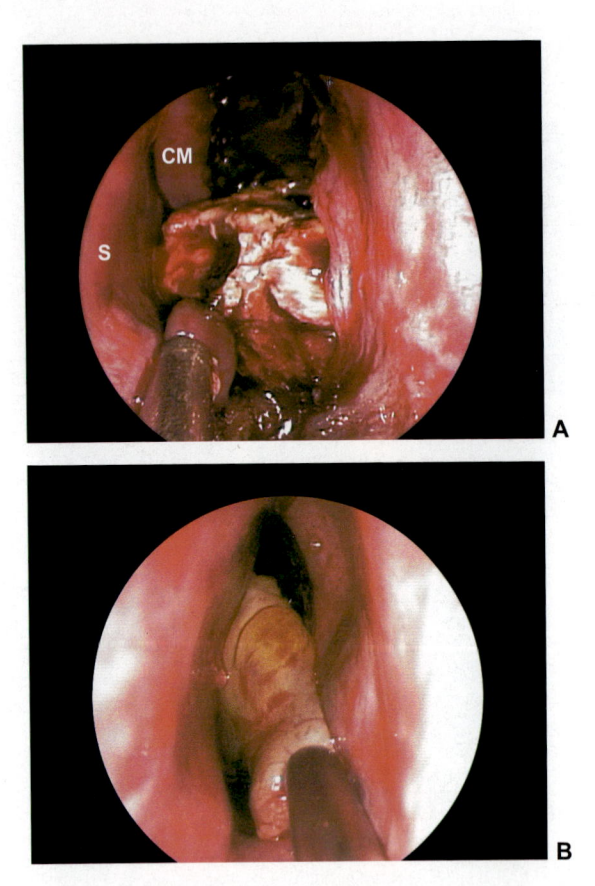

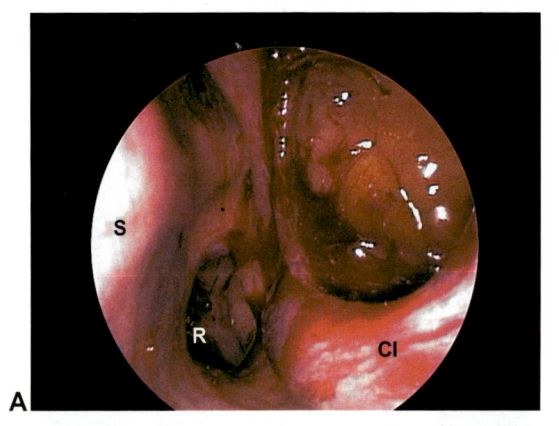

Fig. 6-8. (A, B) FNE. Seio maxilar após aspiração e lavagem com solução fisiológica. S: septo nasal; R: rinofaringe; CI: concha inferior. **(B)** Interior do seio maxilar após imagem com soro fisiológico.

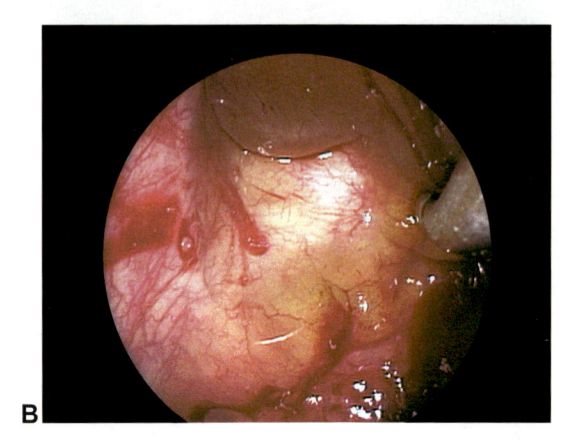

Caso 3

Fig. 6-9. (A, B) TC corte coronal, partes moles. **(B)** Nota-se hiperatenuação no seio maxilar à direita, com remodelamento ósseo (seta).

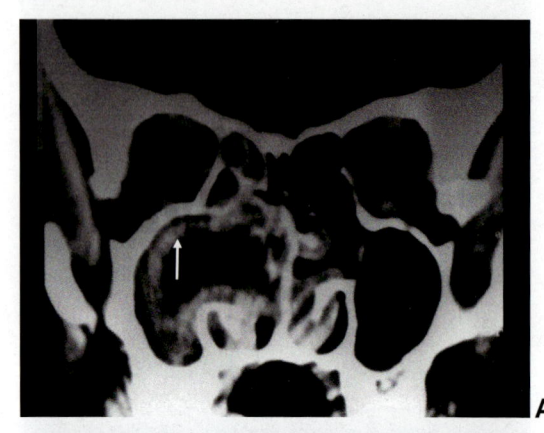

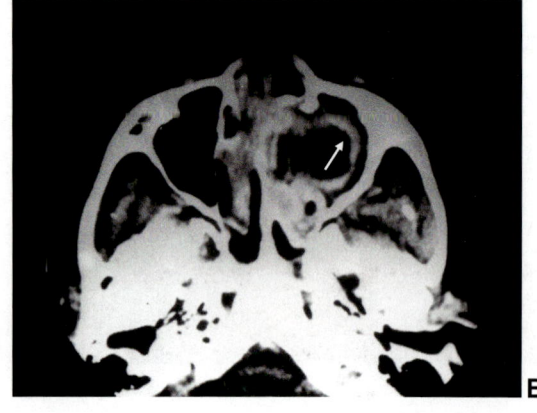

Rinossinusites 83

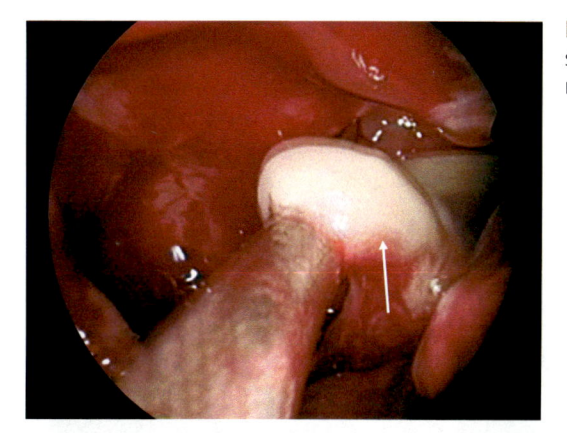

Fig. 6-10. FNE. Aspiração de secreção fúngica espessa do seio maxilar esquerdo (seta).

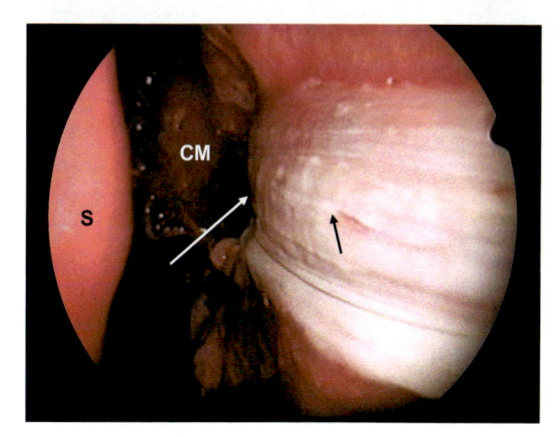

Fig. 6-11. FNE. S: septo nasal; CM: concha média; seio maxilar (seta maior); secreção (seta menor).

Caso 4

Fig. 6-12. (A, B) TC corte coronal, atenuação para partes ósseas. **(B)** Visibilização de material hiperatenuante (setas), com densidade metálica no seio maxilar esquerdo, fossa nasal esquerda, rinofaringe e fossa nasal direita. Trata-se de rinossinusite fúngica em paciente com corpo estranho no seio maxilar esquerdo e perfuração septal, justificando a bilateralidade do caso.

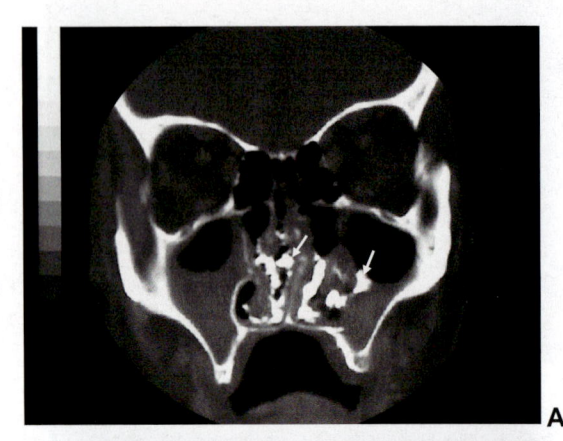

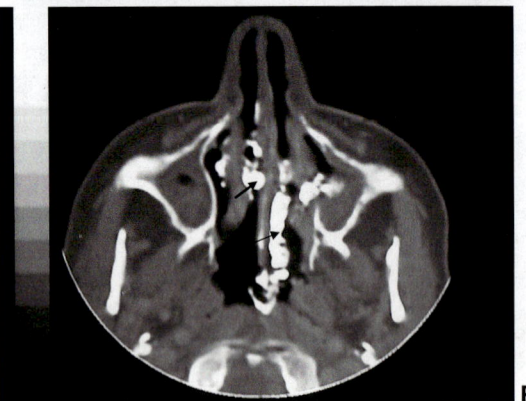

Fig. 6-13. FNE. Rinossinusite fúngica em paciente com corpo estranho no seio maxilar esquerdo e perfuração septal.
S: septo nasal;
CI: concha inferior.

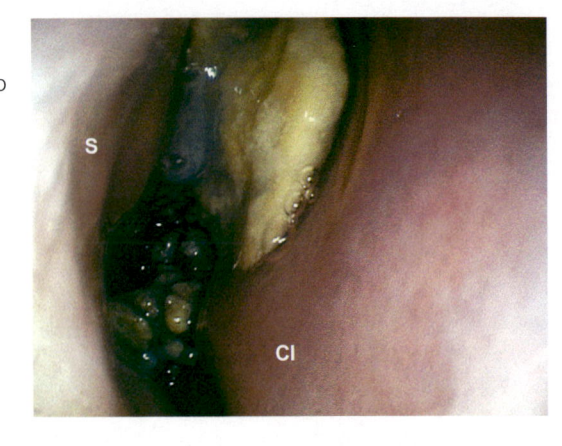

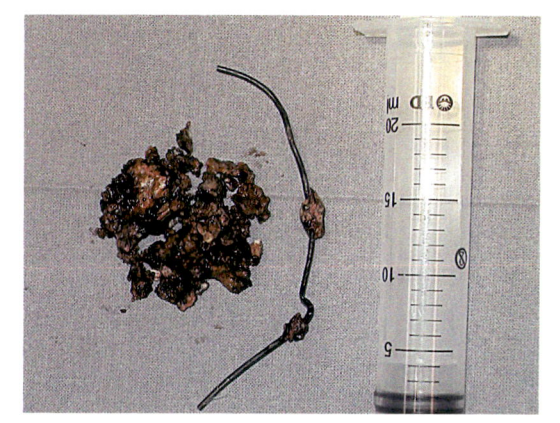

Fig. 6-14. Corpo estranho (metal) e material fúngico removido.

RINOSSINUSITE FÚNGICA ALÉRGICA

Caso 1

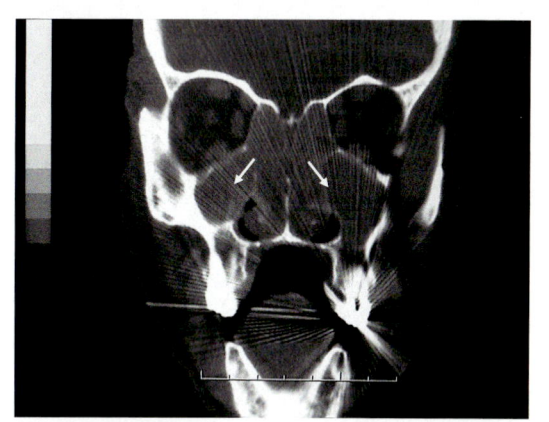

Fig. 6-15. TC corte coronal, partes ósseas. Velamento pansinusal com alargamento (setas) do complexo ostiomeatal bilateralmente.

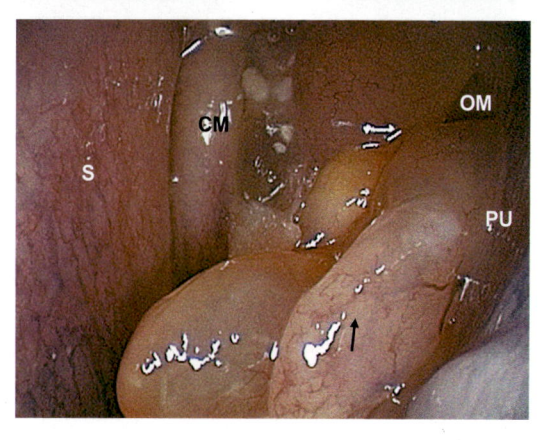

Fig. 6-16. FNE. S: septo nasal; CM: concha média; PU: processo uncinado; OM: óstio do seio maxilar. Polipose nasal (seta).

Fig. 6-17. FND. S: septo nasal; CM: concha média.

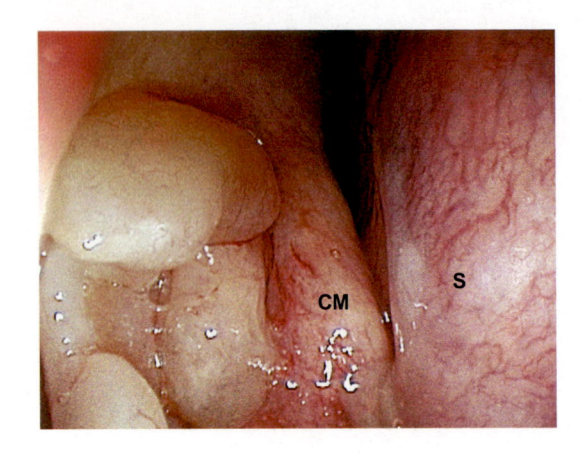

Caso 2

Fig. 6-18. TC corte coronal, partes ósseas. Alargamento do complexo ostiomeatal bilateralmente (setas). Velamento dos seios maxilares.

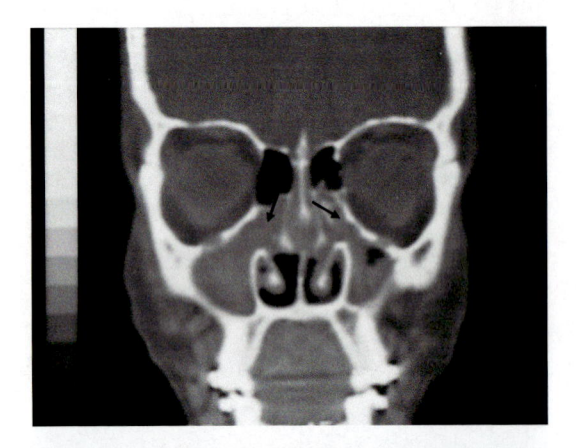

Fig. 6-19. FNE. S: septo nasal; CM: concha média; PU: processo uncinado.

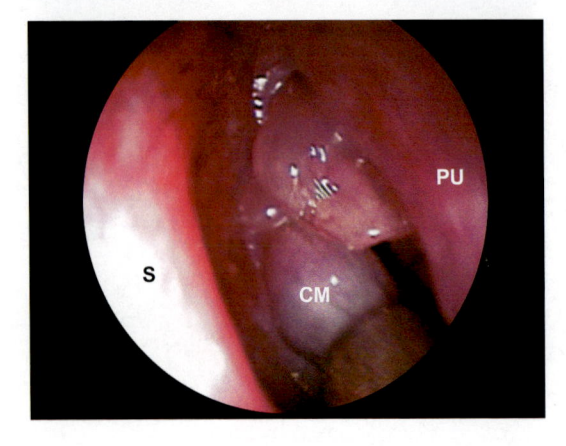

Caso 3

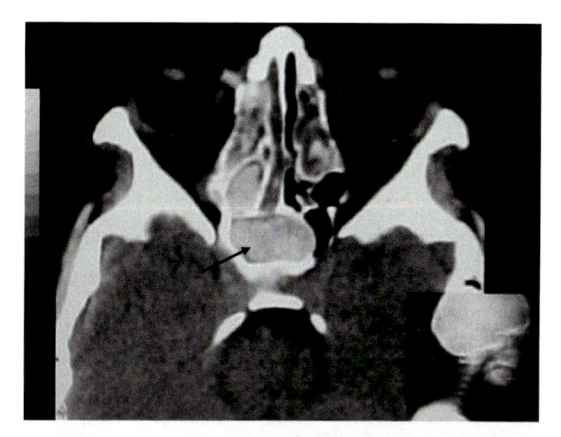

Fig. 6-20. TC corte axial, partes moles. Velamento dos seios etmoidais bilateralmente, e, esfenóide, à direita. Material heterogêneo sugestivo de rinossinusite fúngica (seta).

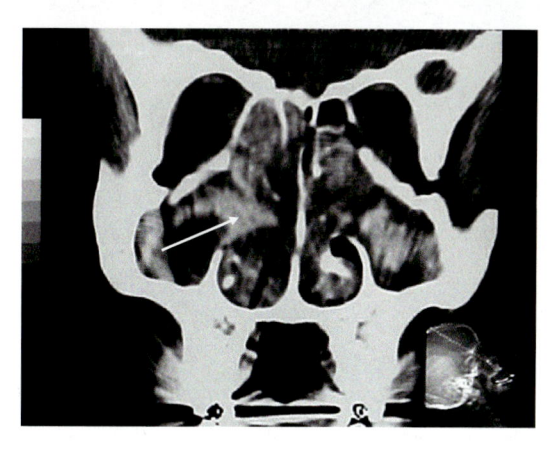

Fig. 6-21. TC corte coronal, partes moles. Velamento dos seios maxilares bilateralmente e alargamento do complexo ostiomeatal. Material heterogêneo sugestivo de rinossinusite fúngica (seta).

RINOSSINUSITE CRÔNICA

Caso 1

Fig. 6-22. FNE. S: septo nasal; CM: concha média; PU: processo uncinado.

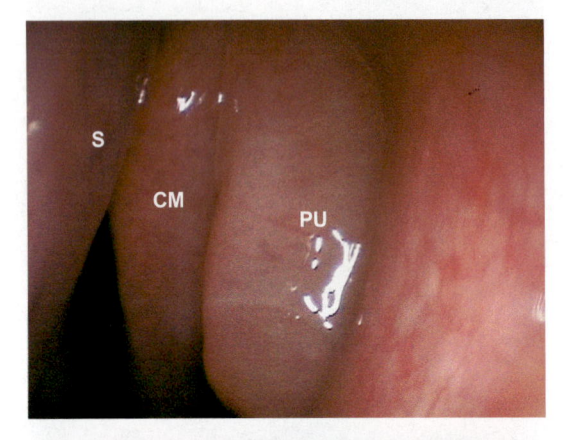

Fig. 6-23. FNE. S: septo nasal; CM: concha média; secreção espessa exteriorizando-se pelo óstio do seio maxilar.

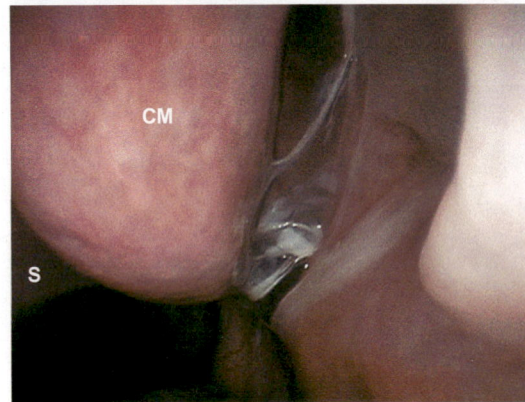

Fig. 6-24. TC corte coronal, partes ósseas. Velamento completo do seio maxilar esquerdo e algumas células etmoidais do mesmo lado.

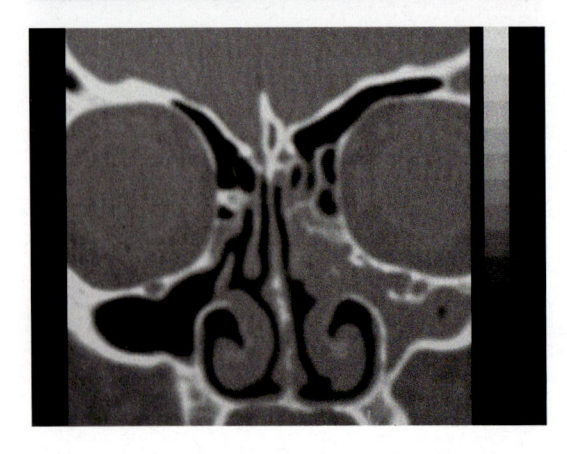

Caso 2

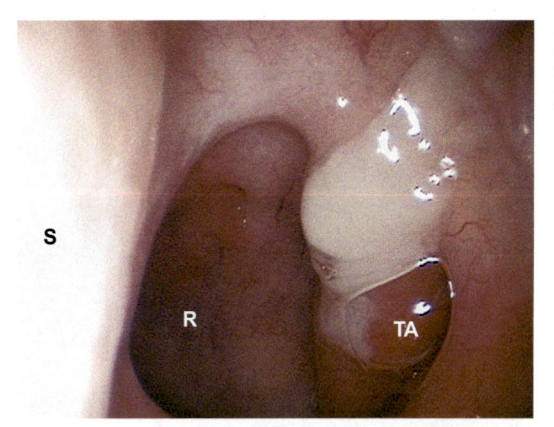

Fig. 6-25. FNE. Secreção espessa superior ao óstio da tuba auditiva. S: septo nasal; R: rinofaringe; TA: tuba auditiva.

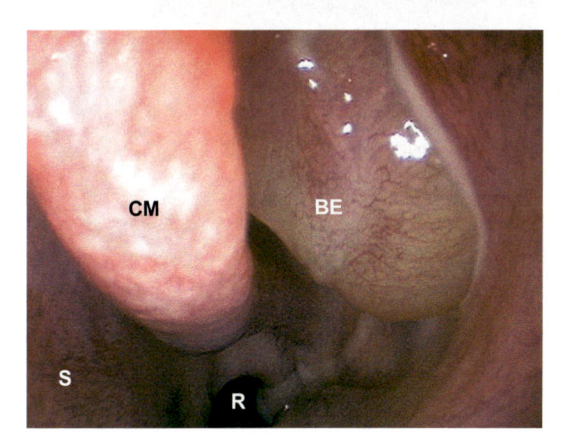

Fig. 6-26. FNE. Degeneração polipóide da bula etmoidal à esquerda. Secreção purulenta no meato médio. CM: concha média; S: septo nasal; BE: bula etmoidal; R: rinofaringe.

Fig. 6-27. TC corte coronal, partes ósseas. Espessamento mucoso do seio maxilar esquerdo (seta) e velamento dos seios maxilar direito e etmóide bilateralmente.

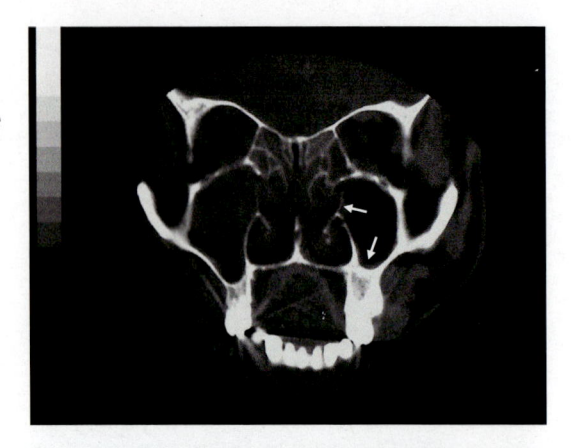

Fig. 6-28. TC corte axial, partes ósseas. Velamento dos seios etmoidais e espessamento mucoso do seio esfenóide, bilateralmente.

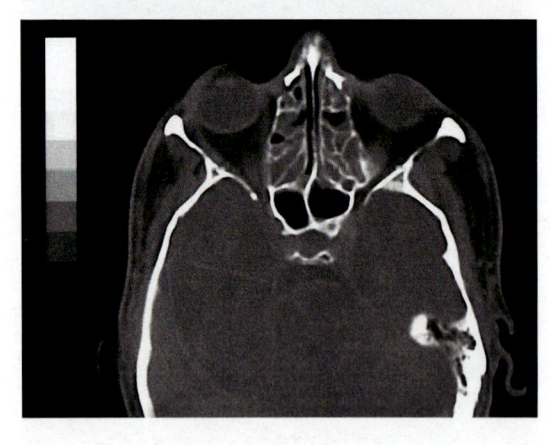

Caso 3

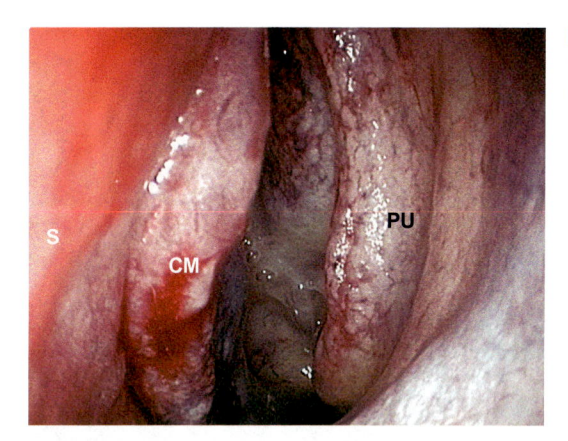

Fig. 6-29. FNE. S: septo nasal; CM: concha média; PU: processo uncinado.

Caso 4

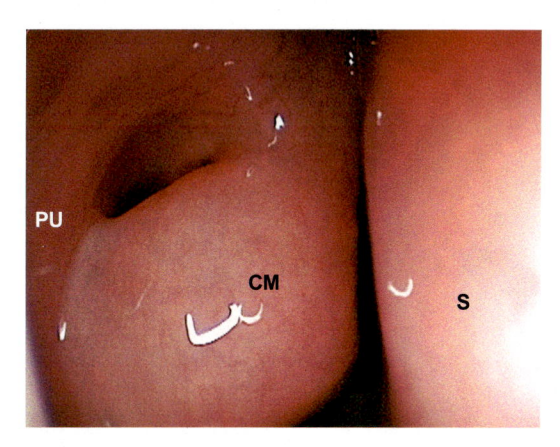

Fig. 6-30. FND. Degeneração da concha média. Secreção no meato médio. S: septo nasal; CM: concha média; PU: processo uncinado.

Caso 5

Fig. 6-31. TC partes ósseas, corte coronal. Velamento de seio maxilar direito e espessamento mucoso do seio maxilar esquerdo e etmóide à direita.

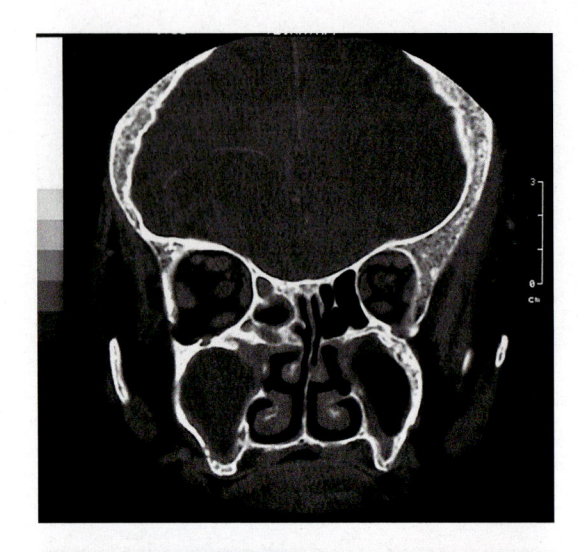

Fig. 6-32. FND. Aspiração de seio maxilar direito com saída de secreção purulenta. CM: concha média; CI: concha inferior.

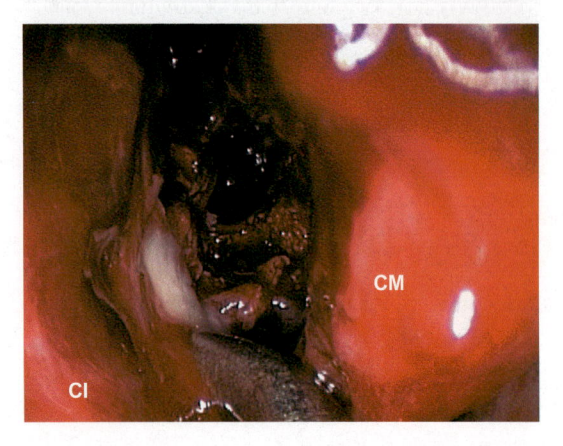

FIBROSE CÍSTICA
Caso 1

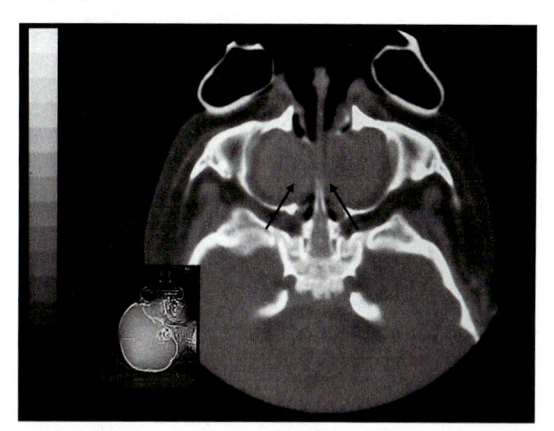

Fig. 6-33. TC corte axial, partes ósseas. Mucocele bilateral do seio maxilar (setas).

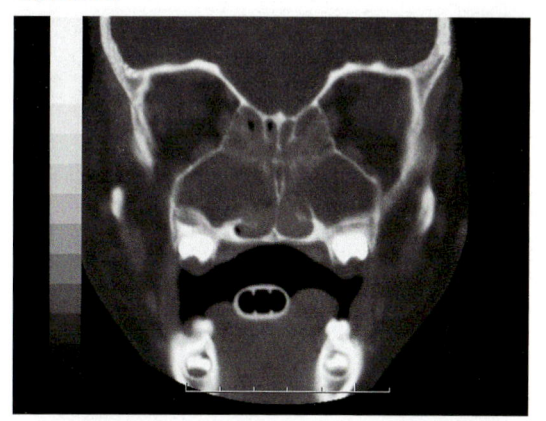

Caso 2

Fig. 6-34. TC corte coronal, partes ósseas. Velamento pansinusal.

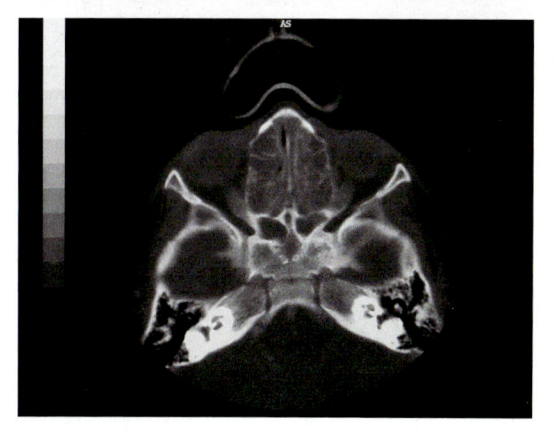

Fig. 6-35. TC corte axial, partes ósseas. Velamento pansinusal.

Caso 3

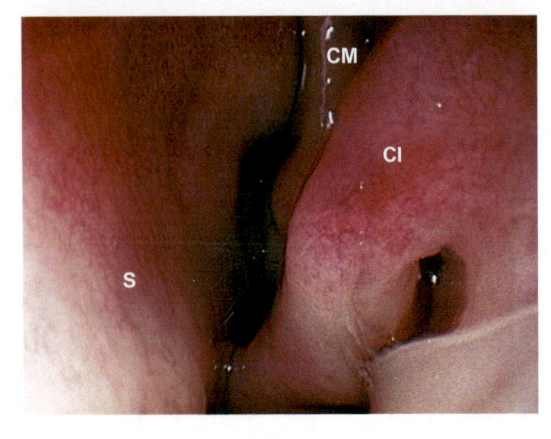

Fig. 6-36. TC corte coronal, partes ósseas. Mucocele maxilar bilateral (setas).

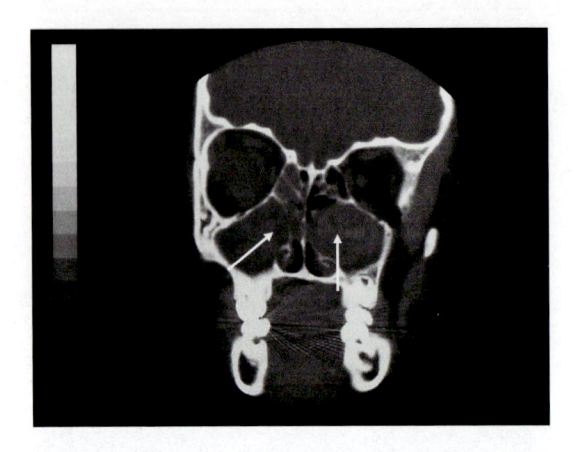

DISCINESIA CILIAR

Fig. 6-37. FND. Nota-se secreção espessa na fossa nasal. S: septo nasal; CM: concha média; CI: concha inferior.

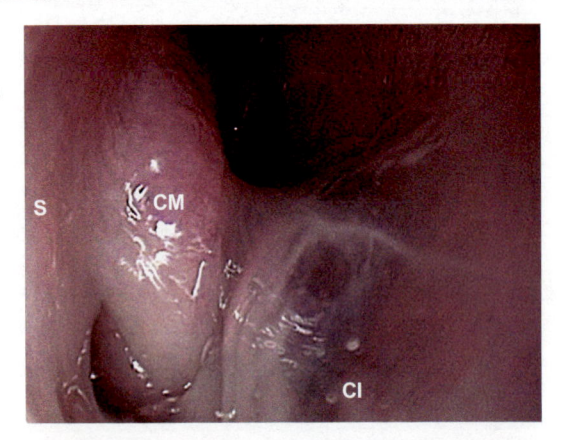

Fig. 6-38. FNE. Nota-se secreção espessa no meato inferior. S: septo nasal; CM: concha média; CI: concha inferior.

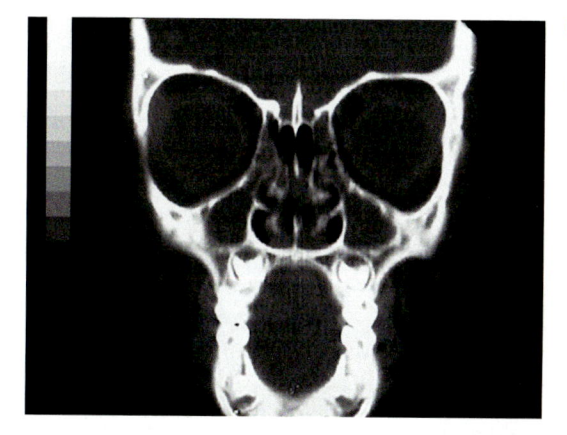

Fig. 6-39. TC corte coronal, partes ósseas. Velamento do seio maxilar bilateralmente, e etmóide anterior.

RINOSSINUSITE UTI

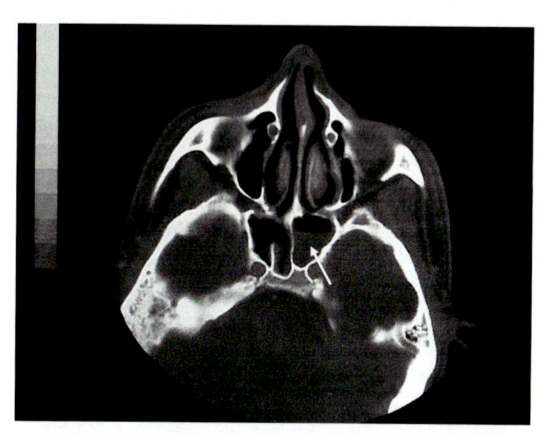

Fig. 6-40. TC corte axial, partes ósseas. Nota-se velamento isolado do seio esfenóide esquerdo (seta).

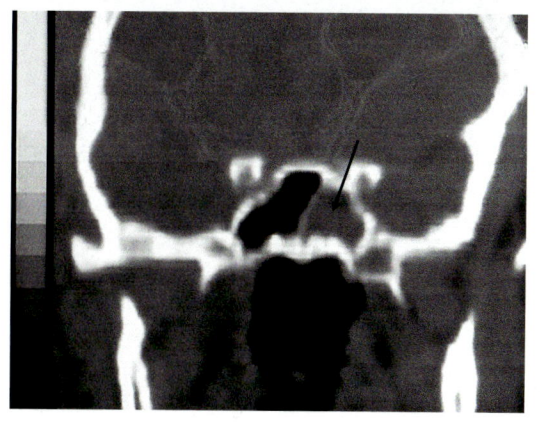

Fig. 6-41. TC corte coronal, partes ósseas. Nota-se velamento isolado do seio esfenóide esquerdo (seta).

7

Complicações da Cirurgia Endoscópica Rinossinusal

COMPLICAÇÕES DE FESS

Fístula liquórica

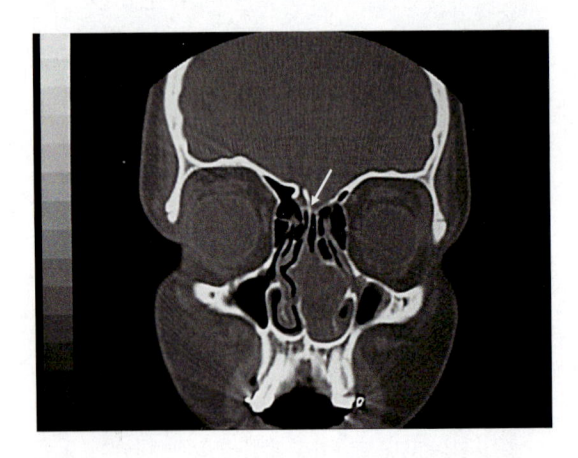

Fig. 7-1. TC corte coronal, partes ósseas. Exame pré-operatório mostrando o teto etmoidal íntegro (seta).

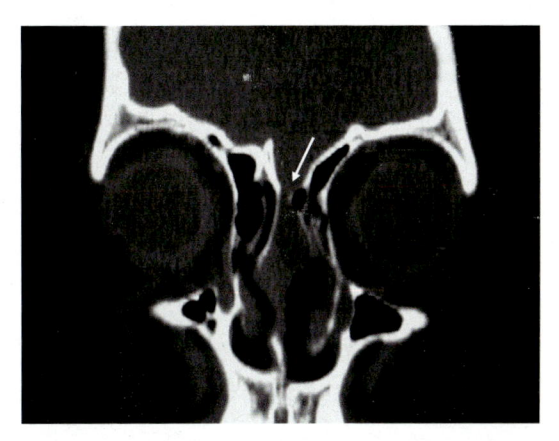

Fig. 7-2. TC corte coronal, partes ósseas. Exame pós-operatório mostrando lesão do teto etmoidal (seta), com comunicação intracraniana.

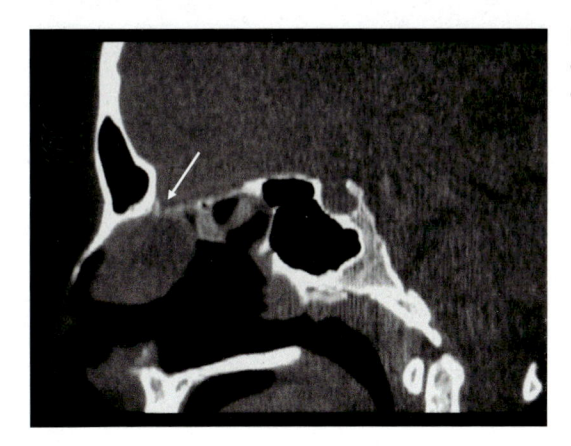

Fig. 7-3. TC corte sagital, partes ósseas. Falha óssea no teto de etmóide anterior (seta).

Fístula e hemorragia meníngea

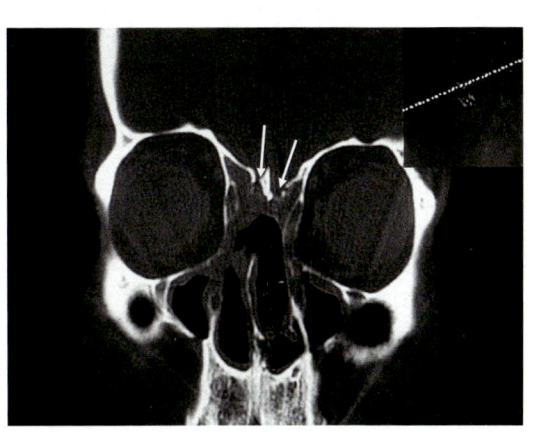

Fig. 7-4. TC corte coronal, partes ósseas. Lesão da lâmina crivosa bilateralmente (setas).

Fig. 7-5. TC de crânio, corte axial, partes moles. Nota-se pneumoencéfalo (seta maior) decorrente da fístula liquórica iatrogênica e hemorragia meníngea (seta menor).

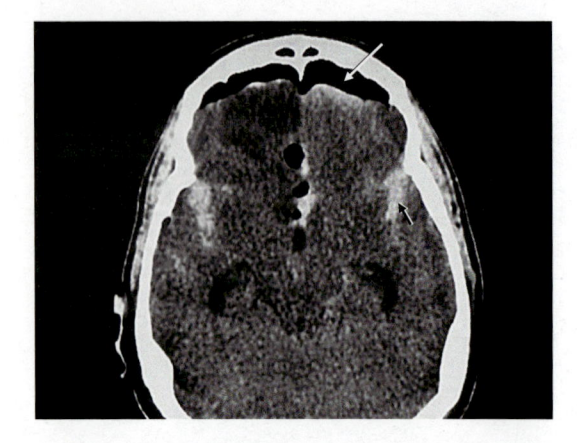

Fig. 7-6. Ressonância magnética dos seios da face, T2, corte coronal. Observa-se hiperdensidade na fossa nasal, confirmando lesão liquórica (seta).

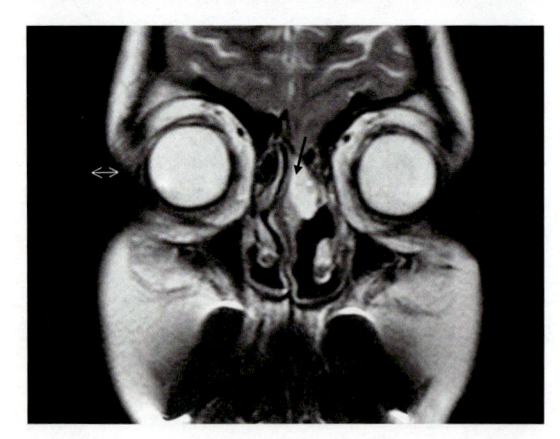

Sinéquia – concha e septo

Fig. 7-7. FND. Sinéquia de septo nasal e concha inferior. S: septo nasal; CI: concha inferior. CM: concha média.

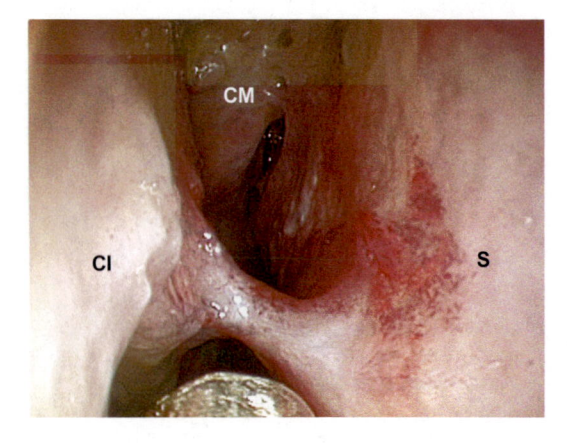

Sinéquia – meato médio

Fig. 7-8. FNE. Sinéquia de concha média e parede nasal lateral.
CM: concha média; S: septo nasal; PNL: parede nasal lateral.

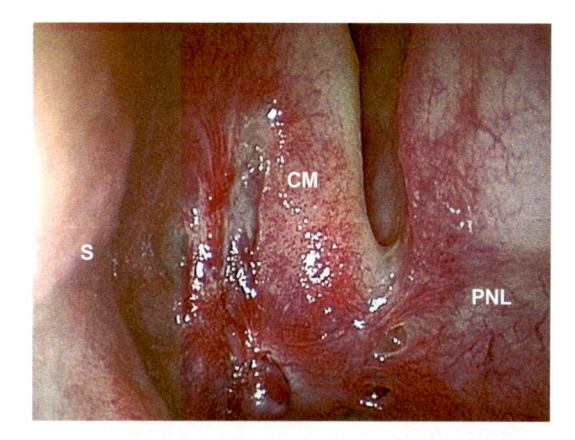

Fig. 7-9. FNE. Sinéquia de concha média e parede nasal lateral.
CM: concha média; S: septo nasal; PNL: parede nasal lateral.

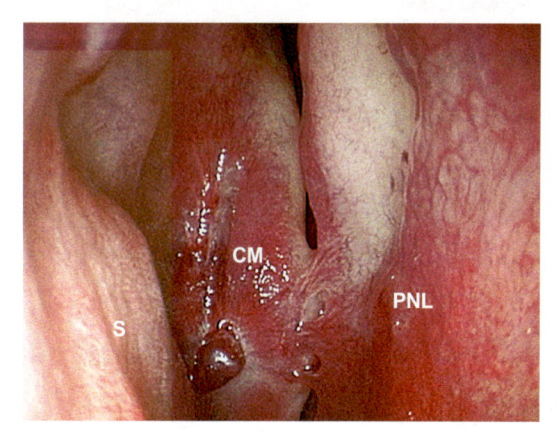

Lesão da lâmina papirácea

Fig. 7-10. TC corte axial, partes moles. Observa-se lesão da lâmina papirácea esquerda (seta).

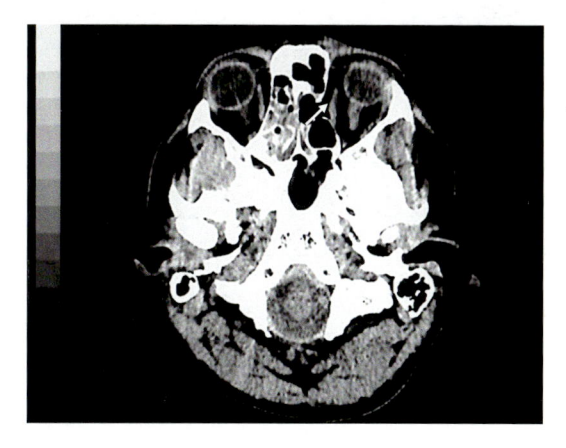

8

MUCOCELES SINUSAIS E DA CONCHA MÉDIA

MAXILAR

Caso 1

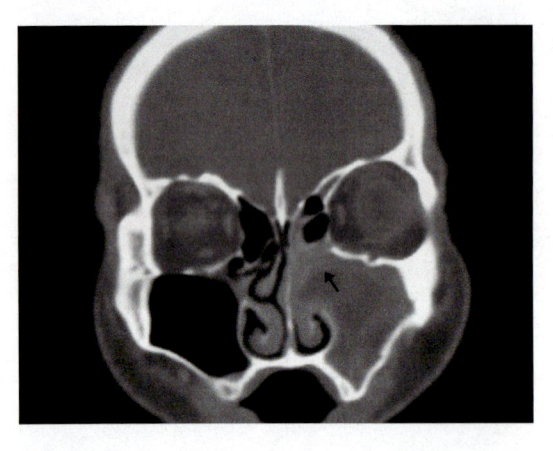

Fig. 8-1. TC partes ósseas, corte coronal. Nota-se alargamento do infundíbulo etmoidal (seta).

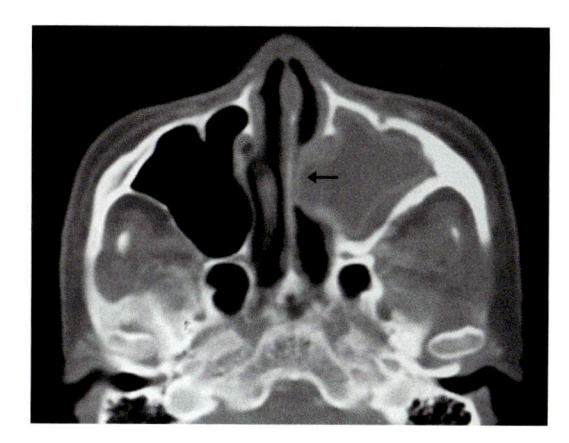

Fig. 8-2. TC partes ósseas, corte axial. Nota-se abaulamento da parede medial do seio maxilar esquerdo.

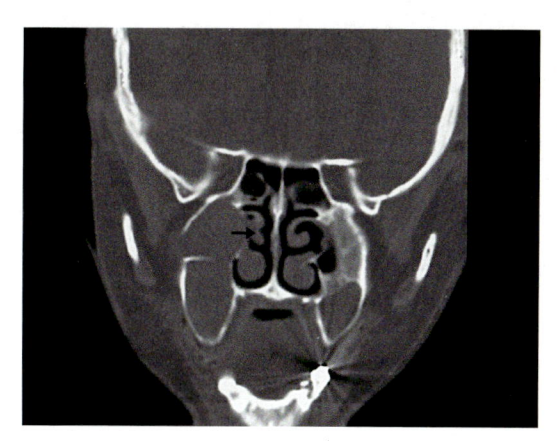

Caso 2

Fig. 8-3. TC partes ósseas, corte coronal. Nota-se velamento total do seio maxilar direito, com deslocamento da parede medial do seio maxilar (seta).

Fig. 8-4. FND. Aspiração de secreção purulenta da mucopiocele maxilar.

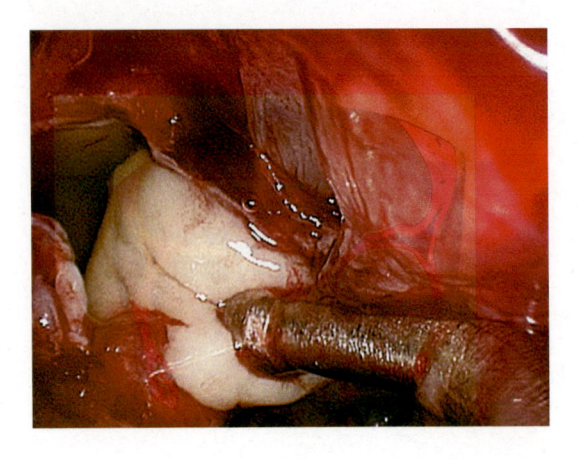

Fig. 8-5. FND. Aspecto final após marsupialização da mucopiocele. CM: concha média; CI: concha inferior; PU: processo uncinado.

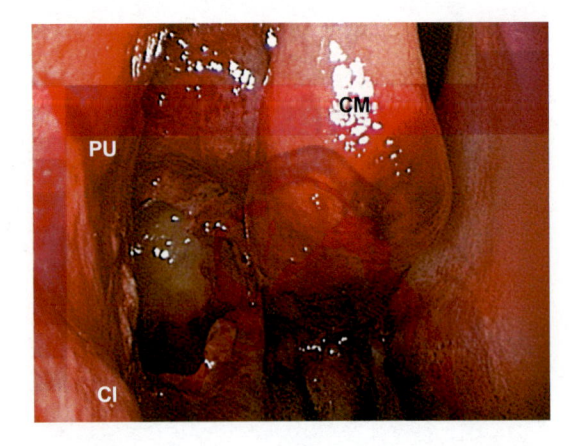

Caso 3

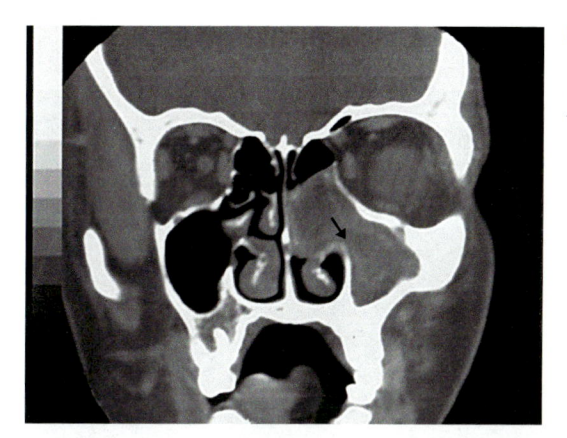

Fig. 8-6. TC partes ósseas, corte coronal. Alargamento do complexo ostiomeatal esquerdo e velamento total do seio maxilar ipsilateral (seta).

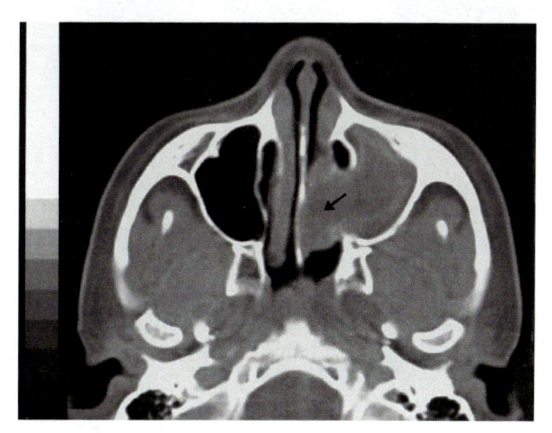

Fig. 8-7. TC partes ósseas, corte axial. Abaulamento da parede medial do seio maxilar esquerdo (seta).

104 Atlas de Anatomia e Radiologia dos Seios Paranasais

ESFENÓIDE

Caso 1

Fig. 8-8. TC partes moles, corte coronal. Lesão expansiva no seio esfenóide, com descontinuidade óssea de seus limites intracranianos (seta).

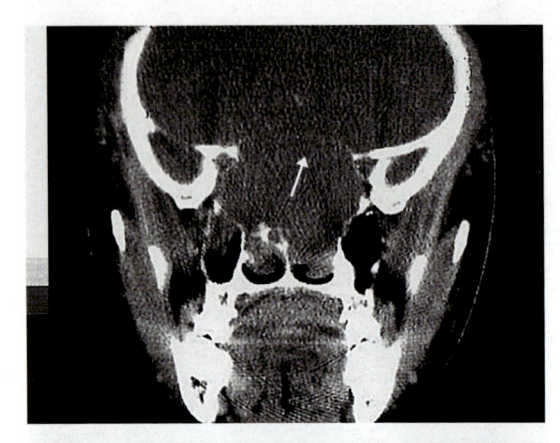

Fig. 8-9. Ressonância magnética, T2, corte axial. Hipersinal de lesão expansiva do seio esfenóide (seta).

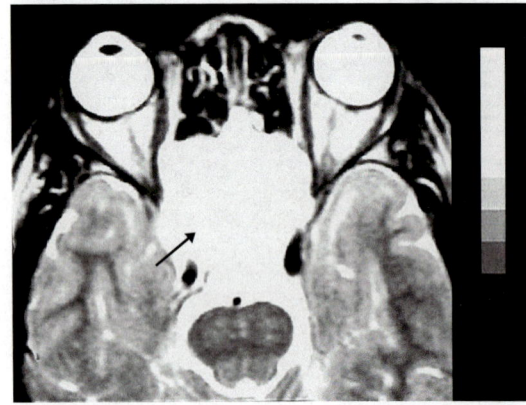

Fig. 8-10. Aspecto intra-operatório do seio esfenóide após marsupialização da mucocele. Visualiza-se: NO: nervo óptico; ACI: artéria carótida interna; V2: nervo maxilar (ramo do trigêmio); NV: nervo vidiano.

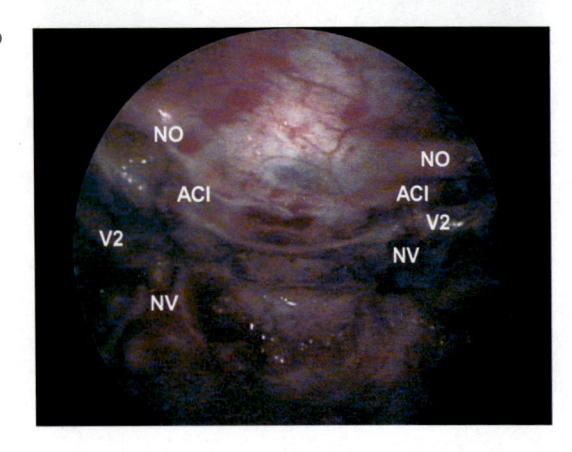

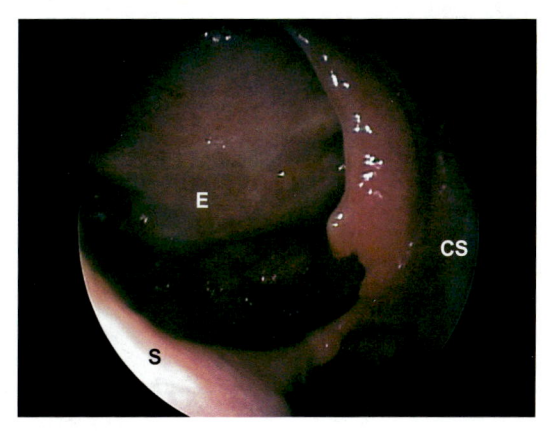

Fig. 8-11. Aspecto do seio esfenóide após 21 dias do procedimento cirúrgico. Telescopia através da FNE. S: septo nasal; CS: concha superior; E: seio esfenóide.

FRONTAL

Caso 1

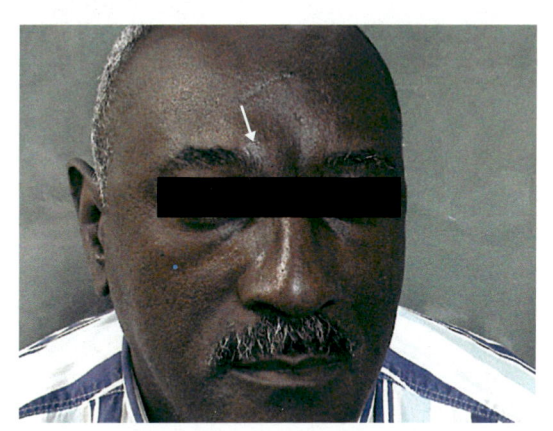

Fig. 8-12. Tumoração de aspecto cístico na região frontal (seta).

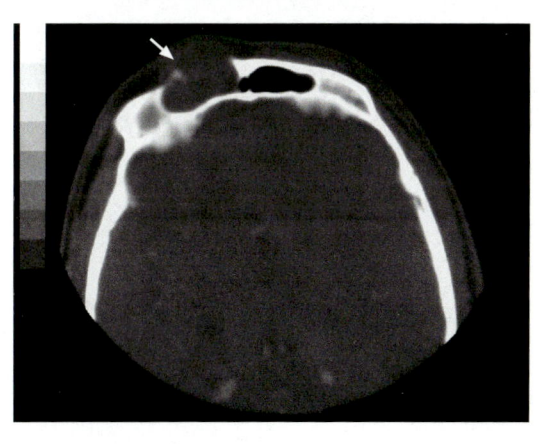

Fig. 8-13. TC partes ósseas, corte axial. Tumoração expansiva de aspecto cístico no seio frontal direito, com erosão da tábua anterior do seio (seta).

Fig. 8-14. TC partes ósseas, corte coronal. Tumoração expansiva de aspecto cístico no seio frontal direito, com erosão do rebordo orbitário (seta) provocando deslocamento lateral do globo ocular.

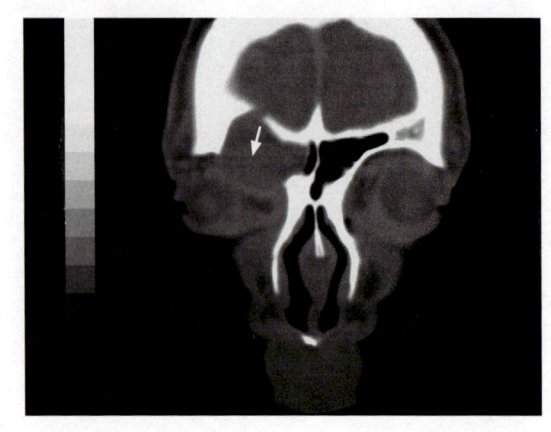

Caso 2

Fig. 8-15. TC partes ósseas, corte coronal. Tumoração expansiva de aspecto cístico no seio frontal esquerdo, com erosão da tábua óssea anterior (seta).

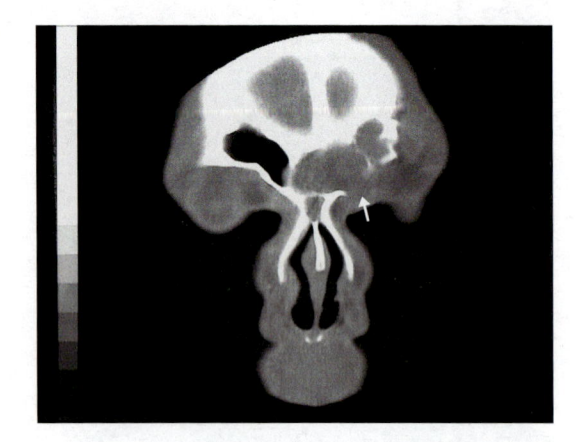

Fig. 8-16. TC partes ósseas, corte coronal. Tumoração expansiva de aspecto cístico no seio frontal esquerdo, com erosão da tábua óssea anterior e posterior (setas).

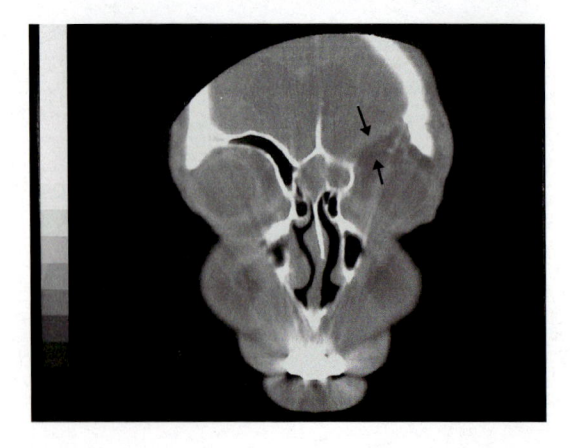

Mucoceles Sinusais e da Concha Média 107

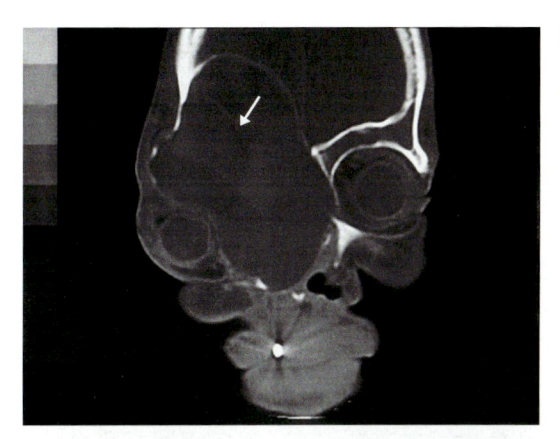

Caso 3

Fig. 8-17. TC partes ósseas, corte coronal. Tumoração expansiva no seio frontal, com erosão da tábua óssea anterior e posterior (seta).

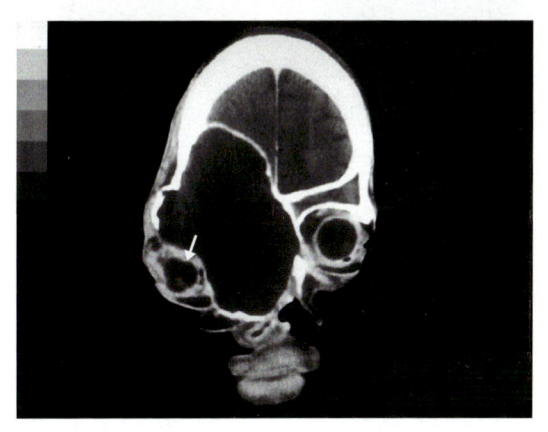

Fig. 8-18. TC partes moles, corte coronal. Nota-se o deslocamento ocular direito lateral e inferiormente (seta).

Caso 4

Fig. 8-19. Tumoração de aspecto cístico na região frontal (seta).

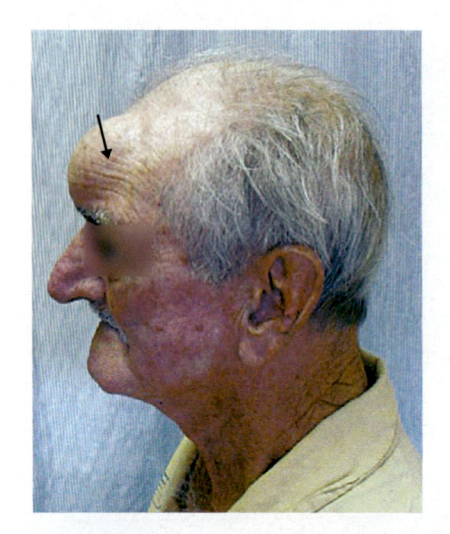

Fig. 8-20. TC partes moles, corte coronal. Tumoração expansiva no seio frontal, com erosão da tábua óssea anterior (seta). Deslocamento ocular esquerdo inferior e lateralmente.

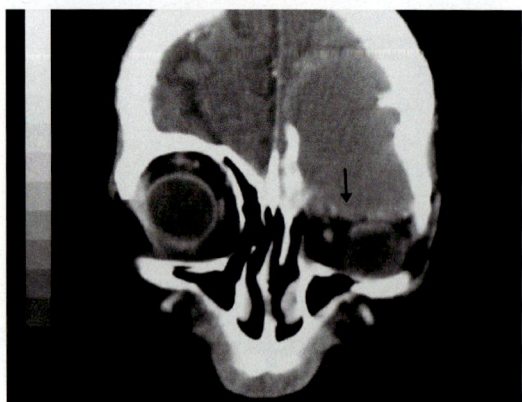

Fig. 8-21. TC partes ósseas, corte coronal. Tumoração expansiva no seio frontal, com erosão da tábua óssea anterior e posterior (setas).

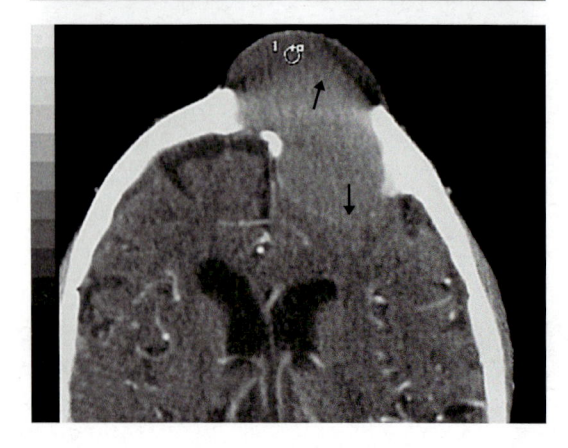

BILATERAL
Caso 1

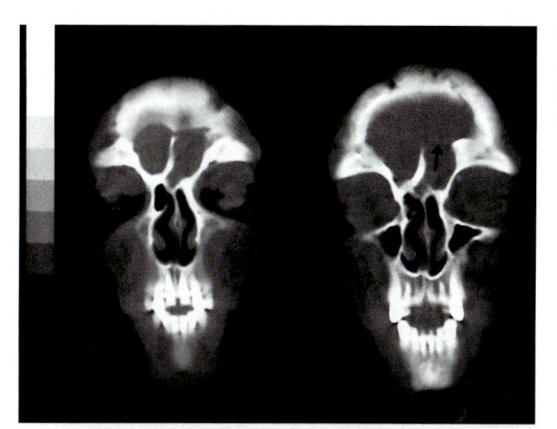

Fig. 8-22. TC partes ósseas, corte coronal. Tumoração expansiva no seio frontal, com erosão da tábua óssea posterior (seta).

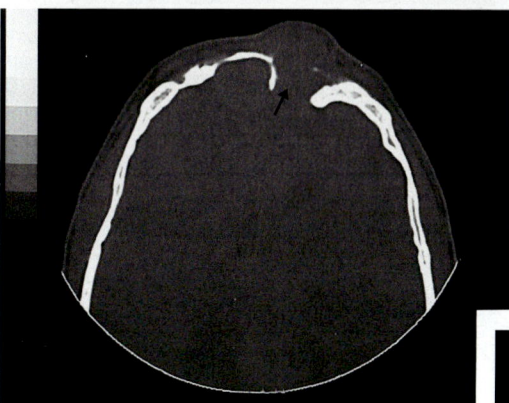

Fig. 8-23. TC partes ósseas, corte axial. Tumoração expansiva no seio frontal, com erosão da tábua óssea posterior (seta).

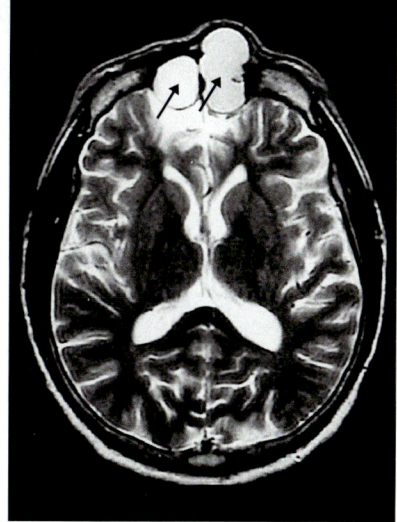

Fig. 8-24. Ressonância magnética, T2, corte axial. Nota-se lesão de aspecto cístico no seio frontal, sem comunicação intracraniana (setas).

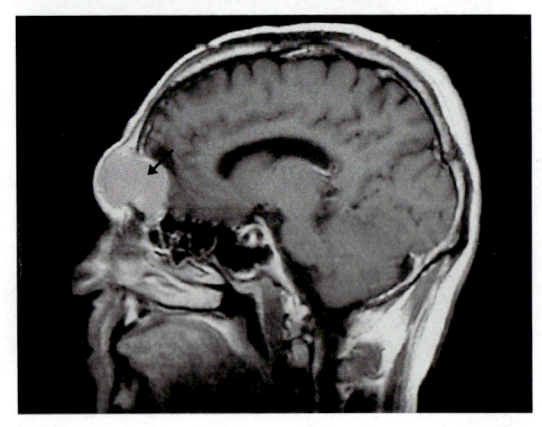

Fig. 8-25. Ressonância magnética, T2, corte coronal. Nota-se lesão de aspecto cístico no seio frontal, bilateralmente, sem comunicação intracraniana (setas).

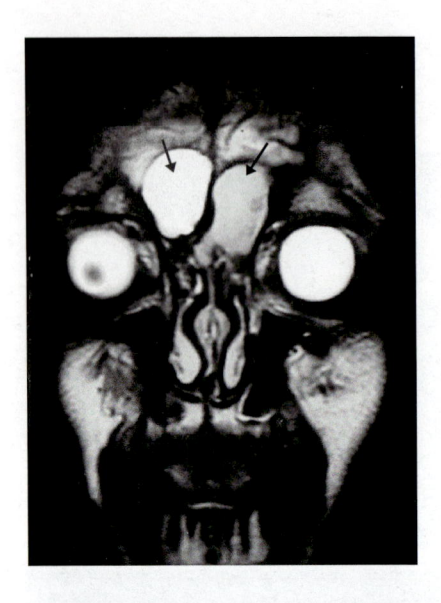

Fig. 8-26. Ressonância magnética, T2, corte sagital. Nota-se lesão de aspecto cístico no seio frontal (seta).

Caso 2

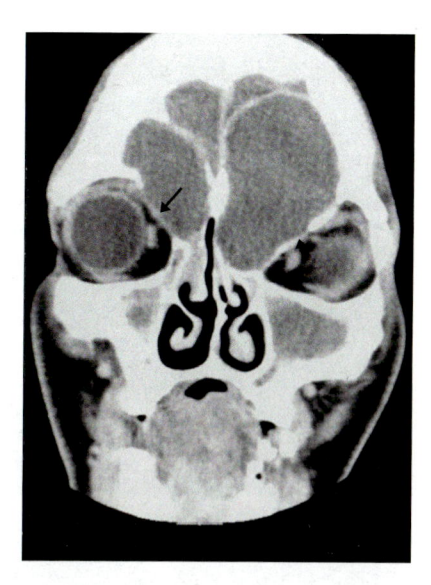

Fig. 8-27. TC partes moles, corte coronal. Tumoração expansiva no seio frontal, bilateralmente, com erosão da tábua óssea anterior à direita (seta).

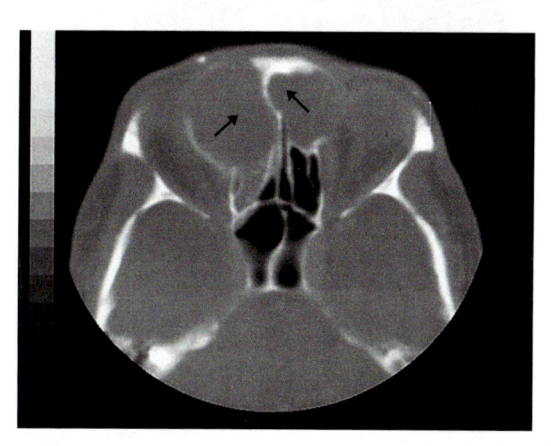

Fig. 8-28. TC partes ósseas, corte axial. Tumoração expansiva no seio frontal, bilateralmente (setas).

FRONTOETMOIDAL

Caso 1

Fig. 8-29. TC partes ósseas, corte coronal. Tumoração expansiva no seio frontal, estendendo-se para seio etmóide à esquerda, com erosão da lâmina papirácea esquerda (seta).

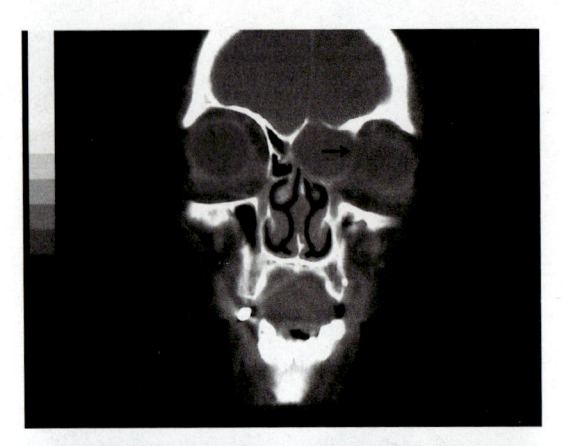

Fig. 8-30. TC partes ósseas, corte axial. Tumoração expansiva no seio frontal, estendendo-se para o seio etmóide à esquerda, com erosão da lâmina papirácea esquerda (seta).

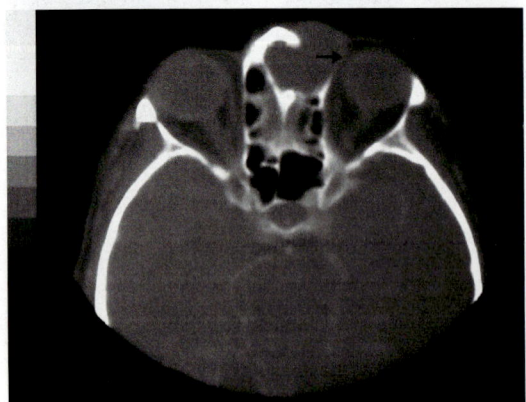

Fig. 8-31. FNE. Após remoção do processo uncinado, a mucocele é perfurada com extravasamento de pus. CM: concha média; S: septo nasal.

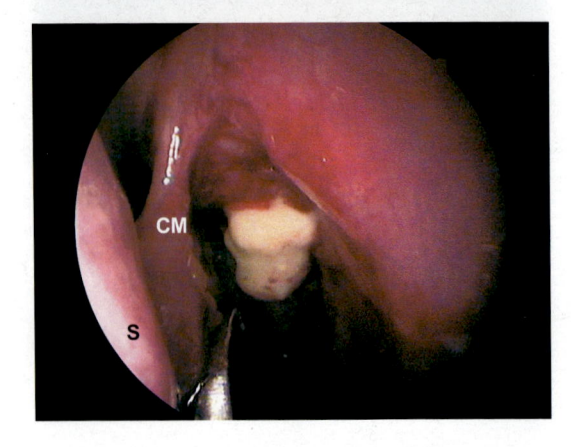

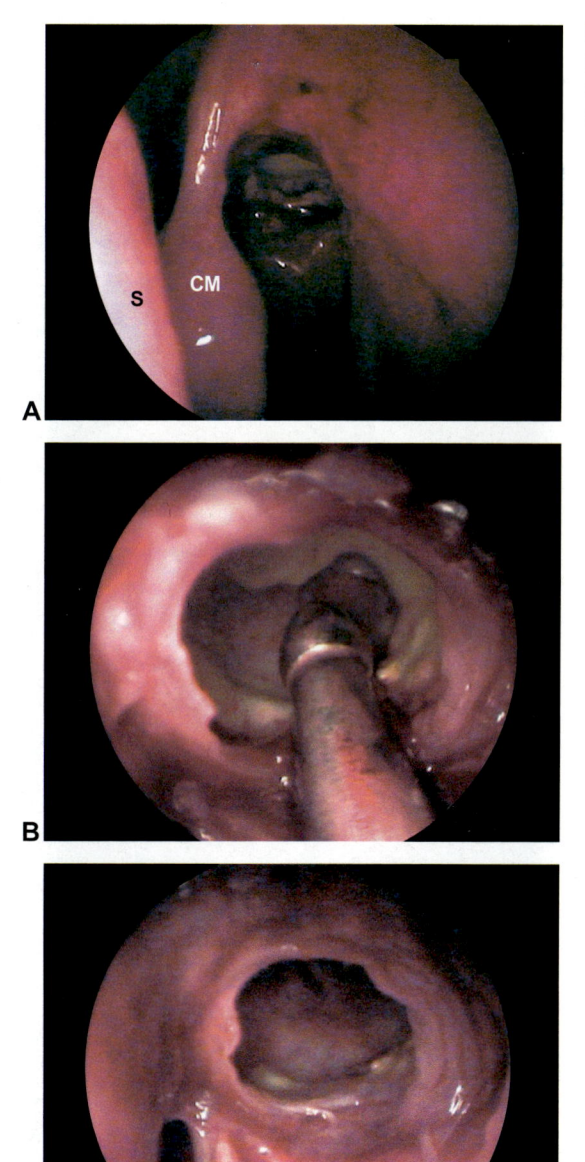

Fig. 8-32. (A a **C)** FNE. Nota-se o orifício da mucopiocele após sua marsupialização e aspiração.
CM: concha média; S: septo nasal.

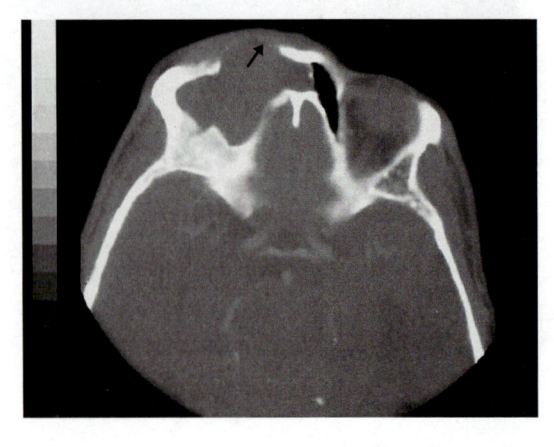

114 Atlas de Anatomia e Radiologia dos Seios Paranasais

Caso 2

Fig. 8-33. Tumoração de aspecto cístico na região frontal (seta). Nota-se deslocamento ocular direito lateral e inferiormente.

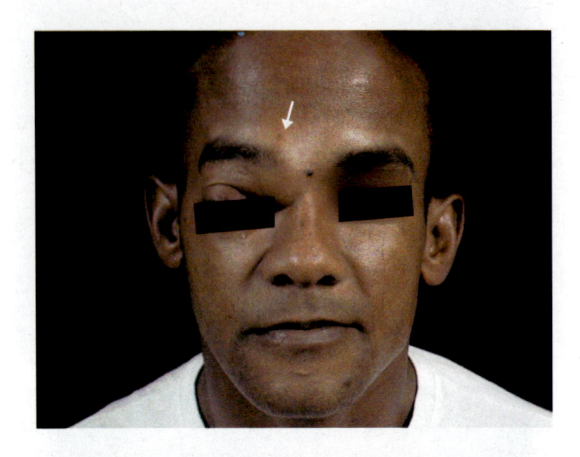

Fig. 8-34. TC partes ósseas, corte coronal. Nota-se tumoração expansiva na região frontal e etmoidal à direita. Acompanha erosão do rebordo orbitário (setas).

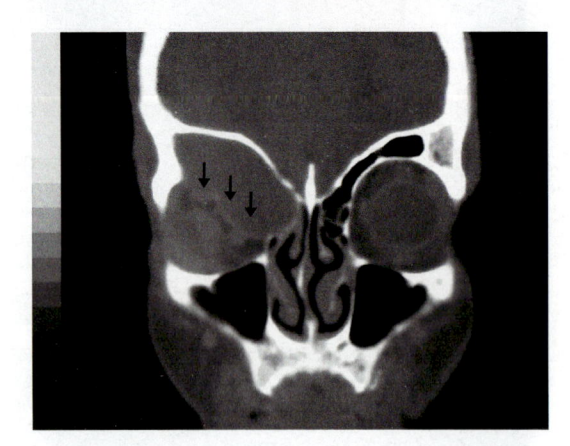

Fig. 8-35. TC partes ósseas, corte axial. Tumoração expansiva na região frontal e etmoidal à direita, com erosão da tábua anterior do seio frontal (seta).

Caso 3

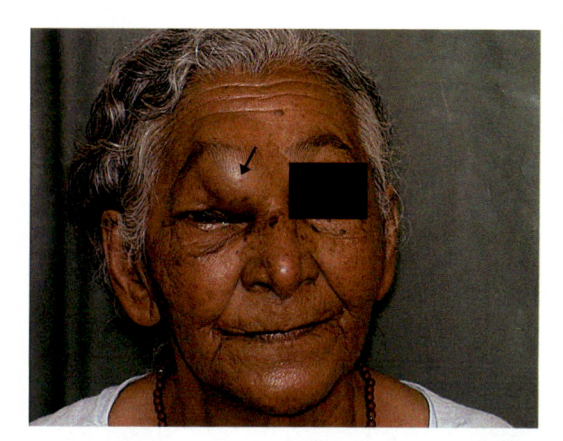

Fig. 8-36. Tumoração de aspecto cístico na região frontal (seta). Nota-se deslocamento ocular direito lateral e inferiormente.

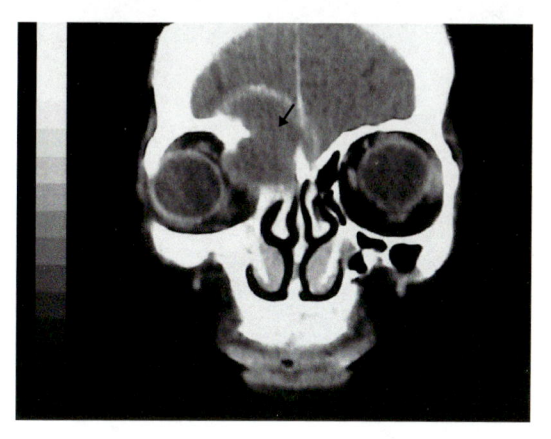

Fig. 8-37. TC partes moles, corte coronal. Nota-se tumoração expansiva na região frontal e etmoidal à direita (seta).

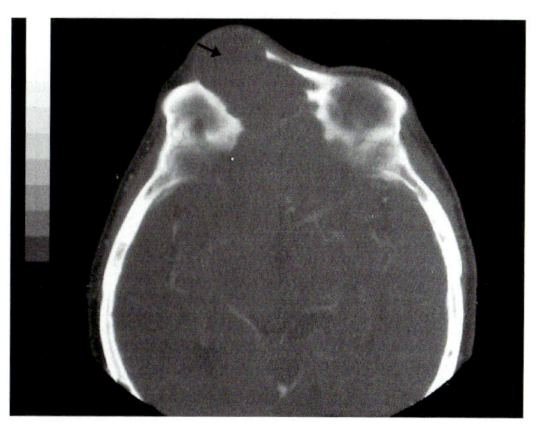

Fig. 8-38. TC partes ósseas, corte axial. Tumoração expansiva na região frontal à direita, com erosão da tábua anterior e posterior do seio frontal (seta).

Fig. 8-39. FND. Após exérese do processo uncinado, foi realizada a drenagem da mucopiocele com saída abundante de secreção purulenta. CM: concha média; S: septo nasal.

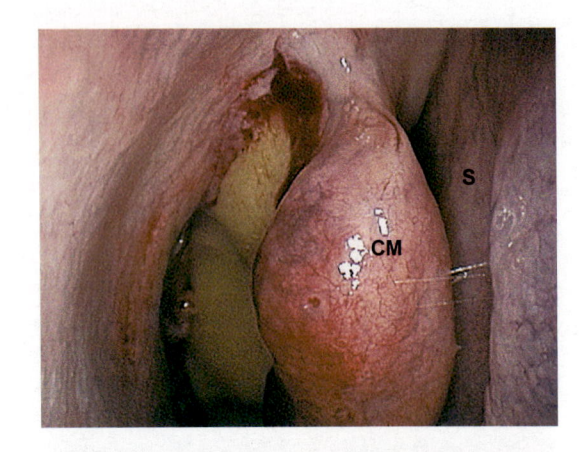

Fig. 8-40. FND. Aspecto final após marsupialização da mucopiocele. CM: concha média; S: septo nasal.

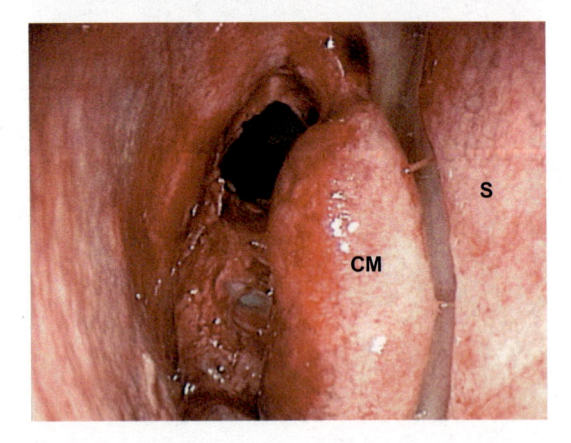

Mucoceles Sinusais e da Concha Média   **117**

Caso 4

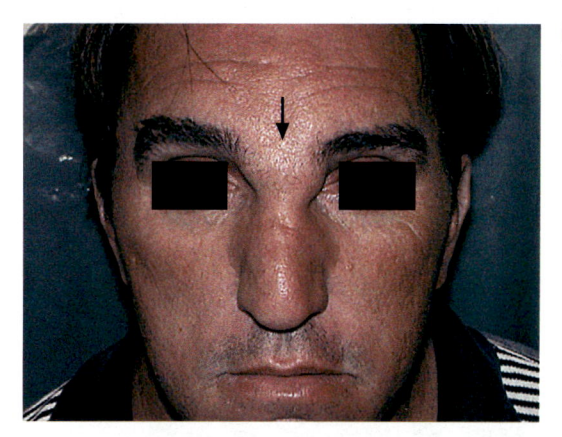

Fig. 8-41. Tumoração de aspecto cístico na região frontal (seta).

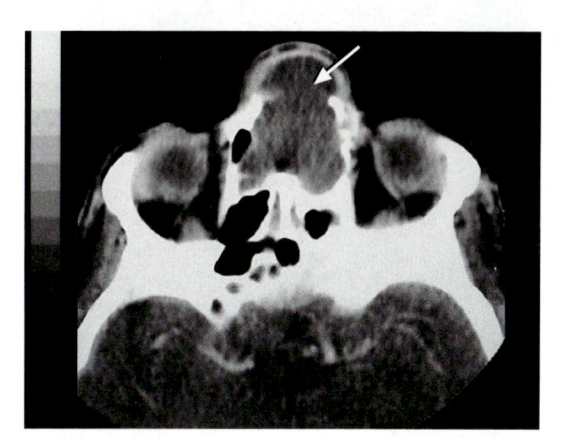

Fig. 8-42. TC partes moles, corte axial. Tumoração expansiva na região frontal (seta).

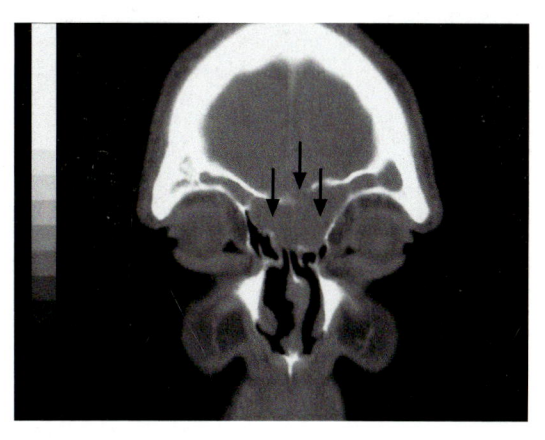

Fig. 8-43. TC partes ósseas, corte coronal. Nota-se tumoração expansiva na região frontal e etmoidal bilateralmente, com erosão de tábua posterior do seio frontal (setas).

Fig. 8-44. Ressonância magnética, T2, corte coronal. Nota-se tumoração expansiva na região frontal e etmoidal, bilateralmente (seta).

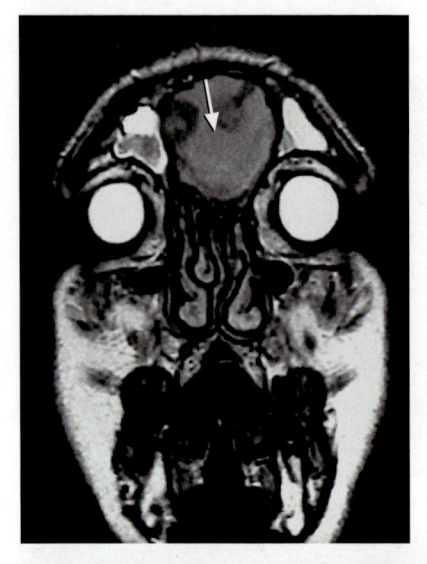

Fig. 8-45. Ressonância magnética, T2, corte axial. Lesão expansiva de aspecto cístico, sem invasão intracraniana.

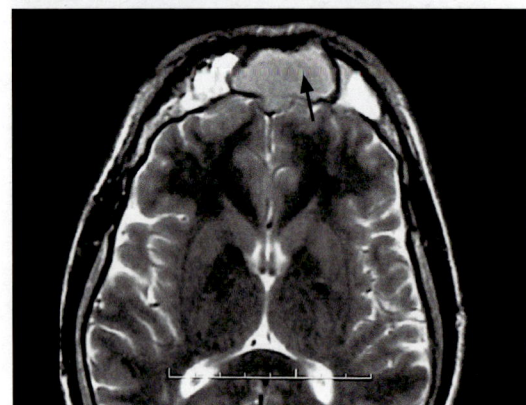

Fig. 8-46. FNE. Após uncinectomia, a mucocele (seta) é visibilizada no seio etmóide.

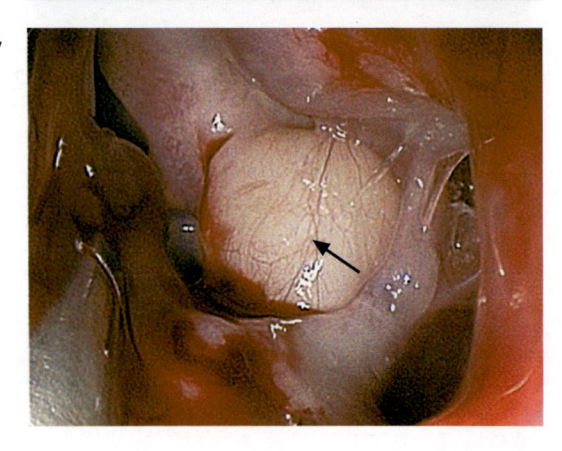

Mucoceles Sinusais e da Concha Média

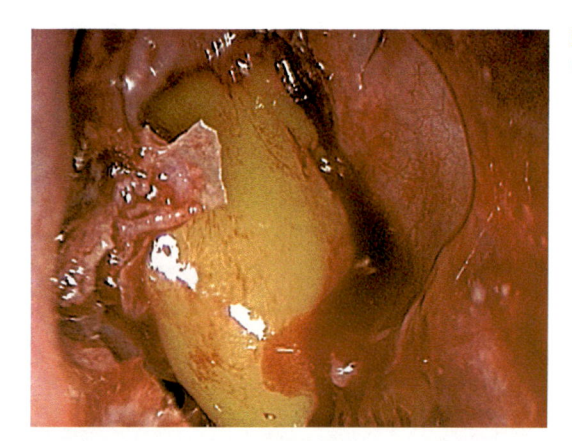

Fig. 8-47. FND. Drenagem da mucopiocele após incisão da mesma.

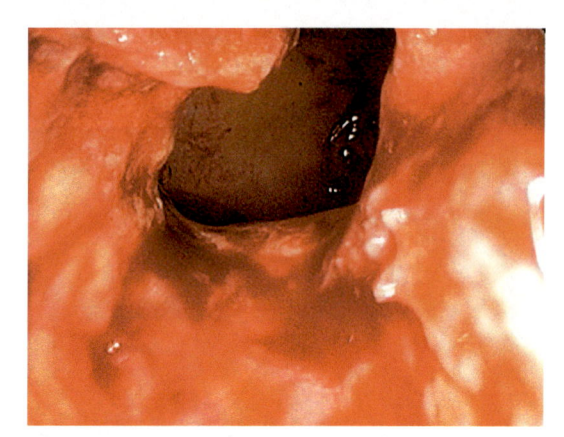

Fig. 8-48. FND. Aspecto final após marsupialização da mucopiocele.

ETMOIDAL

Fig. 8-49. Deslocamento ocular direito inferior e lateralmente.

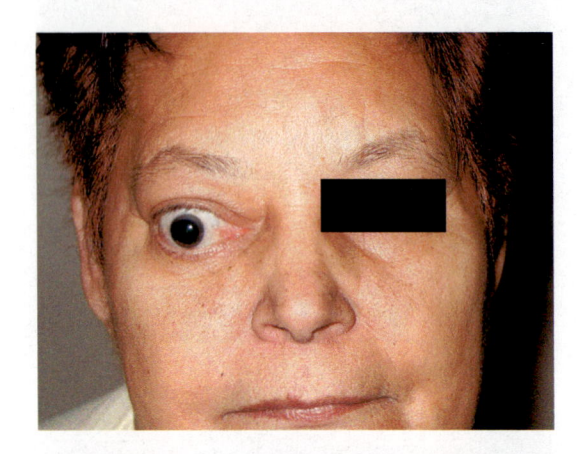

Fig. 8-50. TC partes moles, corte coronal. Nota-se tumoração de aspecto cístico no etmóide à direita, com erosão de lâmina papirácea.

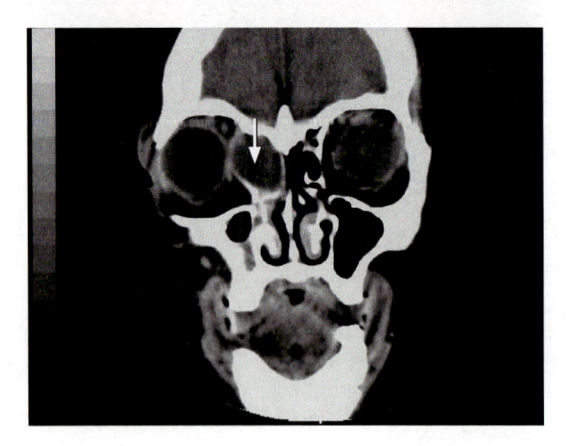

Mucoceles Sinusais e da Concha Média 121

CONCHA MÉDIA

Caso 1

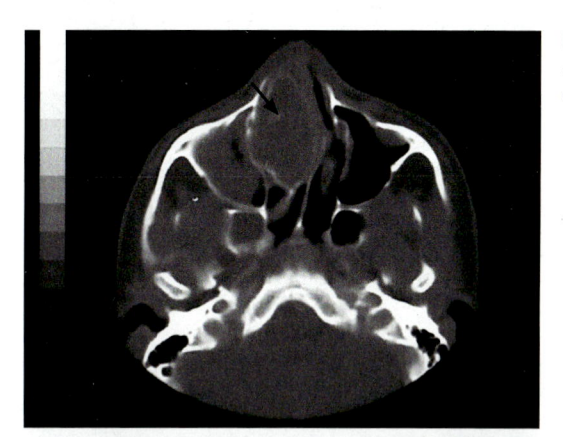

Fig. 8-51. TC partes ósseas, corte axial. Nota-se lesão expansiva na concha média direita (seta).

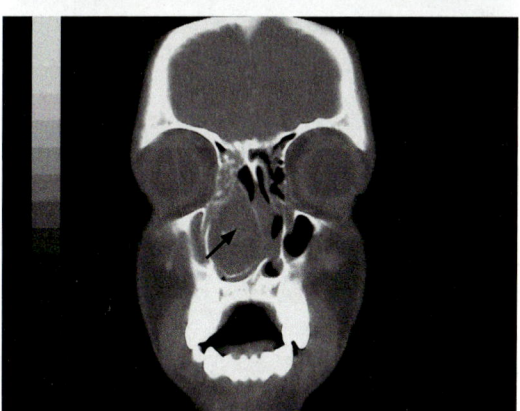

Fig. 8-52. TC partes ósseas, corte coronal. Nota-se lesão expansiva na concha média direita (seta).

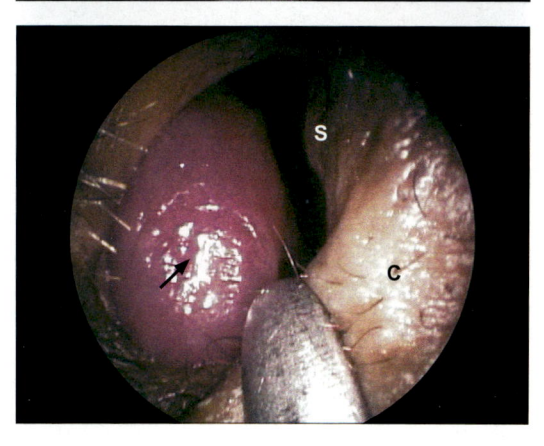

Fig. 8-53. Mucocele da concha média à direita, visibilizada no vestíbulo (seta). S: septo nasal; C: columela.

Fig. 8-54. FND. Incisão da mucocele e aspiração do seu conteúdo.

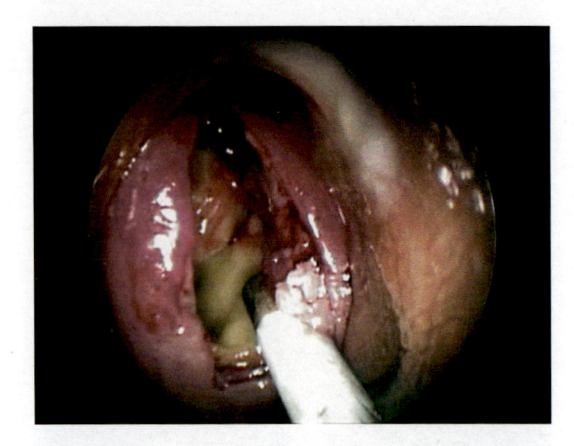

Fig. 8-55. Exérese da mucocele da concha média. S: septo nasal; CI: concha inferior.

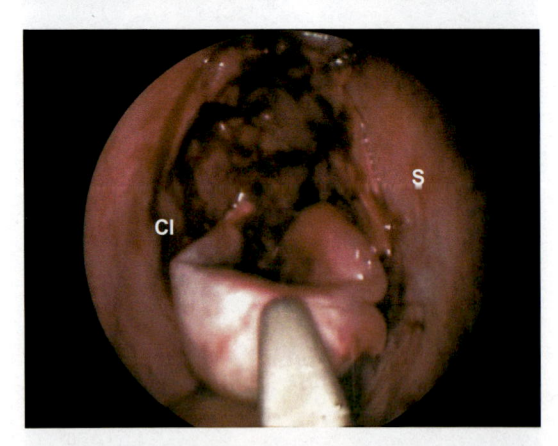

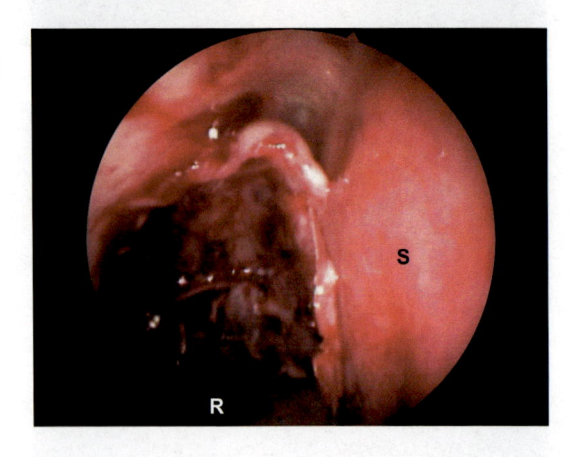

Fig. 8-56. Aspecto final após a exérese da mucocele. R: rinofaringe; S: septo nasal.

Mucoceles Sinusais e da Concha Média 123

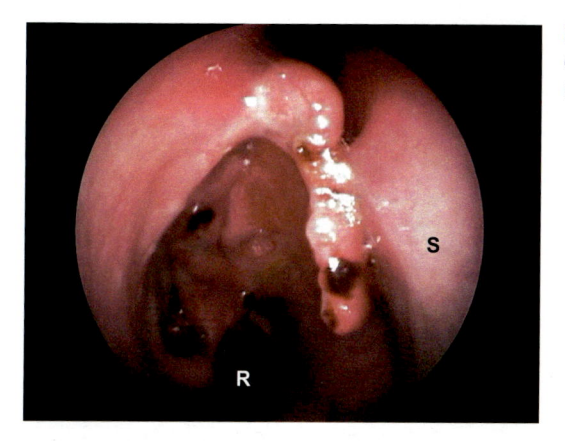

Fig. 8-57. Aspecto da fossa nasal em 30 dias de pós-operatório.
R: rinofaringe; S: septo nasal

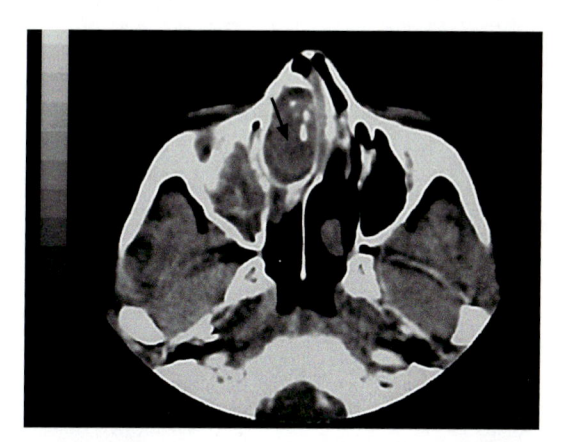

Caso 2

Fig. 8-58. TC partes moles, corte axial. Nota-se tumoração expansiva na concha média à direita (seta).

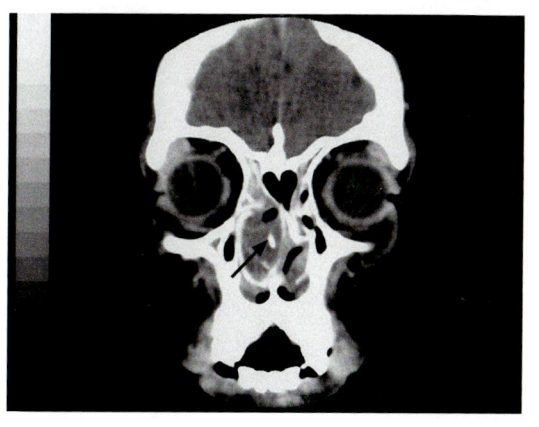

Fig. 8-59. TC partes moles, corte coronal. Tumoração expansiva na concha média à direita (seta).

MUCOCELE ASSOCIADA À DISPLASIA FIBROSA

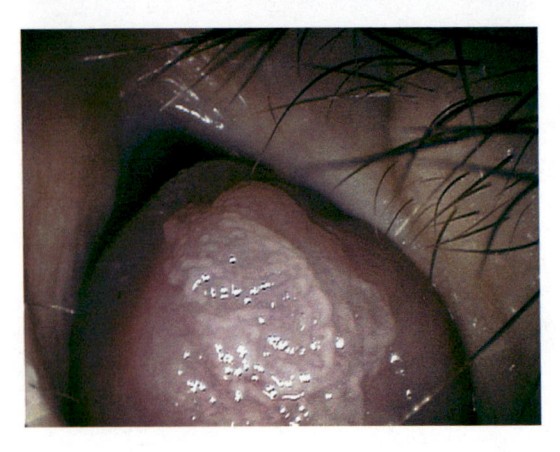

Fig. 8-60. TC partes ósseas, corte coronal. Paciente em dois anos de pós-operatório de exérese de displasia fibrosa na região etmoidal esquerda apresentou mucocele da concha média à esquerda (seta).

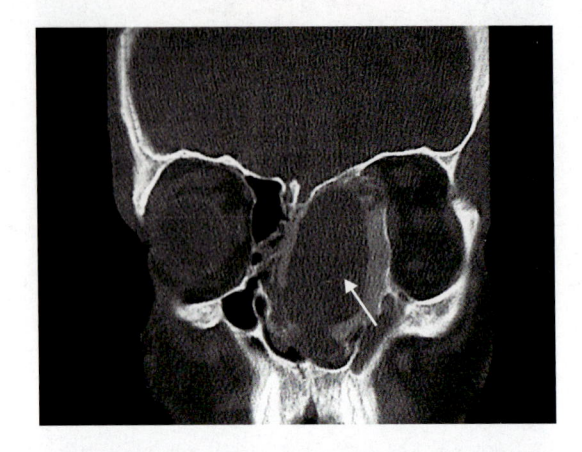

Fig. 8-61. TC partes ósseas, corte axial. Nota-se lesão expansiva de aspecto cístico na região da concha média à esquerda (seta).

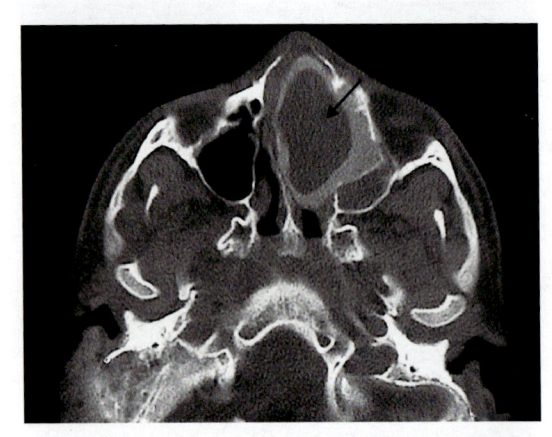

Fig. 8-62. Visibilização de massa tumoral protruindo pela narina esquerda.

Mucoceles Sinusais e da Concha Média 125

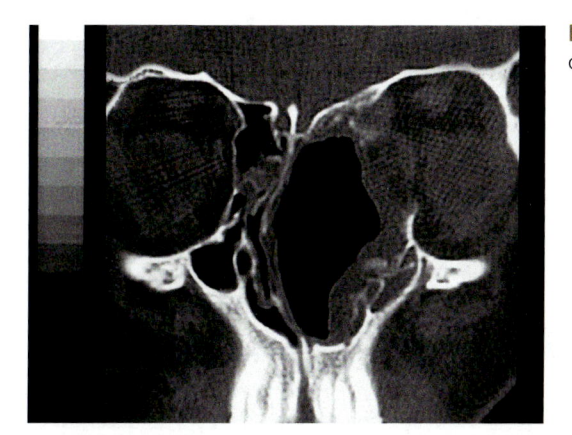

Fig. 8-63. TC partes ósseas, corte coronal. Controle pós-operatório.

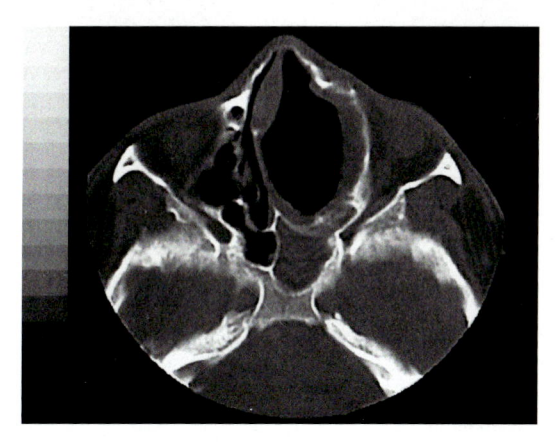

Fig. 8-64. TC partes ósseas, corte axial. Controle pós-operatório.

9

CISTOS DO NARIZ E DOS SEIOS PARANASAIS

ESFENÓIDE

Fig. 9-1. TC partes ósseas, corte axial. Tumoração expansiva de aspecto cístico no seio esfenóide esquerdo (seta). As artérias carótida interna estão apontadas com a seta menor.

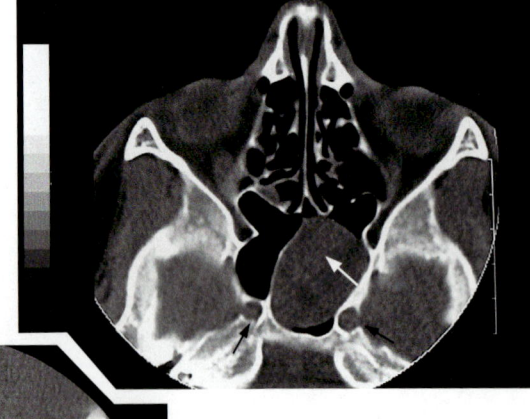

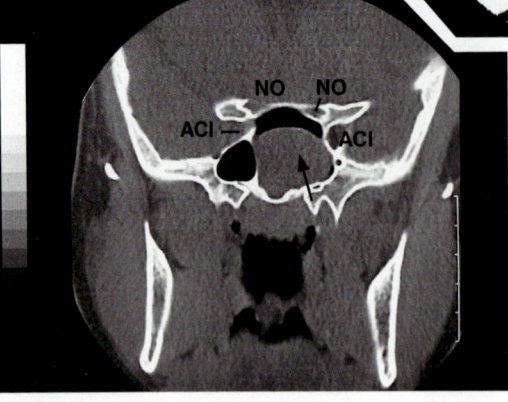

Fig. 9-2. TC partes ósseas, corte coronal. Tumoração expansiva de aspecto cístico em seio esfenóide esquerdo (seta). ACI: artéria carótida interna; NO: nervo óptico.

FRONTAL

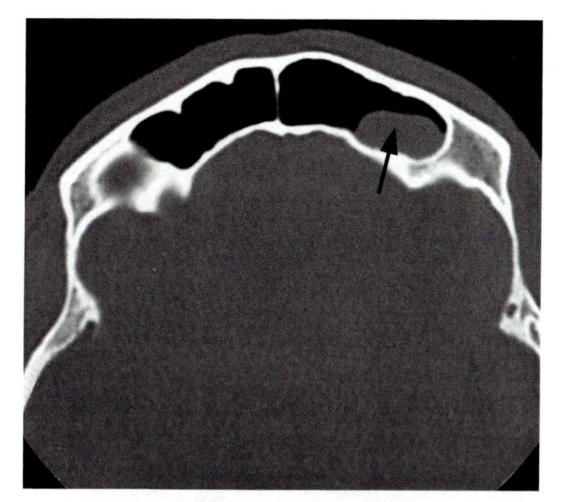

Fig. 9-3. TC partes ósseas, corte axial. Lesão cística bem delimitada na região lateral do seio frontal esquerdo (seta).

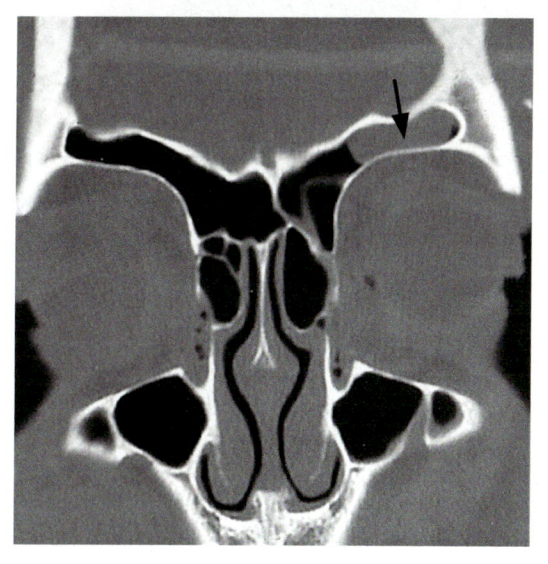

Fig. 9-4. TC partes ósseas, corte coronal. Lesão cística bem delimitada na região lateral do seio frontal esquerdo (seta).

Fig. 9-5. FNE. Intra-operatório na abordagem do cisto do seio frontal. CM: concha média; PU: inserção superior do processo uncinado. Visão com endoscópio de 45°.

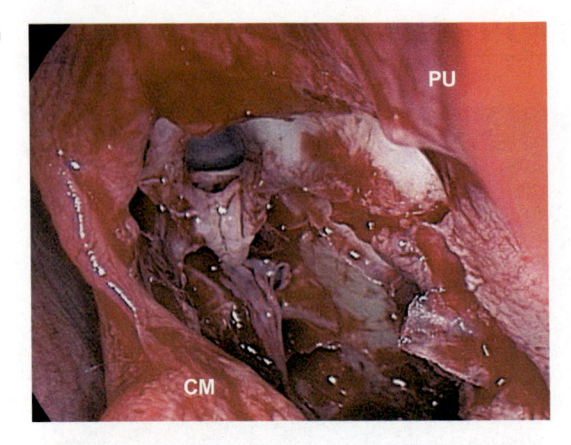

Fig. 9-6. (A, B) FNE. Após remoção da inserção superior do processo uncinado, e célula frontal, o óstio do seio frontal esquerdo é ampliado e o cisto (seta) pode ser visibilizado. AEA: artéria etmoidal anterior.

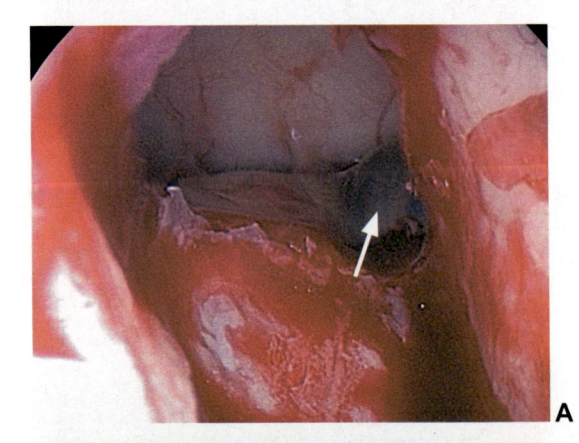

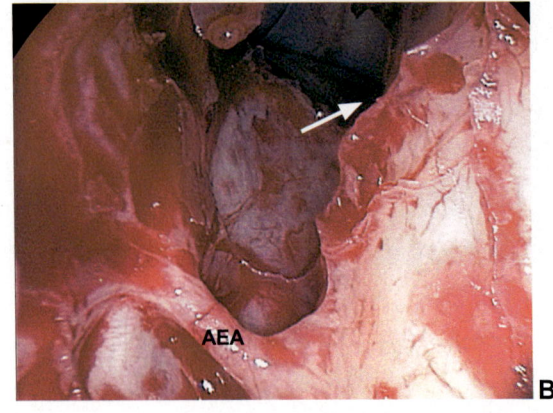

Cistos do Nariz e dos Seios Paranasais **129**

MAXILAR
Caso 1

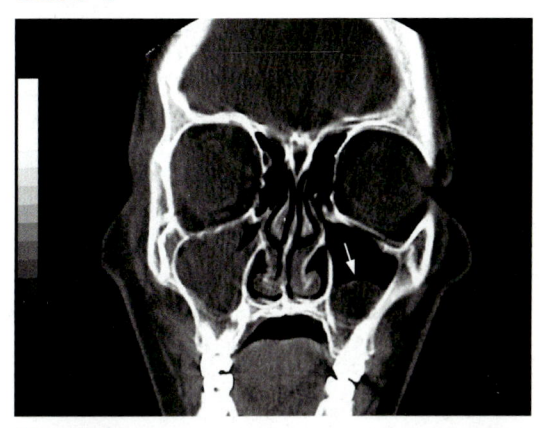

Fig. 9-7. TC partes ósseas, corte coronal. Lesão cística bem delimitada no seio maxilar esquerdo (seta).

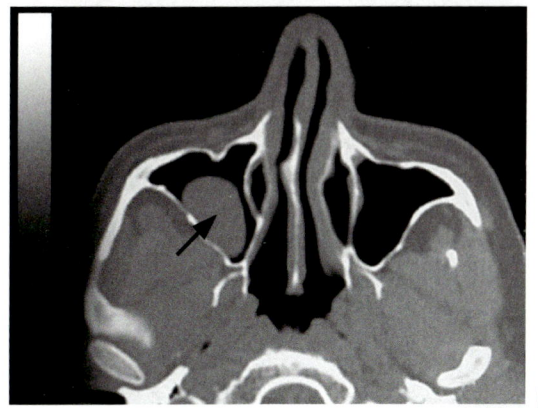

Caso 2

Fig. 9-8. TC partes ósseas, corte axial. Lesão cística bem delimitada no seio maxilar direito (seta).

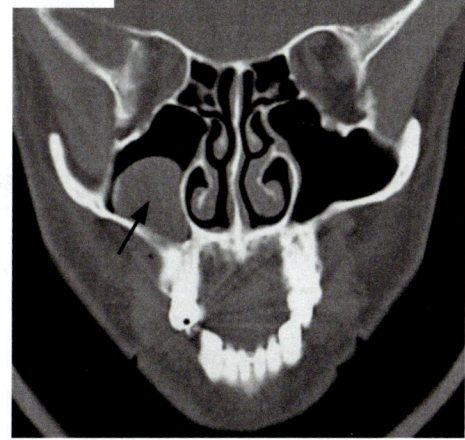

Fig. 9-9. TC partes ósseas, corte coronal. Lesão cística bem delimitada no seio maxilar direito (seta).

130 Atlas de Anatomia e Radiologia dos Seios Paranasais

CISTO ODONTOGÊNICO
Caso 1

Fig. 9-10. Radiografia panorâmica da mandíbula. Observa-se lesão cística entre o dente incisivo lateral e o canino direito (seta).

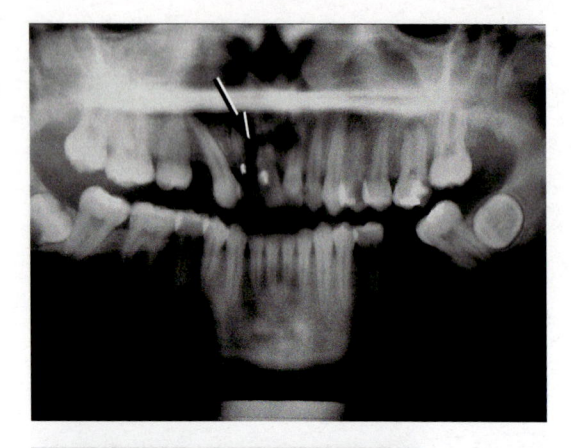

Fig. 9-11. TC partes ósseas, corte coronal. Massa cística ocupando a maxila direita (seta).

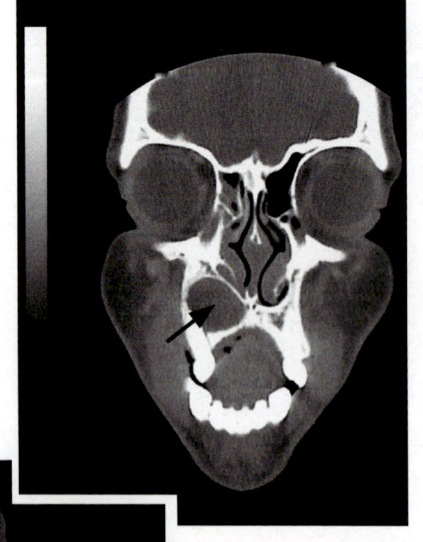

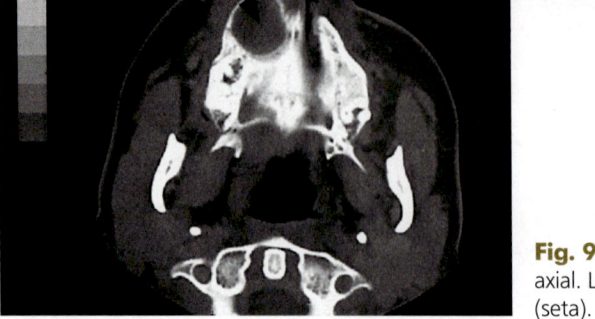

Fig. 9-12. TC partes ósseas, corte axial. Lesão cística na maxila direita (seta).

Caso 2

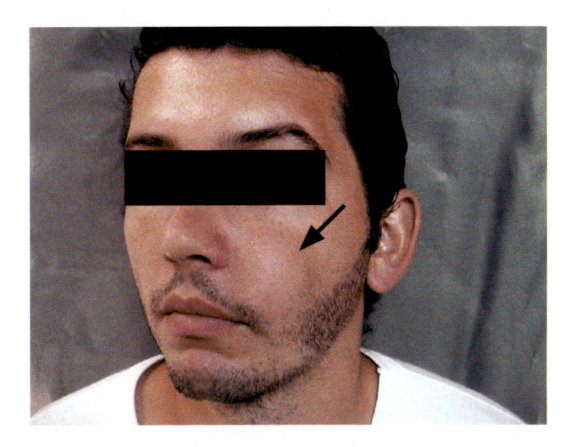

Fig. 9-13. Nota-se abaulamento na região maxilar à esquerda (seta).

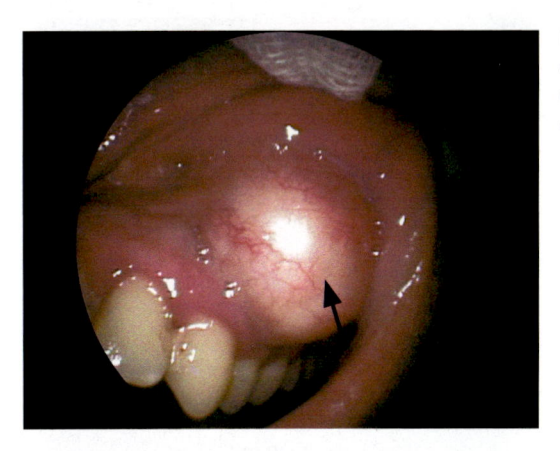

Fig. 9-14. Ao exame da cavidade oral, observa-se massa cística, bem delimitada, no sulco gengival e bucal à esquerda (seta).

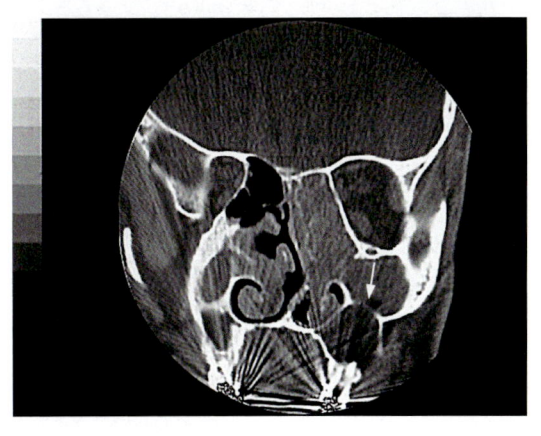

Fig. 9-15. TC partes ósseas, corte coronal. Nota-se erosão óssea no assoalho do seio maxilar esquerdo por expansão da lesão cística (seta). Velamento do seio maxilar esquerdo.

Fig. 9-16. TC partes ósseas, corte axial. Nota-se erosão óssea no assoalho do seio maxilar esquerdo por expansão da lesão cística (seta).

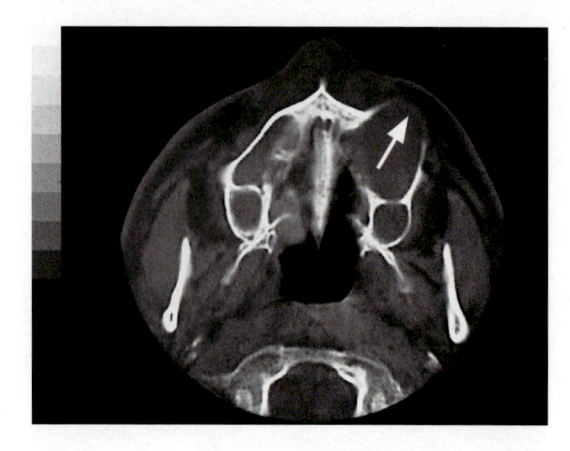

Caso 3

Fig. 9-17. Radiografia panorâmica da mandíbula. Nota-se lesão cística entre os dentes pré-molares e molares (seta).

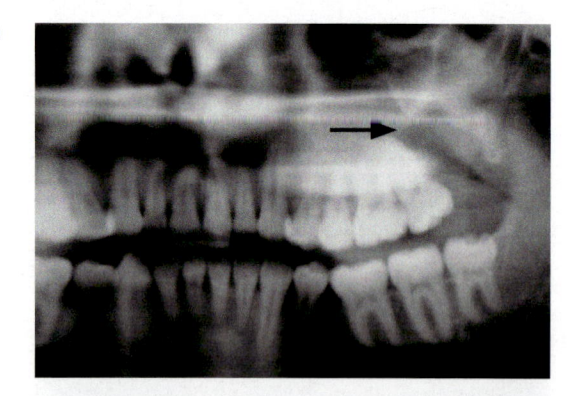

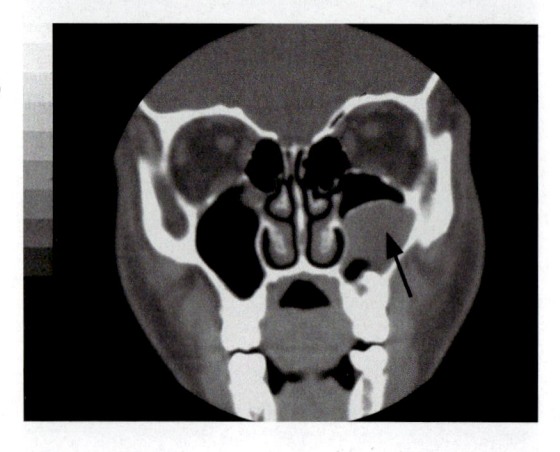

Fig. 9-18. TC partes ósseas, corte coronal. Lesão cística no seio maxilar esquerdo (seta) com erosão óssea do assoalho do seio.

Cistos do Nariz e dos Seios Paranasais 133

Caso 4

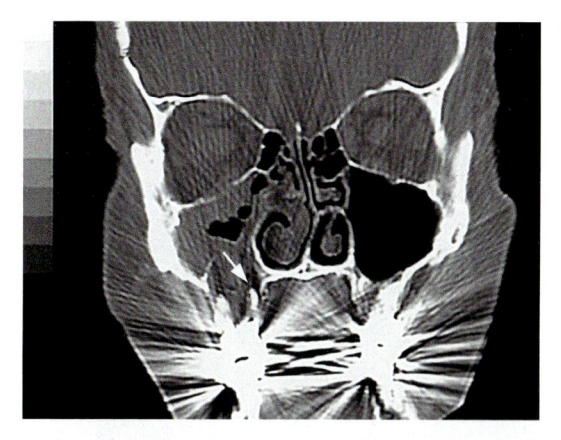

Fig. 9-19. TC partes ósseas, corte coronal. Observa-se velamento parcial do seio maxilar direito, com erosão óssea (seta) no assoalho de seio.

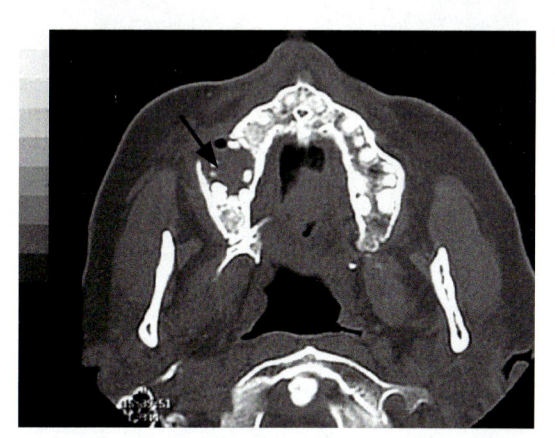

Fig. 9-20. TC partes ósseas, corte axial. Observa-se erosão óssea na maxila direita (seta).

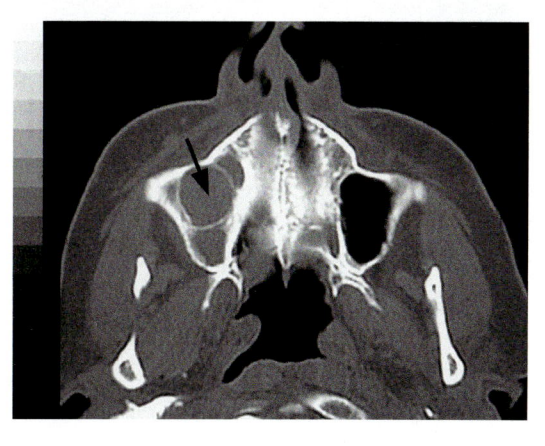

Fig. 9-21. TC partes ósseas, corte axial. Observa-se lesão cística no seio maxilar direito (seta).

Caso 5

Fig. 9-22. TC partes ósseas, corte coronal. Observa-se velamento do seio maxilar direito, com lesão expansiva e bem delimitada. Visualiza-se erosão do assoalho do seio maxilar (seta).

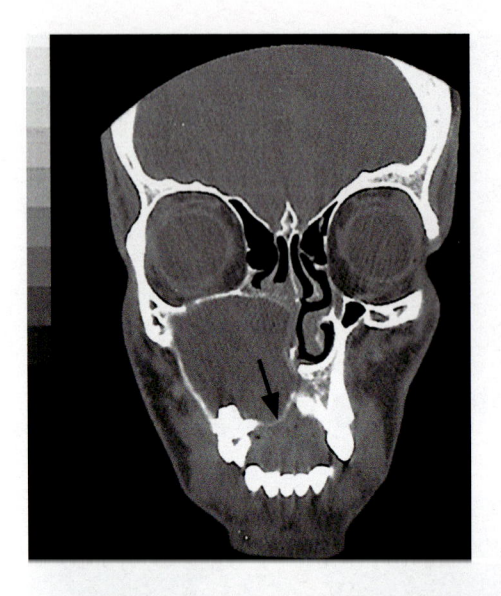

Fig. 9-23. TC partes ósseas, corte axial. Observa-se lesão cística erosiva na região da maxila direita (seta).

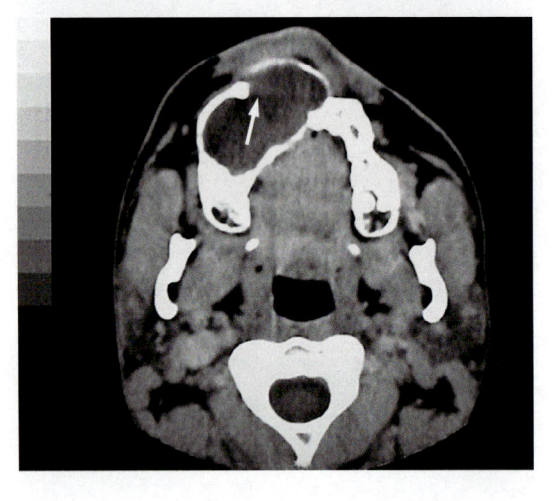

Cistos do Nariz e dos Seios Paranasais   **135**

CISTOS DO SEIO PIRIFORME
Caso 1

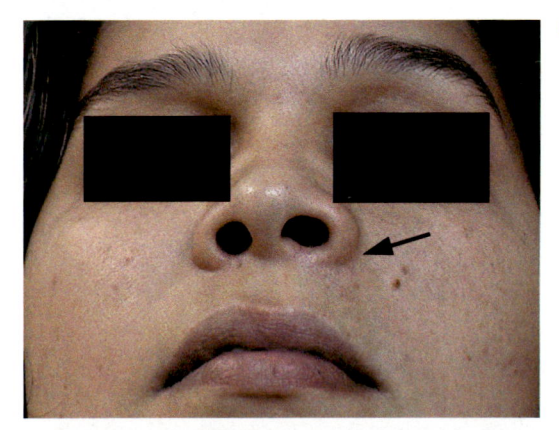

Fig. 9-24. Nota-se apagamento do sulco nasolabial à esquerda (seta).

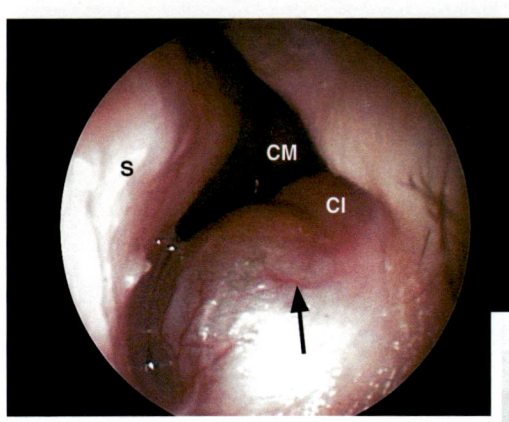

Fig. 9-25. FNE. Nota-se abaulamento no assoalho da fossa nasal (seta), estreitando a região do meato inferior. S: septo nasal; CM: concha média; CI: concha inferior.

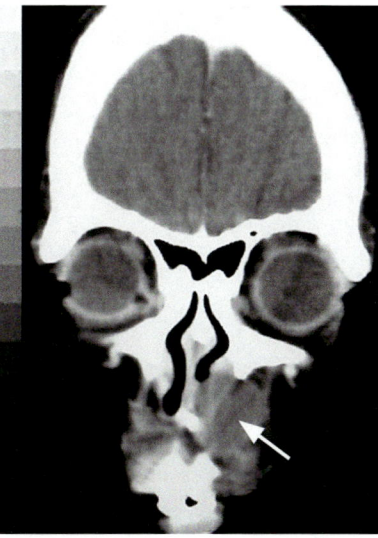

Fig. 9-26. TC partes ósseas, corte coronal. Observa-se lesão cística (seta) na região do seio piriforme esquerdo.

Fig. 9-27. TC partes ósseas, corte axial. Observa-se lesão cística (seta) na região do seio piriforme esquerdo.

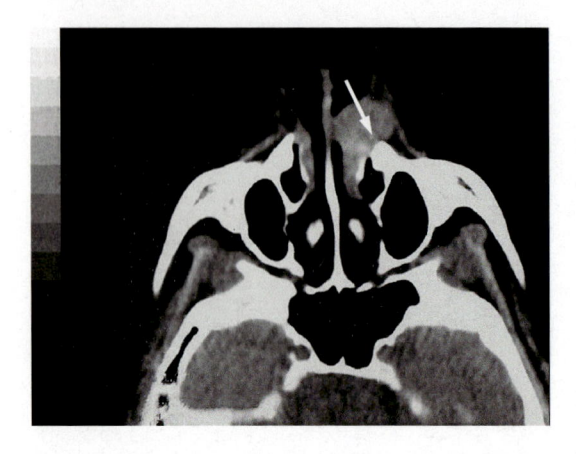

CISTO DA RINOFARINGE (Torwalt)

Fig. 9-28. TC partes moles, corte axial. Visibiliza-se lesão cística na parede da rinofaringe na linha mediana (seta).

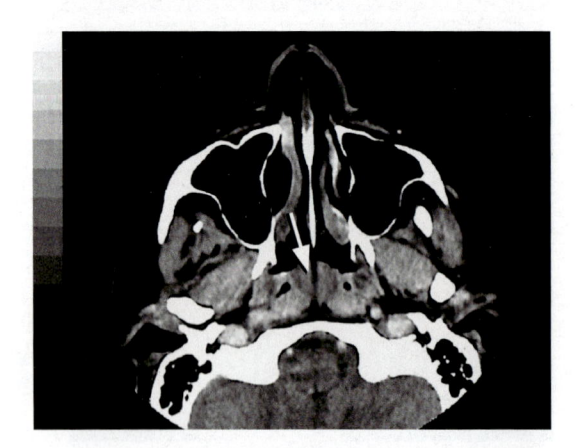

Fig. 9-29. TC partes moles, corte coronal. Visibiliza-se lesão cística na parede da rinofaringe na linha mediana (seta).

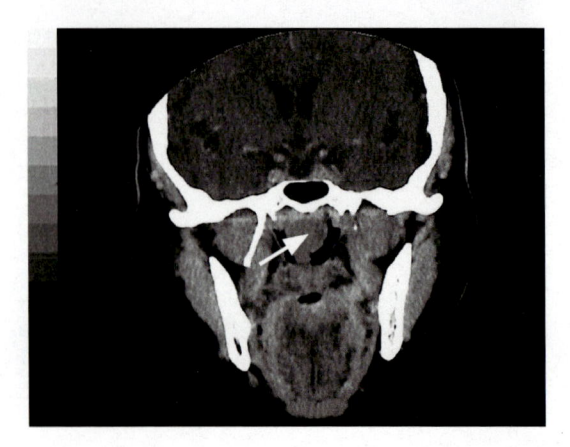

Cistos do Nariz e dos Seios Paranasais **137**

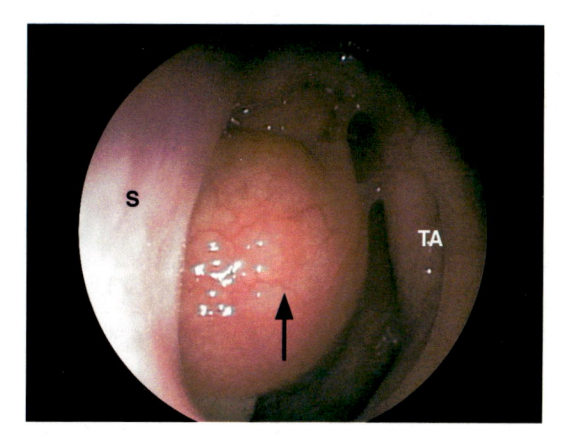

Fig. 9-30. Endoscopia nasal através da fossa nasal esquerda. Observa-se lesão cística na rinofaringe (seta). S: septo nasal; TA: tuba auditiva.

10

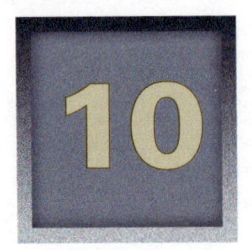

PÓLIPOS COANAIS

ANTROCOANAL
Caso 1

Fig. 10-1. TC partes ósseas, corte axial. Nota-se velamento do seio maxilar direito e material hipoatenuante na coana ipsilateral (seta).

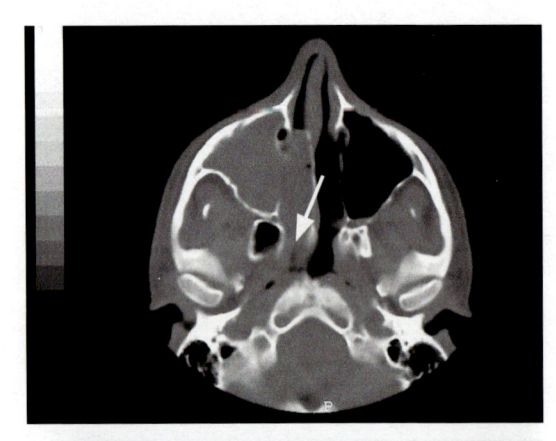

Fig. 10-2. TC partes ósseas, corte coronal. Nota-se velamento do seio maxilar direito e alargamento do óstio acessório ipsilateral (seta).

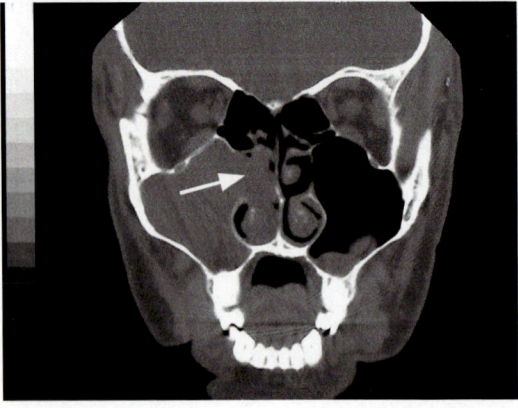

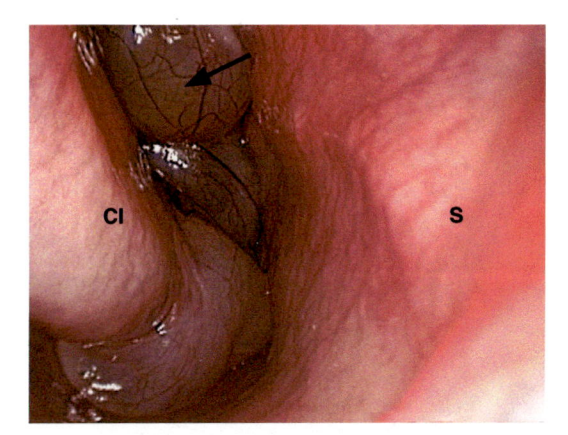

Fig. 10-3. FND. Pólipo antrocoanal (seta). S: septo nasal; CI: concha inferior.

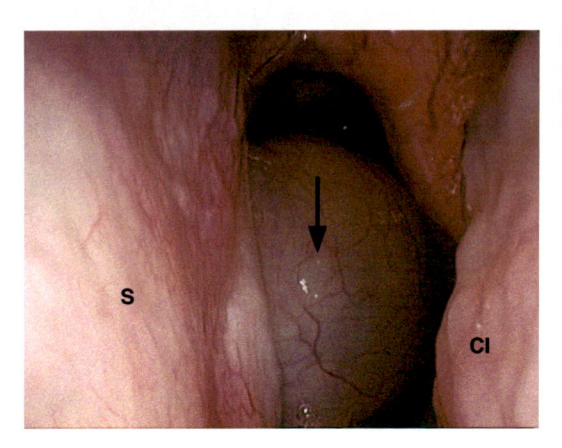

Fig. 10-4. FNE. Pólipo antrocoanal (seta) à direita, visibilizado pela fossa nasal esquerda. S: septo nasal; CI: concha inferior.

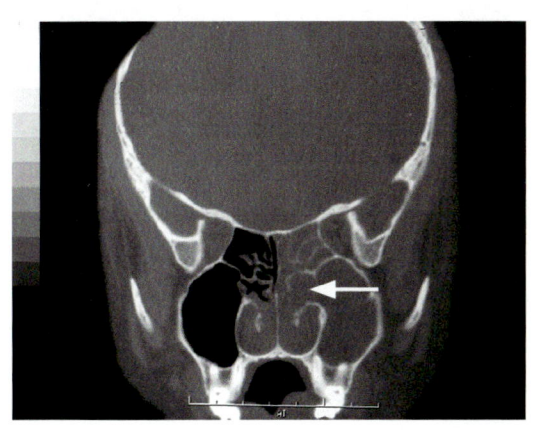

Caso 2

Fig. 10-5. TC partes ósseas, corte coronal. Nota-se velamento do seio maxilar esquerdo e alargamento do óstio acessório ipsilateral (seta).

Fig. 10-6. TC partes ósseas, corte axial. Nota-se velamento do seio maxilar esquerdo e material hipoatenuante ocupando coanas bilateralmente (seta).

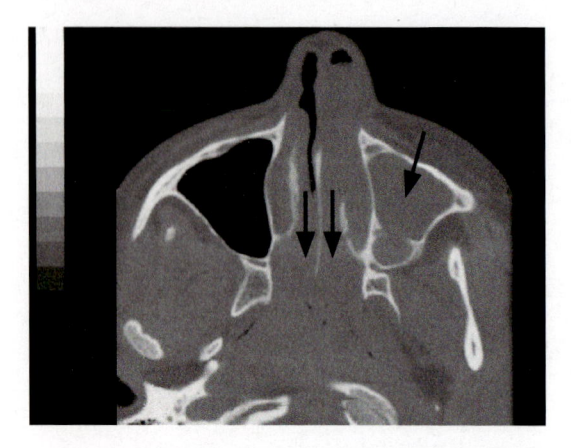

Fig. 10-7. FNE. Pólipo antrocoanal (seta). S: septo nasal; CI: concha inferior.

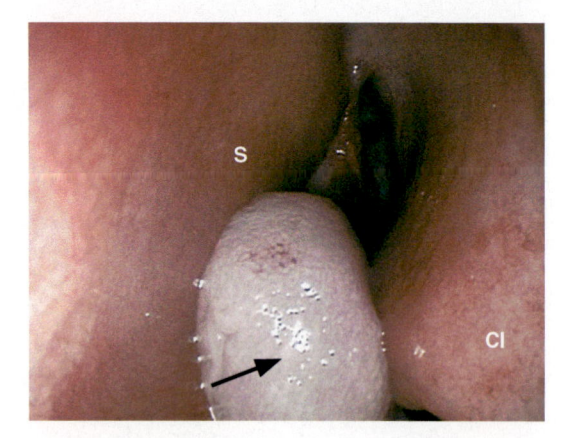

Fig. 10-8. FNE. Pedículo do pólipo exteriorizando-se pelo óstio do seio maxilar (seta). CM: concha média; PU: processo uncinado.

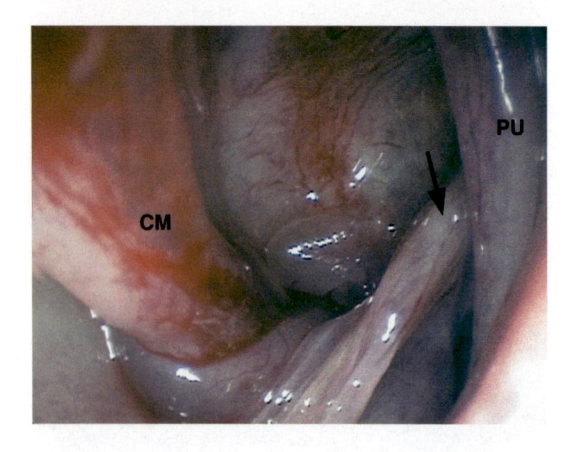

Pólipos Coanais 141

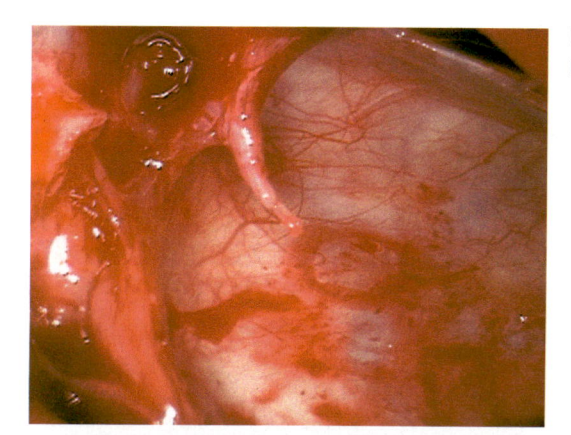

Fig. 10-9. FNE. Visibilização do seio maxilar após remoção do pólipo.

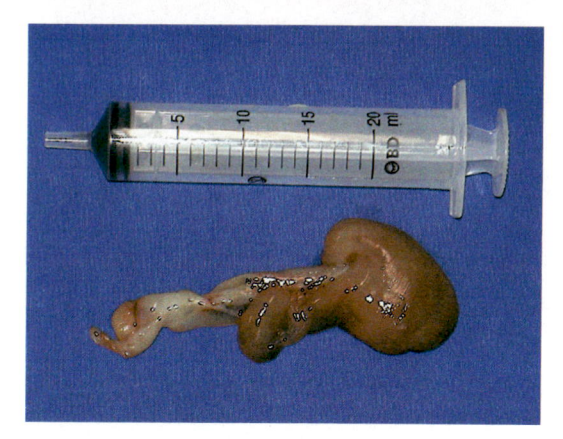

Fig. 10-10. Pólipo antrocoanal removido.

Caso 3

Fig. 10-11. (A-C) FNE. Pólipo antrocoanal (seta) encontrado durante uma dissecção de cadáver. S: septo nasal; CI: concha inferior; CM: concha média.

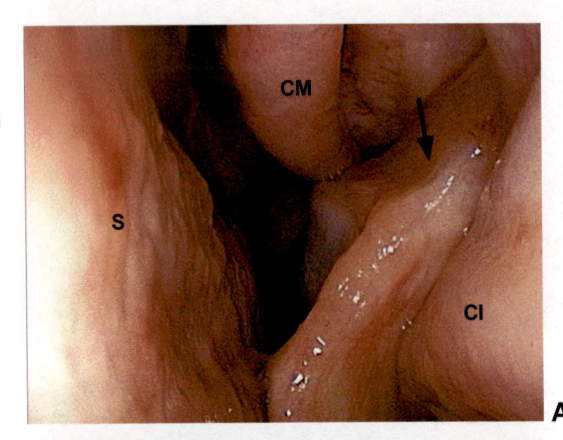

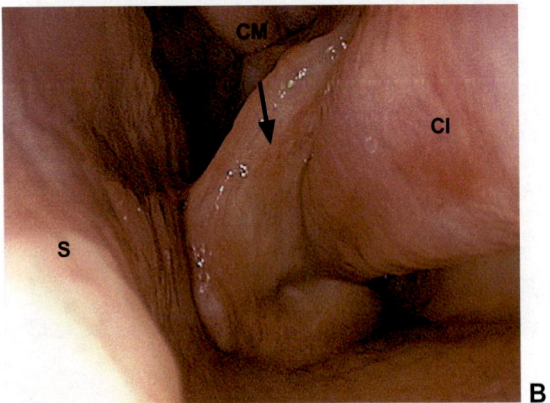

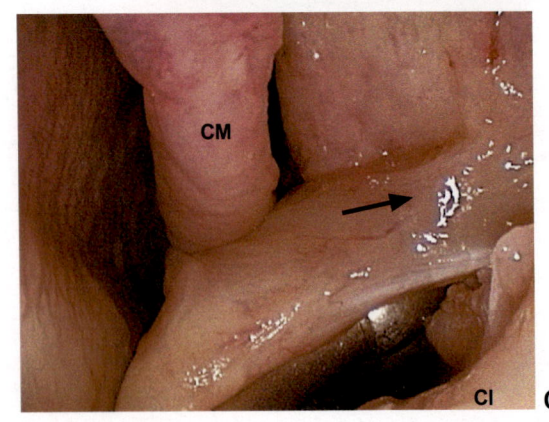

Pólipos Coanais 143

Caso 4

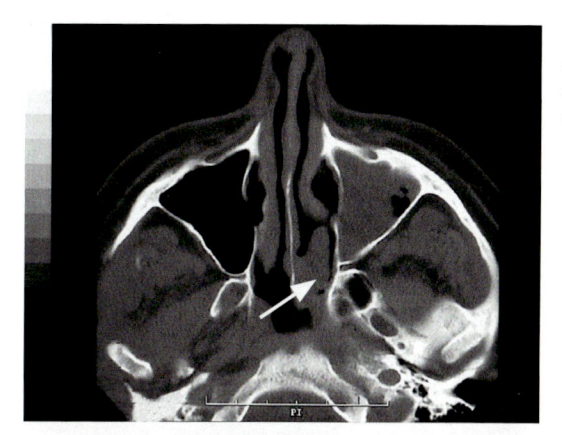

Fig. 10-12. TC partes ósseas, corte axial. Velamento do seio maxilar esquerdo e material hipoatenuante na região coanal (seta).

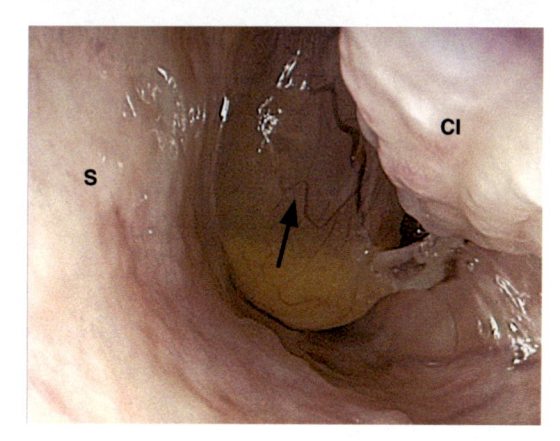

Fig. 10-13. FNE. S: septo nasal; CI: concha inferior; pólipo antrocoanal (seta).

ESFENOCOANAL

Caso 1

Fig. 10-14. TC partes ósseas, corte axial. Nota-se material de partes moles ocupando o seio esfenóide direito, alargando o recesso esfenoetmoidal (seta).

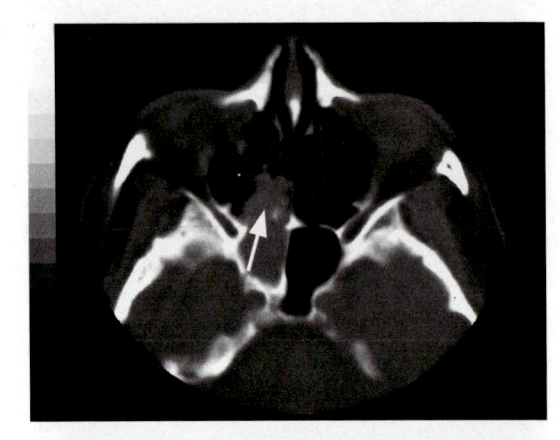

Fig. 10-15. TC partes ósseas, corte coronal. Nota-se material de partes moles ocupando o seio esfenóide direito e estendendo-se para região coanal (seta).

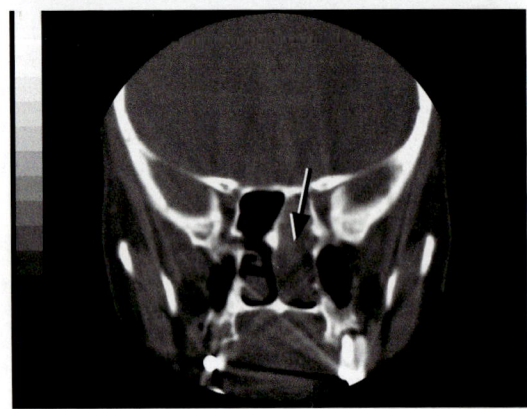

Fig. 10-16. FNE. Pólipo esfenocoanal (seta). S: septo nasal; CI: concha inferior; CM: concha média.

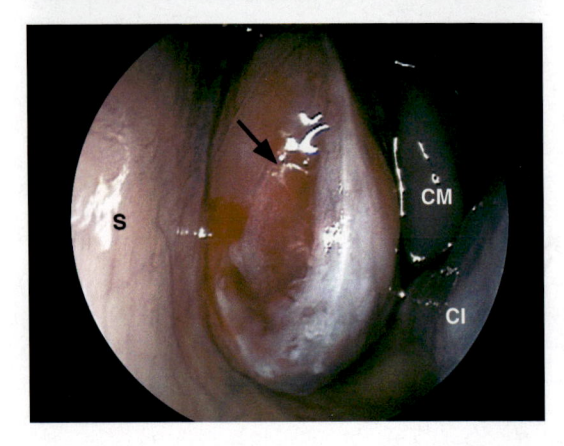

Pólipos Coanais 145

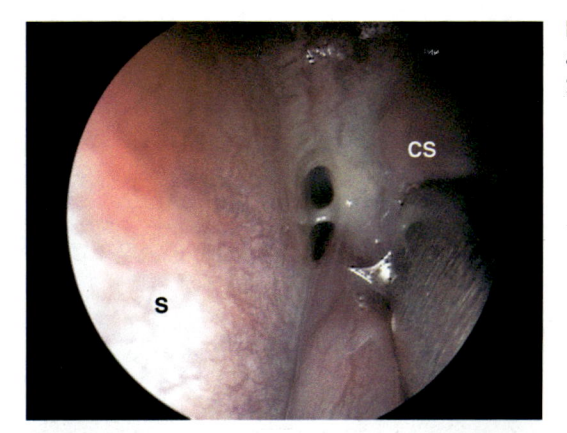

Fig. 10-17. FNE. Remoção e aspiração do pólipo esfenocoanal. S: septo nasal; CS: concha superior.

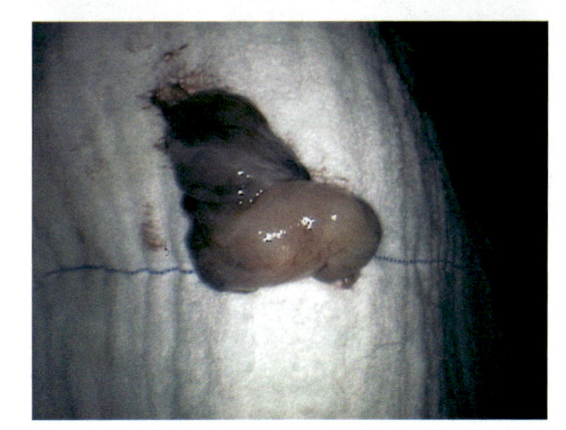

Fig. 10-18. Pólipo esfenocoanal removido.

Caso 2

Fig. 10-19. TC partes ósseas, corte coronal. Velamento no recesso esfenoetmoidal esquerdo (seta).

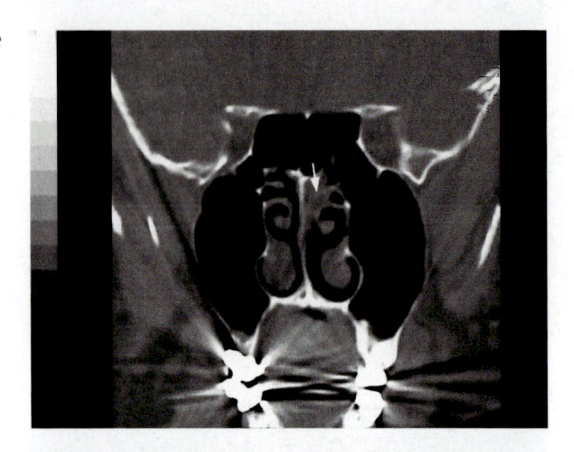

Fig. 10-20. FNE. Nota-se lesão polipóide no recesso esfenoetmoidal esquerdo (seta). S: septo nasal; CS: concha superior; E: óstio do seio esfenóide.

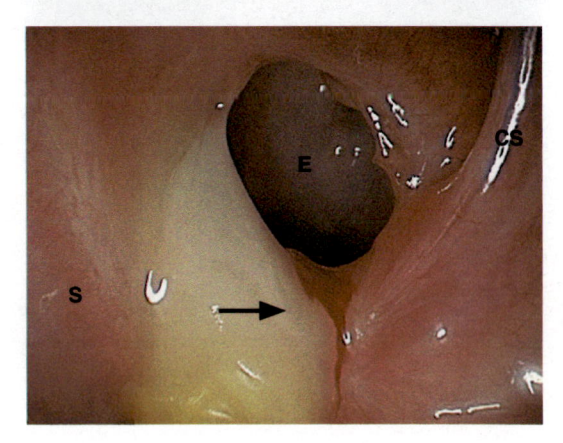

Pólipos Coanais 147

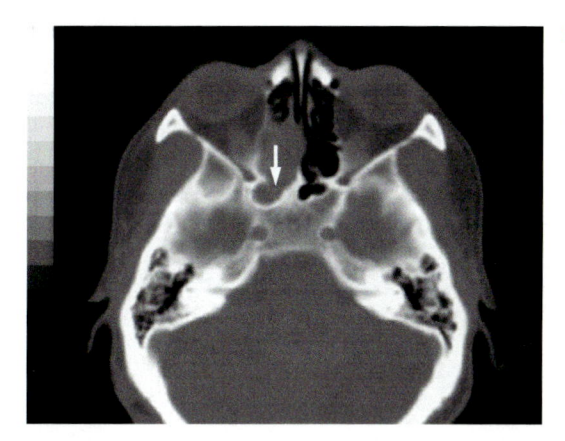

Caso 3

Fig. 10-21. TC partes ósseas, corte axial. Nota-se material de partes moles ocupando o seio esfenóide direito, alargando o recesso esfenoetmoidal (seta).

Caso 4

Fig. 10-22. TC partes ósseas, corte coronal. Nota-se material de partes moles ocupando o seio esfenóide direito, alargando o recesso esfenoetmoidal (seta).

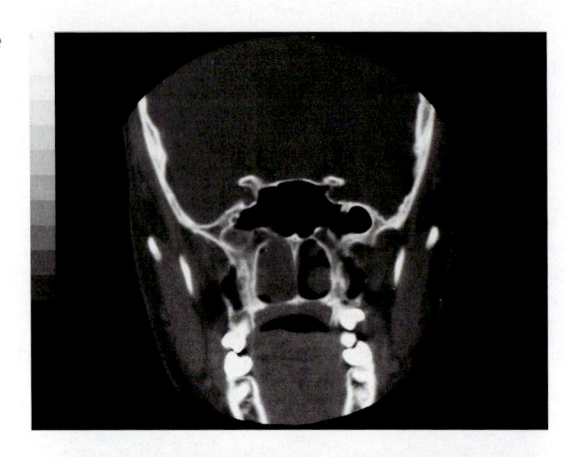

Fig. 10-23. TC partes ósseas, corte axial. Nota-se material hipoatenuante ocupando a coana (seta).

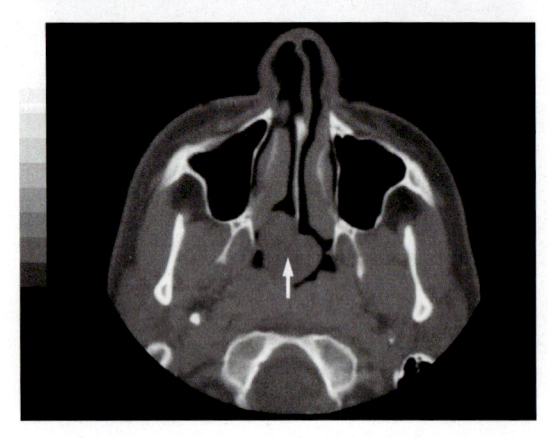

Pólipos Coanais 149

ETMOIDOCOANAL

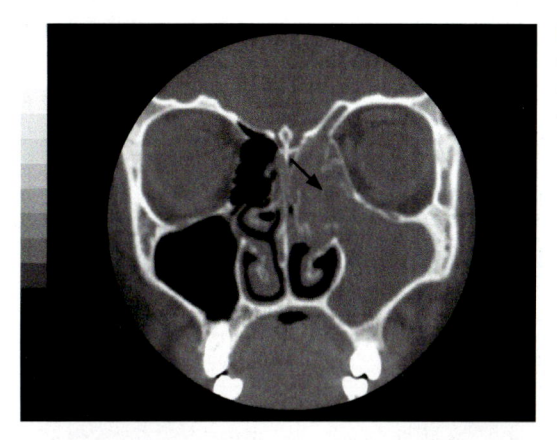

Fig. 10-24. TC partes ósseas, corte coronal. Nota-se alargamento das células etmoidais à esquerda (seta), com velamento maxilar e etmoidal.

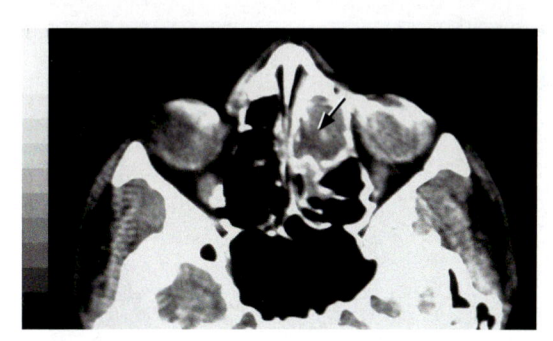

Fig. 10-25. TC partes moles, corte axial. Velamento do seio etmóide esquerdo (seta), sem acometimento do seio esfenóide.

11

POLIPOSE NASAL

CONCHA MÉDIA (CM); CONCHA INFERIOR (CI); SEPTO NASAL (S) E PÓLIPO (SETA)

Caso 1

Fig. 11-1. (A, B) FNE.

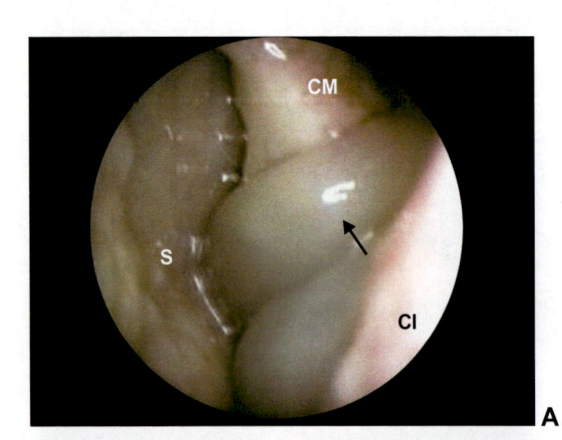

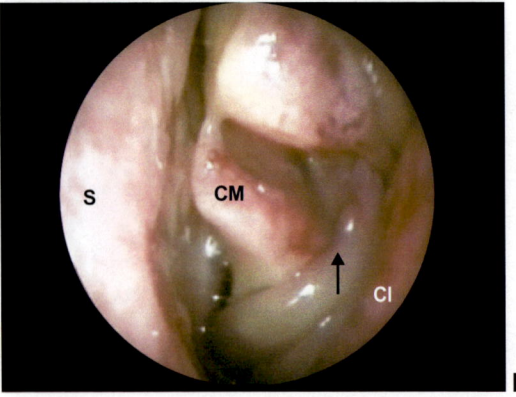

150

Caso 2

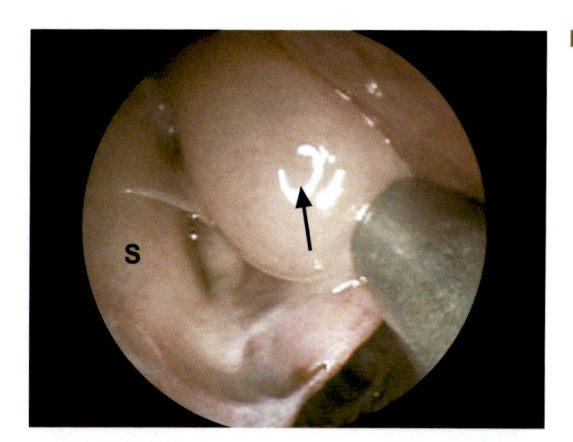

Fig. 11-2. FNE.

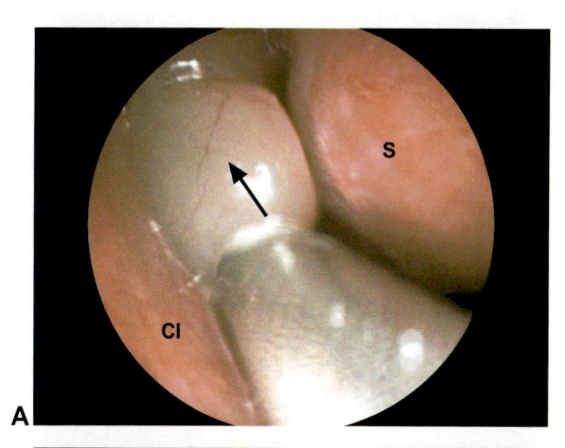

Fig. 11-3. (A, B) FND.

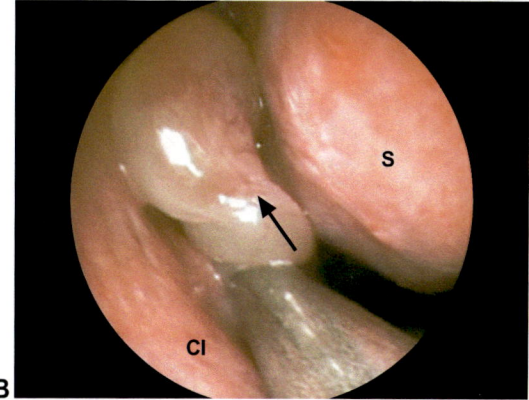

152   Atlas de Anatomia e Radiologia dos Seios Paranasais

Caso 3

Fig. 11-4. FND.

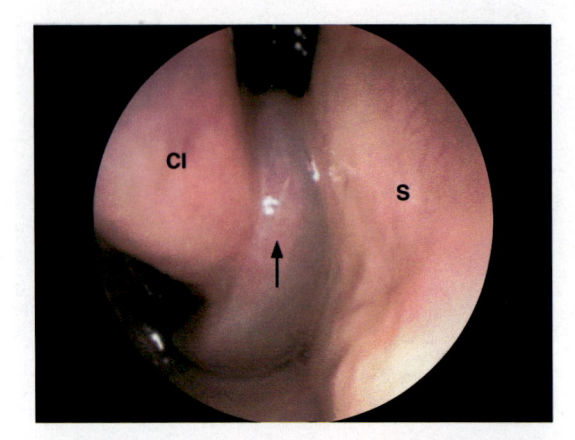

Fig. 11-5. FNE.

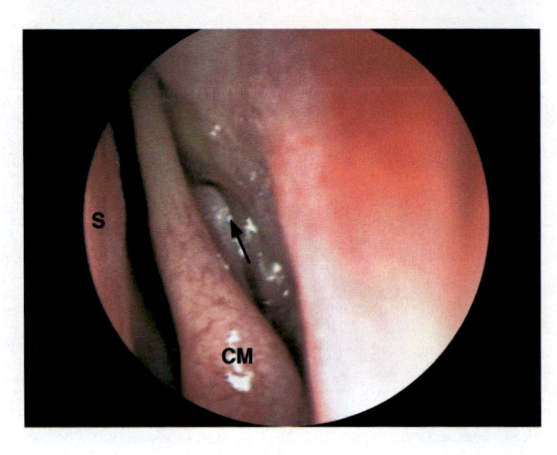

Caso 4

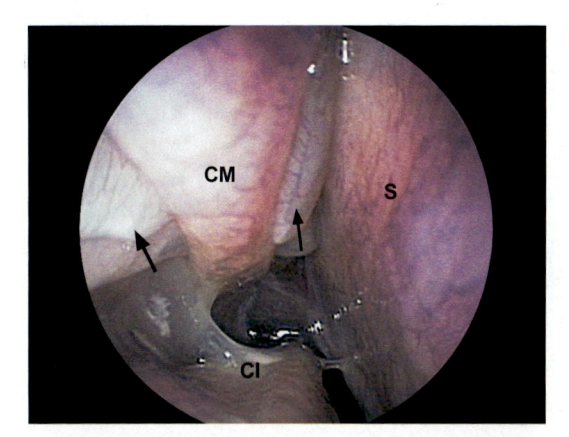

Fig. 11-6. FND.

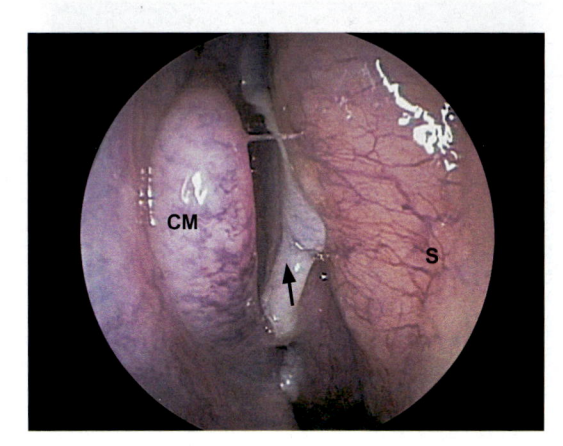

Fig. 11-7. FNE.

Caso 5

Fig. 11-8. (A, B) FNE.

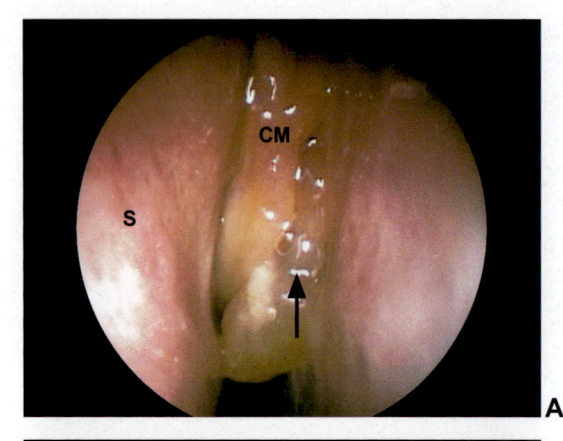

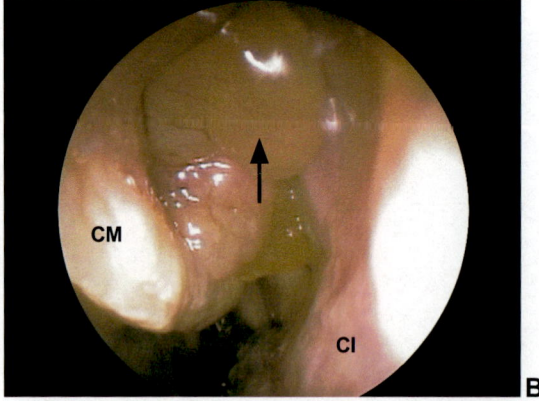

Caso 6

Fig. 11-9. FNE.

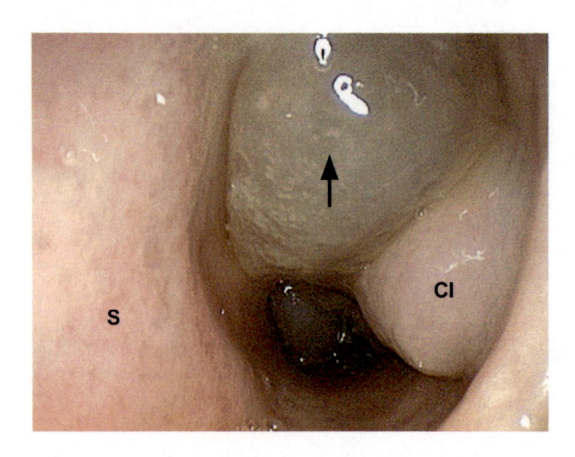

Caso 7

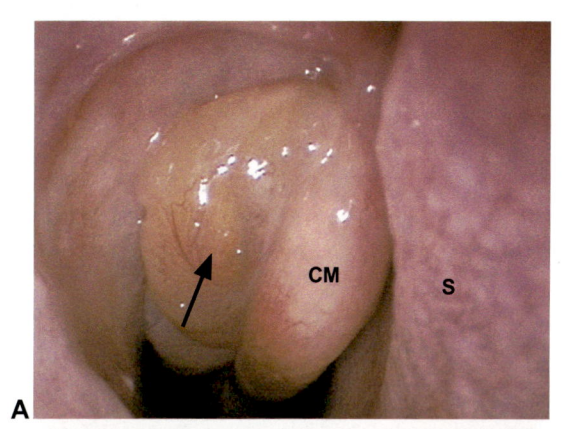

Fig. 11-10. (A, B) FND.

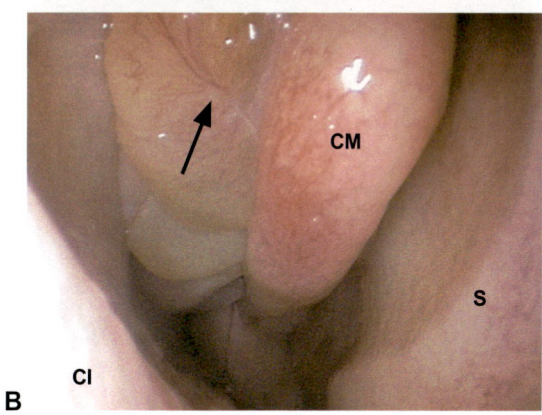

Fig. 11-11. (A, B) FNE.

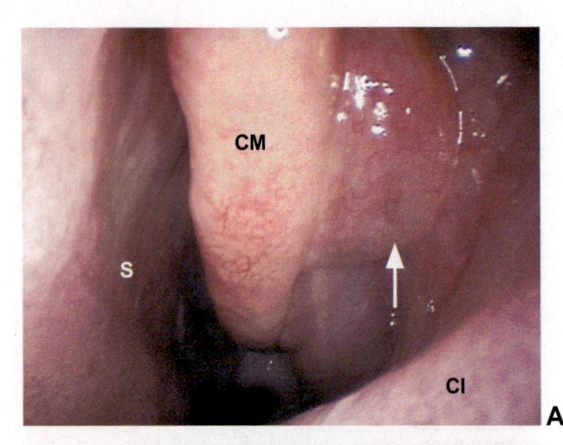

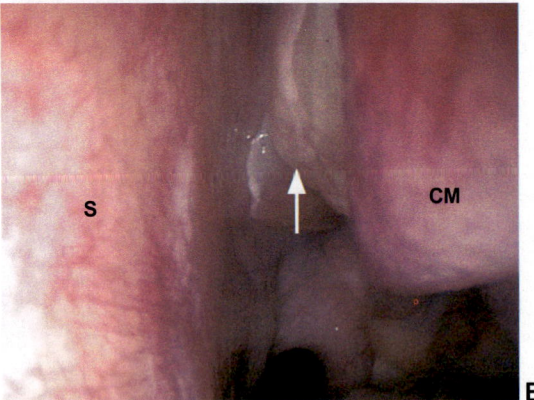

Caso 8

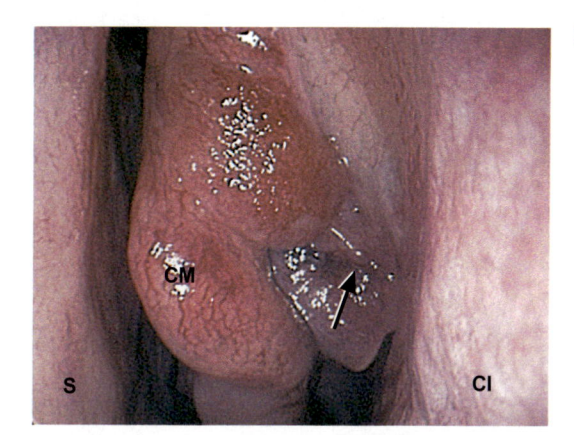

Fig. 11-12. FNE.

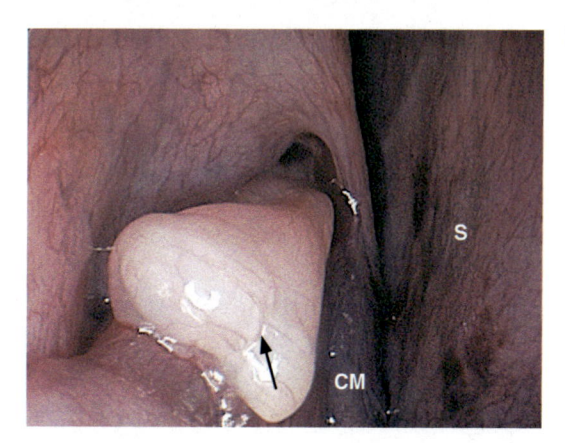

Fig. 11-13. FND.

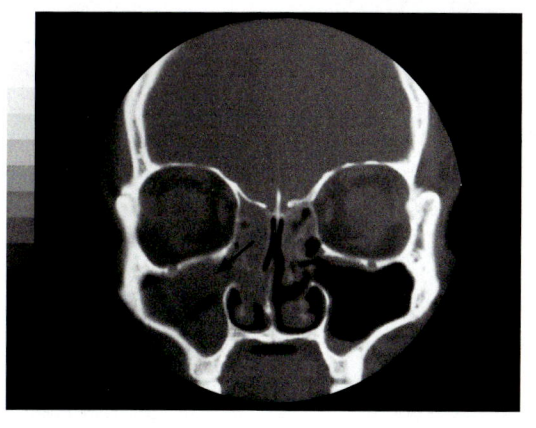

Fig. 11-14. TC partes ósseas, corte coronal. Nota-se alargamento do complexo ostiomeatal à direita e velamento do seio maxilar direito e etmóide, bilateralmente.

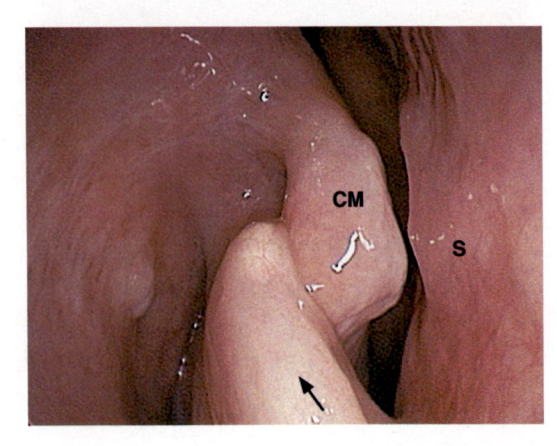

Fig. 11-15. TC partes ósseas, corte axial. Nota-se velamento do seio etmoidal bilateral.

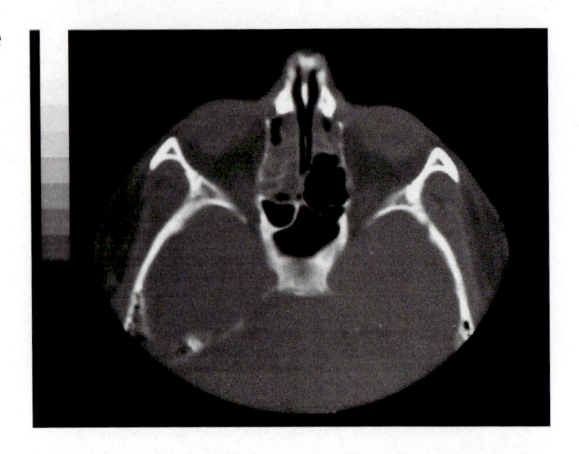

Caso 9

Fig. 11-16. FND.

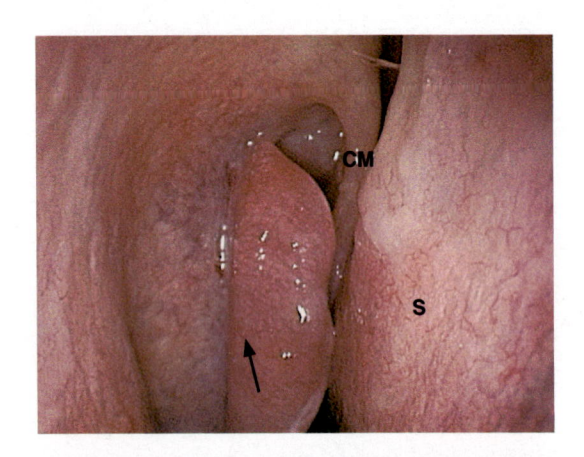

Fig. 11-17. FND.

Caso 10

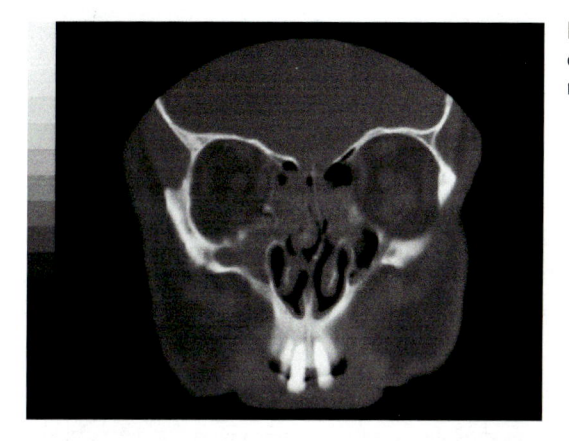

Fig. 11-18. TC partes ósseas, corte coronal. Velamento dos seios maxilares e etmoidais.

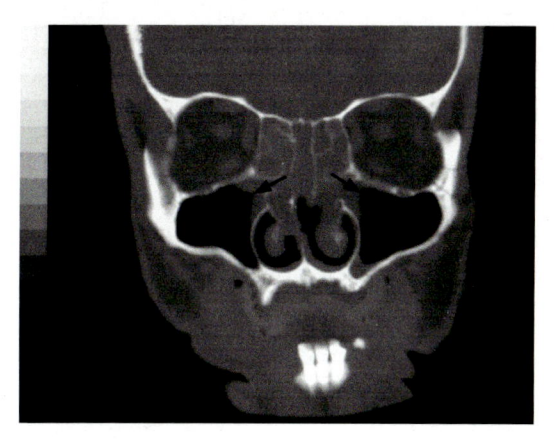

Caso 11

Fig. 11-19. TC partes ósseas, corte coronal. Velamento dos seios etmoidais e complexos ostiomeatais bilateralmente.

Caso 12

Fig. 11-20. (A, B) FNE.

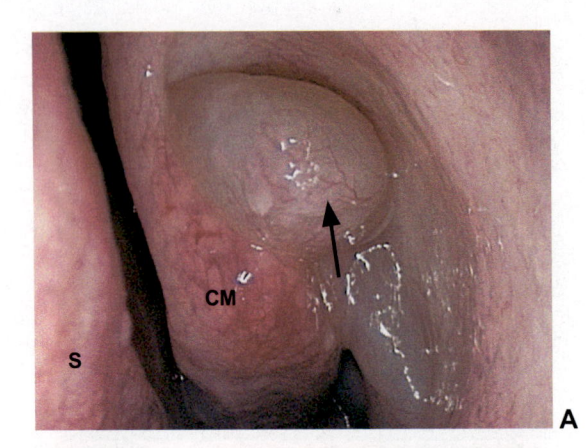

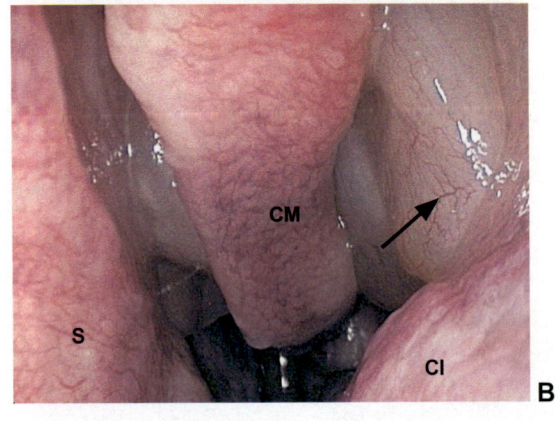

Polipose Nasal 161

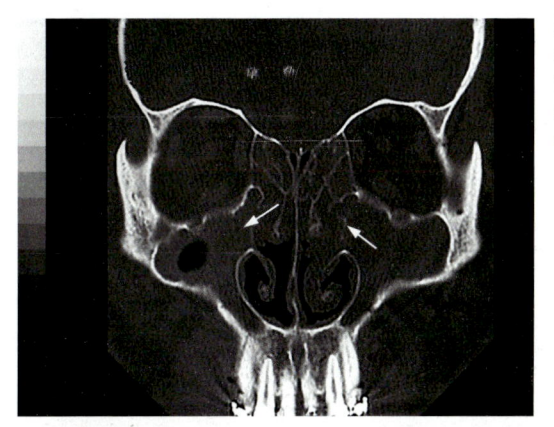

Fig. 11-21. TC partes ósseas, corte coronal. Nota-se velamento dos seios maxilares e etmoidais bilateralmente com alargamento do complexo ostiomeatal (setas).

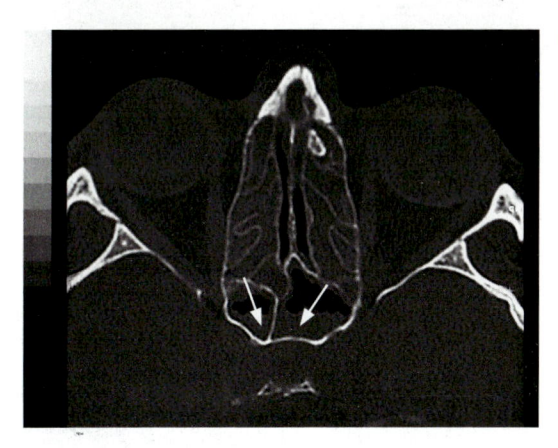

Fig. 11-22. TC partes ósseas, corte axial. Velamento total do seio etmóide bilateralmente e espessamento mucoso bilateral do seio esfenóide (setas).

12

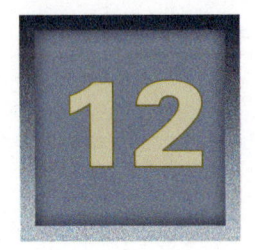

TUMORES BENIGNOS

ROSAI DORFFMAN

Fig. 12-1. TC partes moles, corte coronal. 1994. Material de atenuação heterogênea ocupando seio maxilar direito (seta) e etmóide ipsolateral.

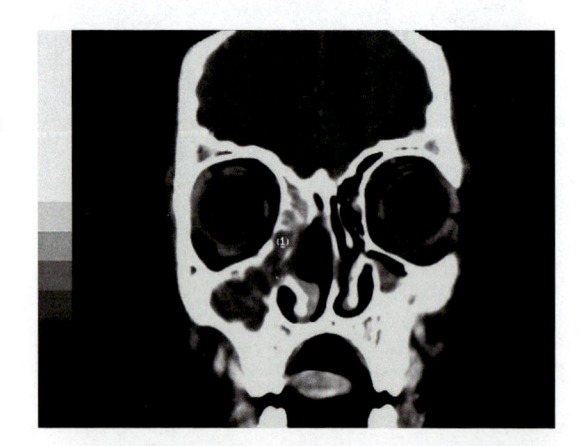

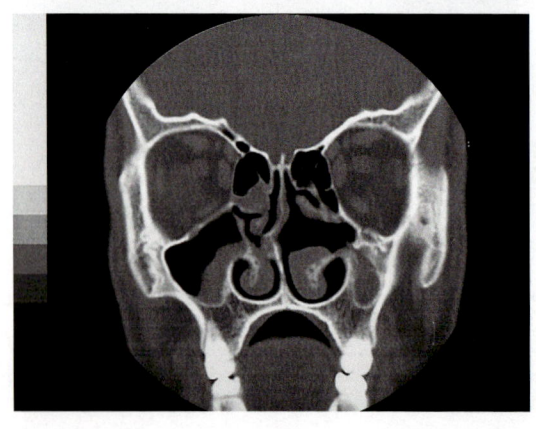

Fig. 12-2. TC partes ósseas, corte coronal. 1997. Aspecto tomográfico pós-operatório.

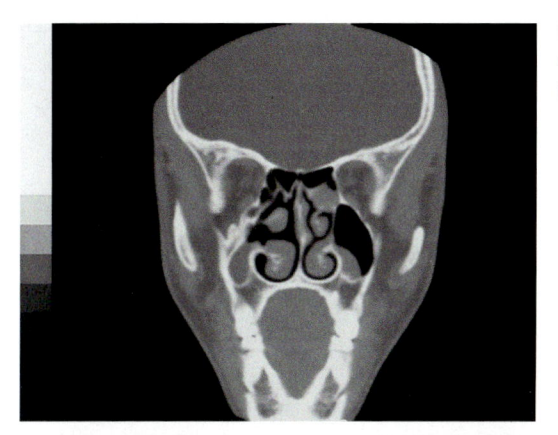

Fig. 12-3. TC partes ósseas, corte coronal. 1999. Aspecto tomográfico pós-operatório.

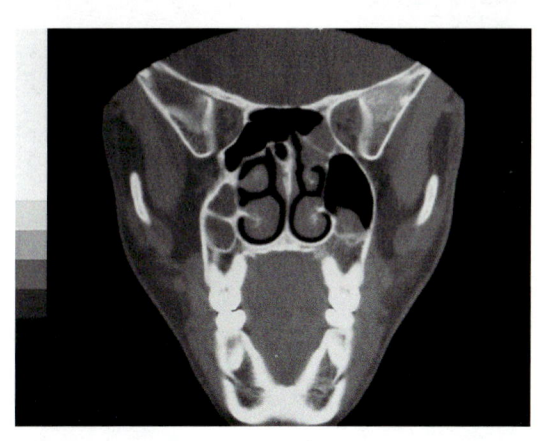

Fig. 12-4. TC partes ósseas, corte coronal. 2000. Aspecto tomográfico pós-operatório.

PAPILOMA INVERTIDO
Caso 1

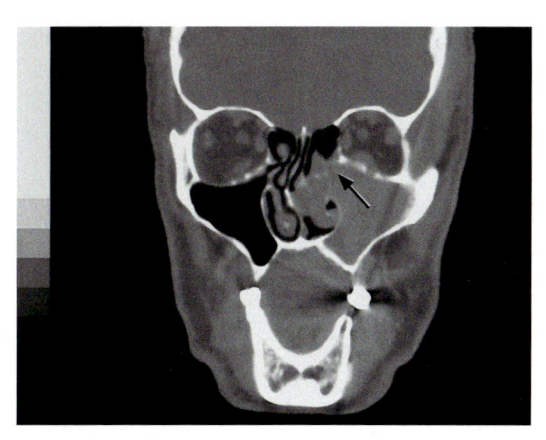

Fig. 12-5. TC partes ósseas, corte coronal. Nota-se alargamento do complexo ostiomeatal à esquerda (seta), com velamento total do seio maxilar do mesmo lado.

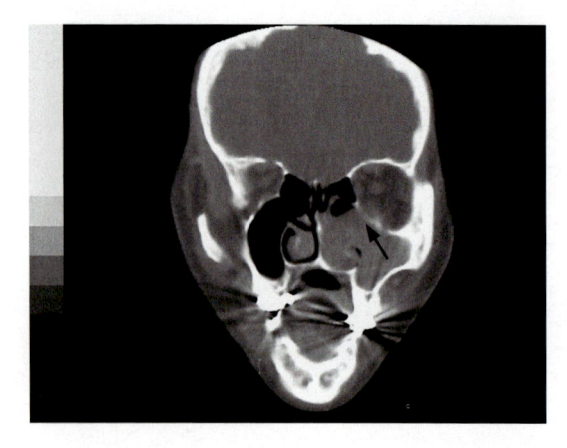

Fig. 12-6. TC partes moles, corte axial. Velamento do seio maxilar esquerdo, com material de partes moles estendendo-se através da fossa nasal esquerda até a rinofaringe (seta).

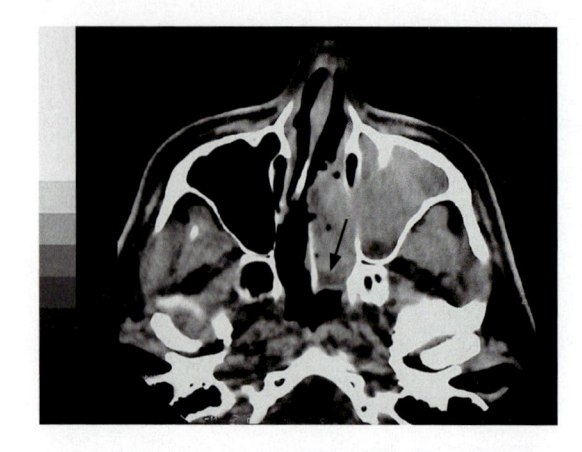

Fig. 12-7. FNE. Nota-se tumoração polipóide exteriorizando-se pelo meato médio (seta). CM: concha média; S: septo nasal; CI: concha inferior; PU: processo uncinado.

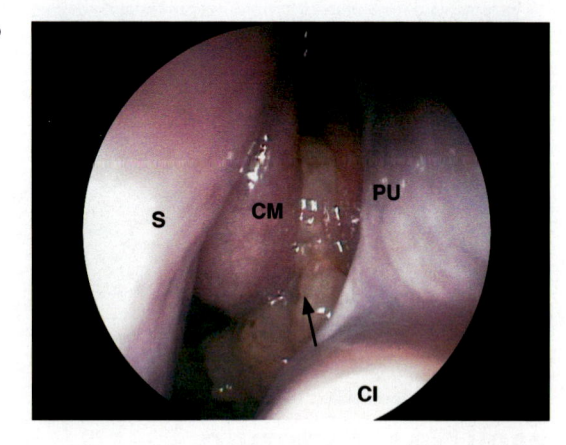

Caso 2

Fig. 12-8. TC partes ósseas, corte coronal. Nota-se alargamento do complexo ostiomeatal à esquerda, com velamento total do seio maxilar do mesmo lado.

Tumores Benignos **165**

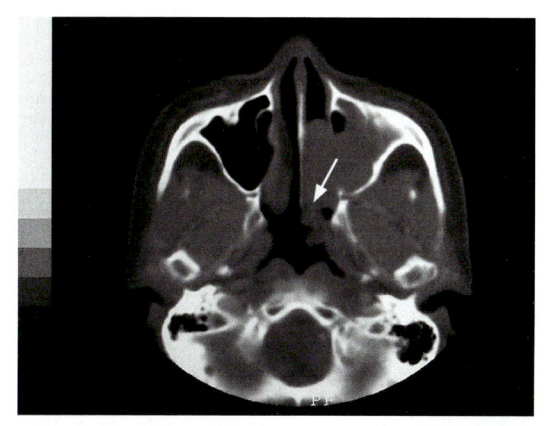

Fig. 12-9. TC partes ósseas, corte axial. Velamento do seio maxilar esquerdo com material de partes moles estendendo-se através da fossa nasal esquerda até a rinofaringe (seta).

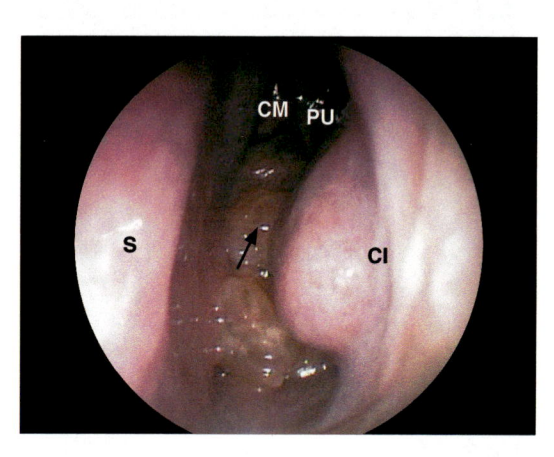

Fig. 12-10. FNE. Nota-se tumoração polipóide exteriorizando-se pelo meato médio (seta). CM: concha média; S: septo nasal; CI: concha inferior.

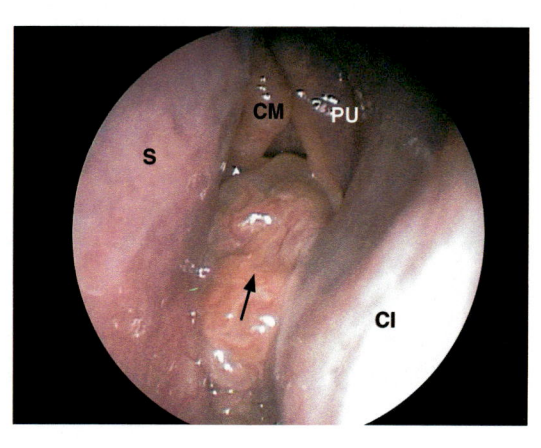

Fig. 12-11. FNE. Mesma lesão observada mais próxima (seta). CM: concha média; S: septo nasal; CI: concha inferior; PU: processo uncinado.

Caso 3

Fig. 12-12. TC partes ósseas, corte coronal. Nota-se alargamento do complexo ostiomeatal à direita (seta), com velamento total do seio maxilar do mesmo lado.

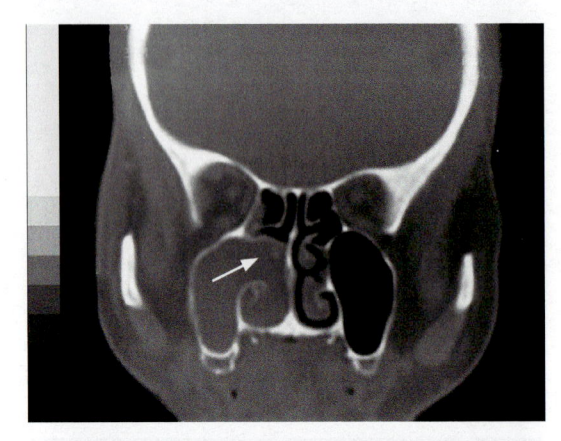

Fig. 12-13. TC partes ósseas, corte axial. Velamento do seio maxilar direito, com material de partes moles estendendo-se através da fossa nasal direita até a rinofaringe (seta).

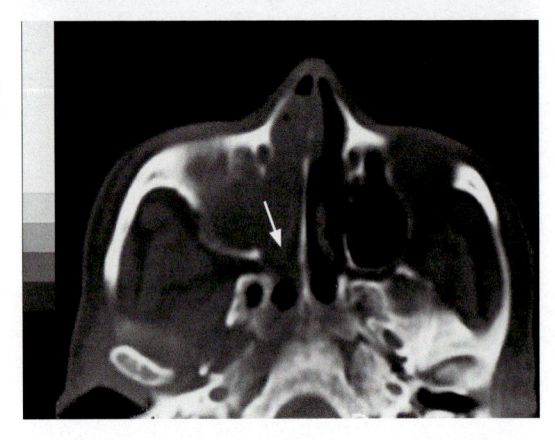

Fig. 12-14. FND. Nota-se tumoração polipóide exteriorizando-se através da narina direita (seta). S: septo nasal; CI: concha inferior.

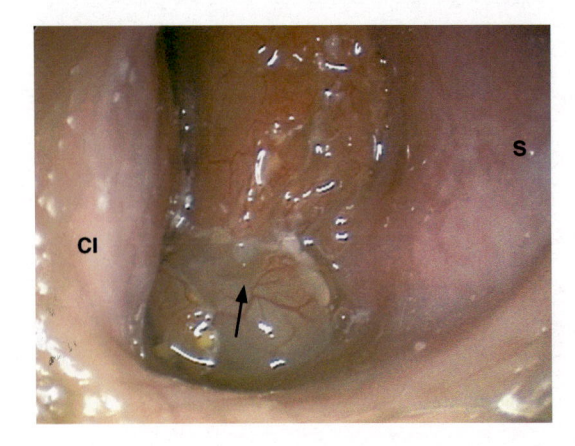

Tumores Benignos 167

Caso 4

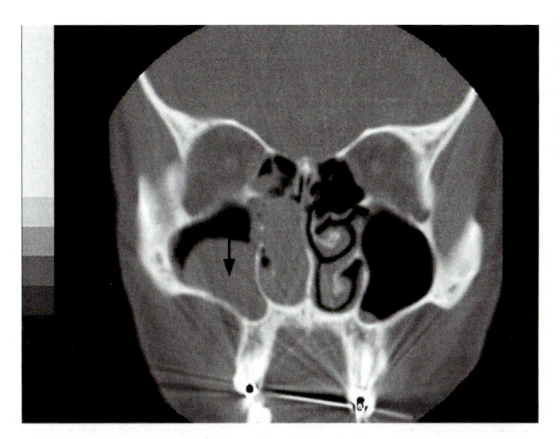

Fig. 12-15. TC partes ósseas, corte coronal. Observa-se velamento etmoidal à direita e velamento parcial do seio maxilar do mesmo lado (seta).

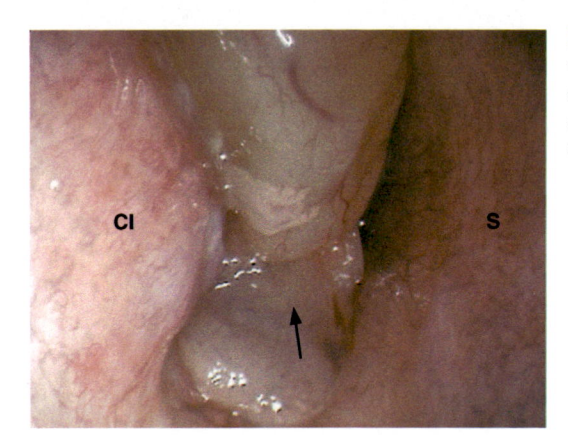

Fig. 12-16. FND. Nota-se tumoração polipóide exteriorizando-se através da narina direita (seta). S: septo nasal; CI: concha inferior.

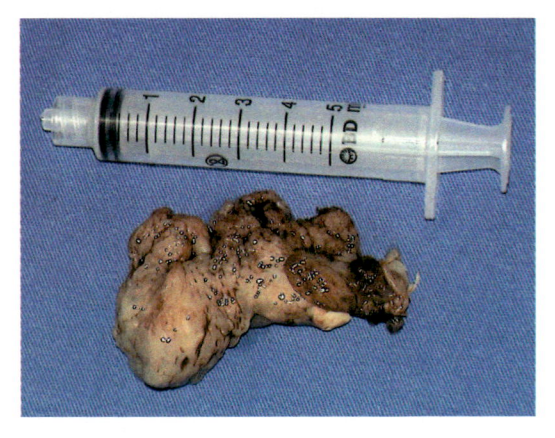

Fig. 12-17. Lesão tumoral removida cirurgicamente.

Caso 5

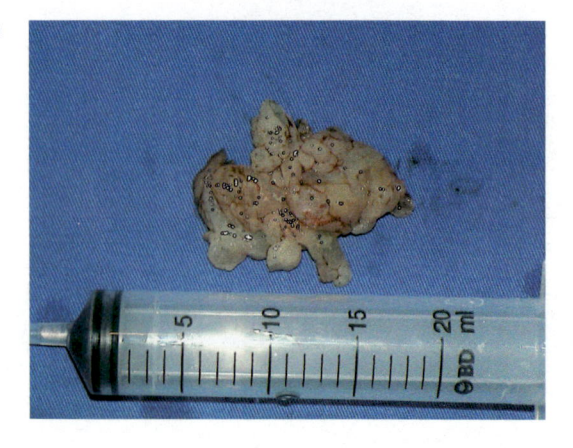

Fig. 12-18. TC partes ósseas, corte coronal. Nota-se velamento do seio etmóide posterior e fossa nasal esquerda.

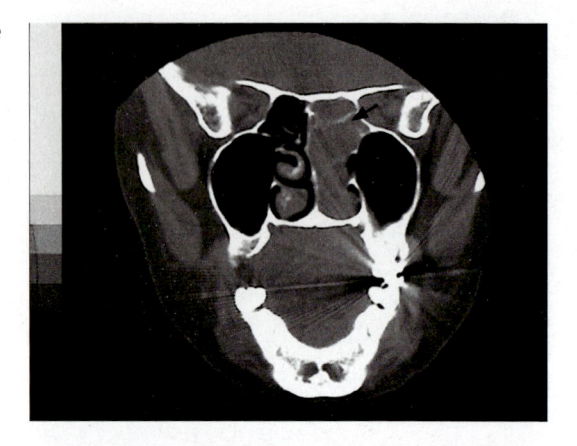

Fig. 12-19. FNE. Visibiliza-se tumoração polipóide (seta) no recesso estenoetmoidal, proveniente do meato superior. CM: concha média; S: septo nasal; CI: concha inferior; PU: processo uncinado.

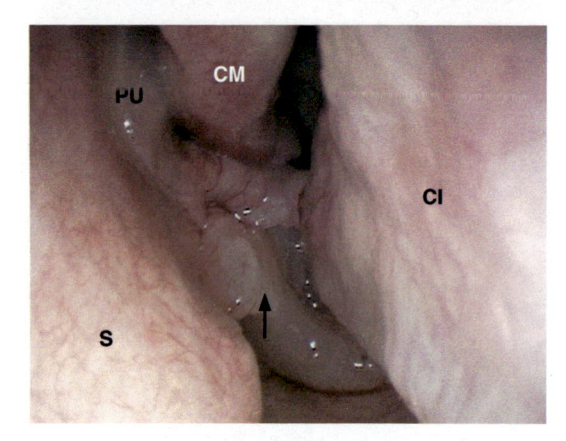

Fig. 12-20. Peça tumoral removida cirurgicamente.

Caso 6

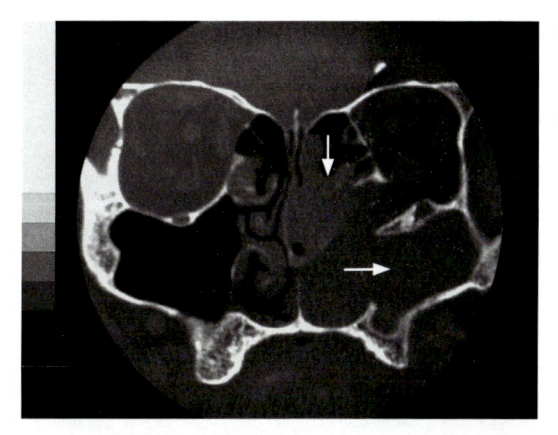

Fig. 12-21. TC partes ósseas, corte coronal. Nota-se velamento total do seio maxilar, etmóide anterior e da fossa nasal esquerda (setas).

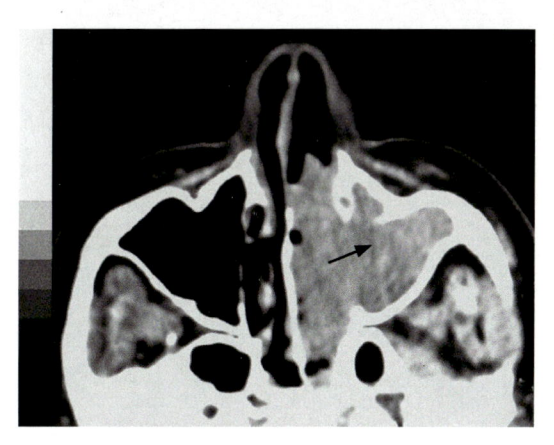

Fig. 12-22. TC partes moles, corte axial. Nota-se velamento total do seio maxilar e da fossa nasal esquerda (seta).

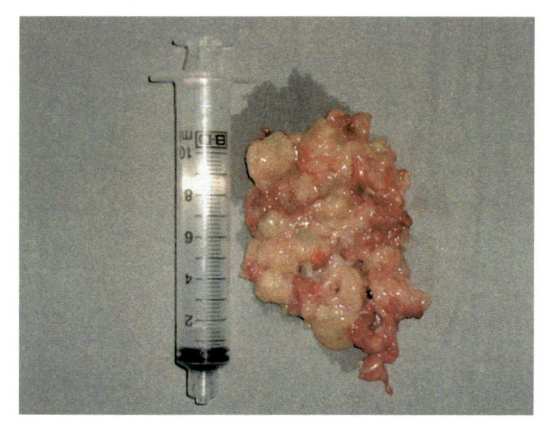

Fig. 12-23. Tumoração removida cirurgicamente.

PAPILOMA ESCAMOSO

Fig. 12-24. TC partes moles, corte coronal. Nota-se material de partes moles na região etmoidal, com acometimento da concha média à esquerda (seta).

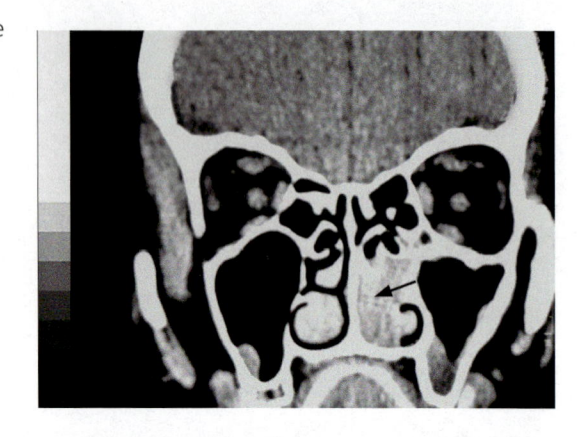

Fig. 12-25. TC partes moles, corte axial. Observa-se material de partes moles na região posterior da fossa nasal esquerda estendendo-se para a rinofaringe (seta).

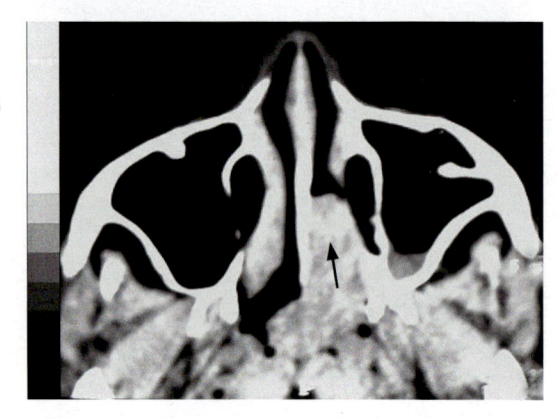

Fig. 12-26. Visão da peça cirúrgica removida.

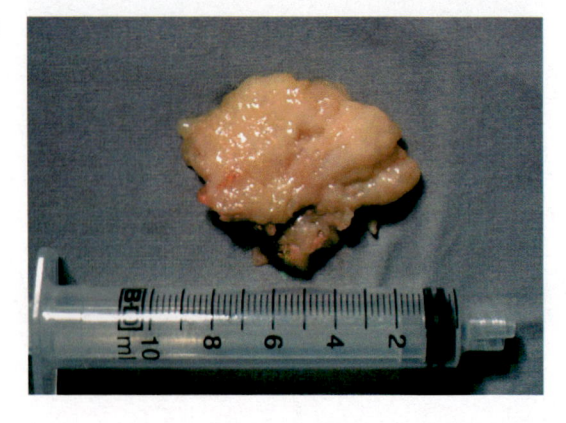

Tumores Benignos 171

PAPILOMAS

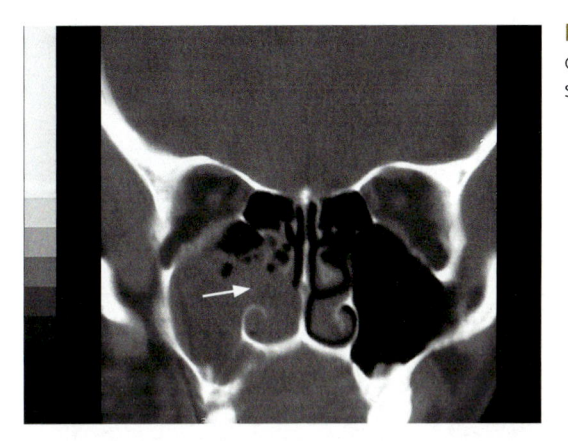

Fig. 12-27. TC partes ósseas, corte coronal. Observa-se velamento do seio maxilar à direita (seta).

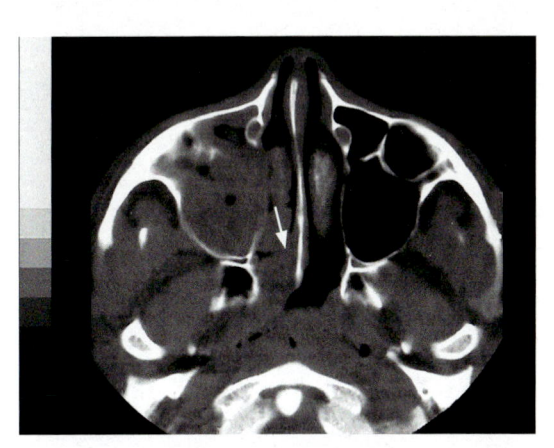

Fig. 12-28. TC partes ósseas, corte axial. Velamento do seio maxilar direito, com material de partes moles estendendo-se através da fossa nasal para a rinofaringe (seta).

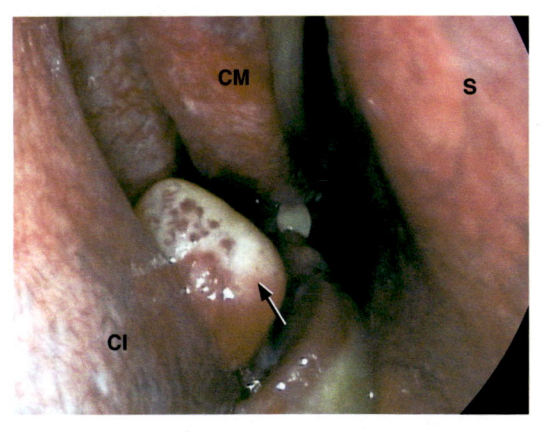

Fig. 12-29. FND. Papiloma no meato médio projetando-se para a fossa nasal (seta). CM: concha média; CI: concha inferior; S: septo nasal.

Fig. 12-30. Peça tumoral removida cirurgicamente.

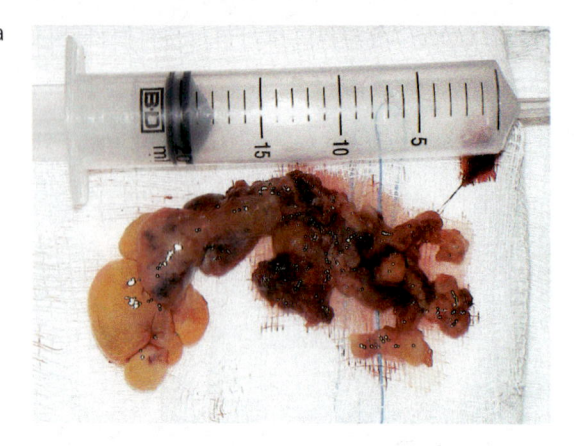

OSTEOMA

Caso 1

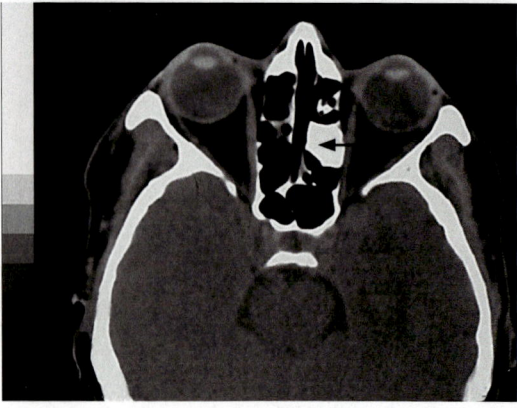

Fig. 12-31. TC partes ósseas, corte coronal. Nota-se tumoração hiperatenuante na região etmoidal à esquerda (seta).

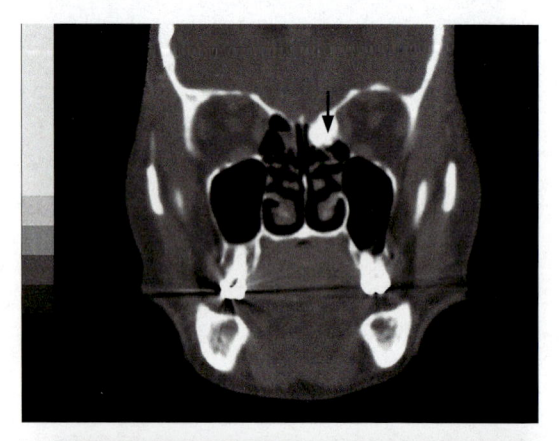

Fig. 12-32. TC partes moles, corte axial. Nota-se lesão de densidade óssea na região etmoidal esquerda (seta).

Caso 2

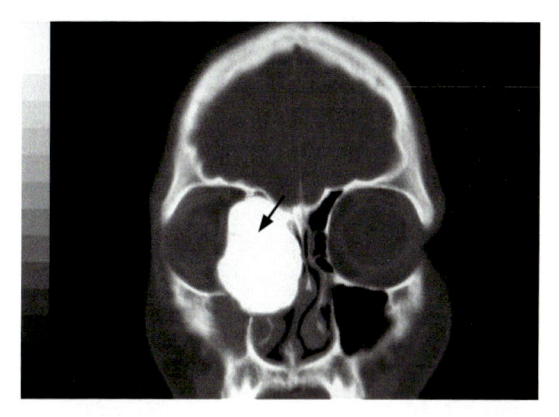

Fig. 12-33. TC partes ósseas, corte coronal. Nota-se tumoração hiperatenuante na região etmoidal à direita (seta), com acometimento da lâmina papirácea e deslocamento ocular ipsilateral.

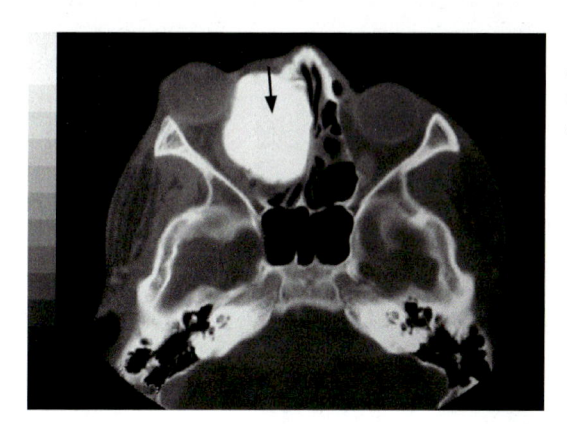

Fig. 12-34. TC partes ósseas, corte axial. Observa-se tumoração de densidade óssea na região etmoidal à direita (seta).

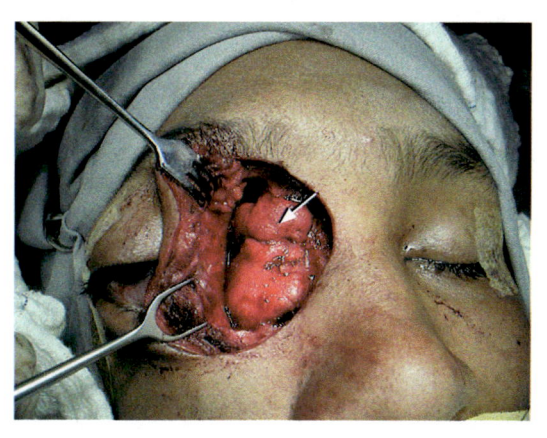

Fig. 12-35. Após incisão externa, nota-se tumoração óssea expansiva (seta) na região etmoidal à direita.

Fig. 12-36. Após remoção da massa tumoral, há redução do deslocamento ocular.

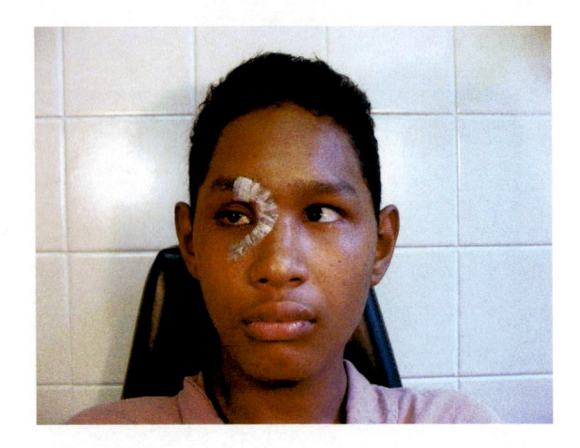

OSTEOBLASTOMA

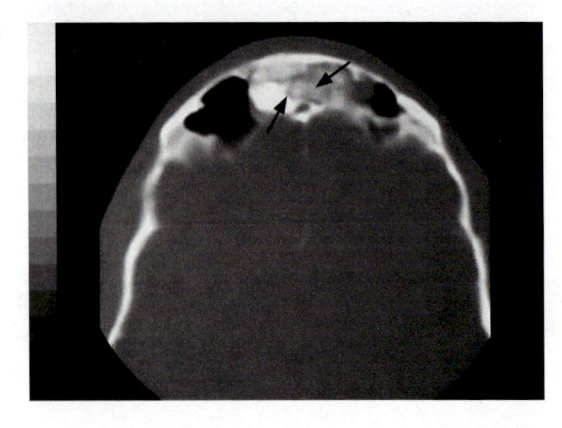

Fig. 12-37. TC partes ósseas, corte coronal. Notam-se áreas hiperatenuantes no seio frontal (setas).

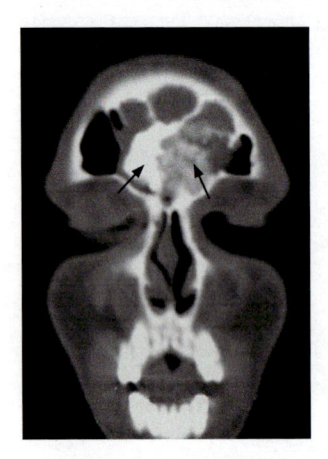

Fig. 12-38. TC partes ósseas, corte axial. Observa-se expansão óssea no seio frontal (setas).

Tumores Benignos 175

Caso 1

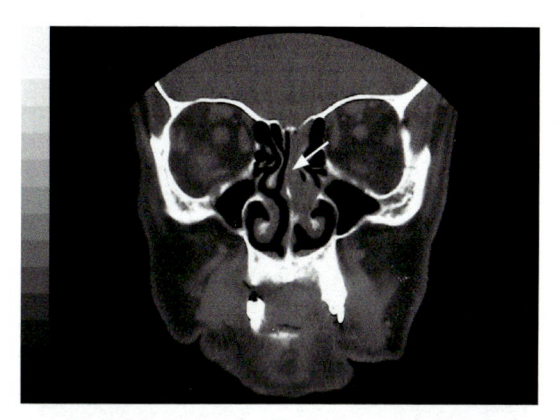

Fig. 12-39. TC partes ósseas, corte coronal. Nota-se tumoração na região etmoidal à esquerda, estendendo-se para a fossa nasal.

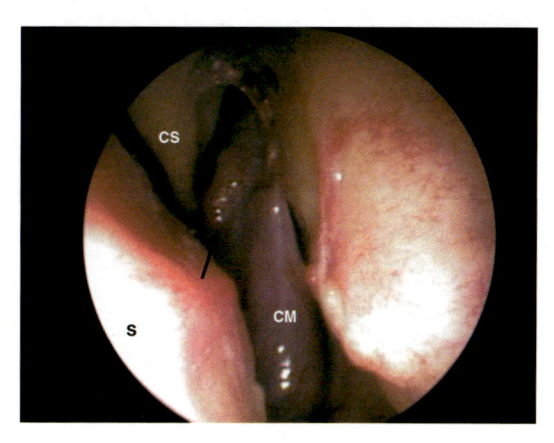

Fig. 12-40. Peça tumoral removida cirurgicamente.

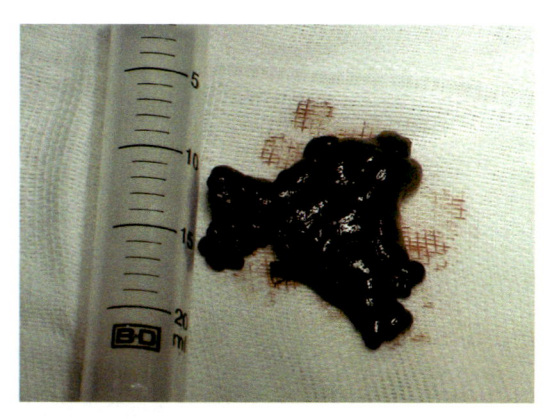

Fig. 12-41. FNE. Nota-se tumoração na fossa nasal esquerda (seta), exteriorizando-se através do meato superior. CS: concha superior; CM: concha média; S: septo nasal.

Caso 2

Fig. 12-42. TC partes moles, corte coronal. Nota-se lesão tumoral expansiva no seio maxilar esquerdo, com erosão óssea do assoalho orbitário e paredes anterior e medial do seio (setas).

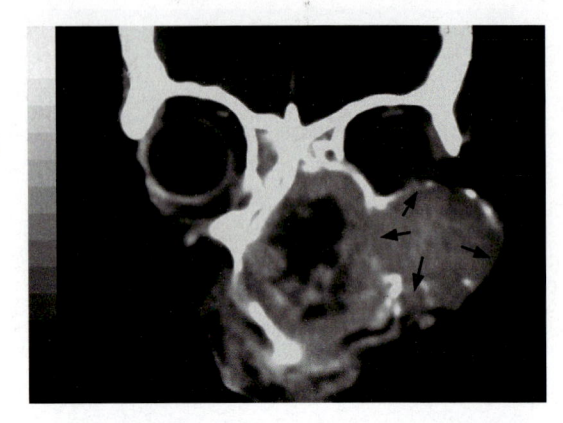

Fig. 12-43. TC partes moles, corte axial. Nota-se lesão tumoral expansiva no seio maxilar esquerdo, com erosão óssea das paredes anterior e medial do seio (seta).

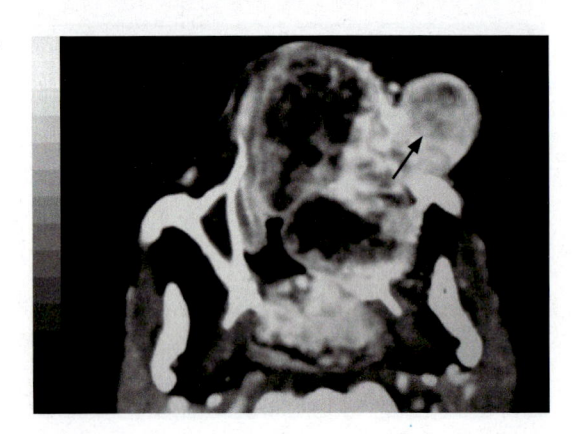

Fig. 12-44. Observa-se abaulamento na região maxilar esquerda (seta).

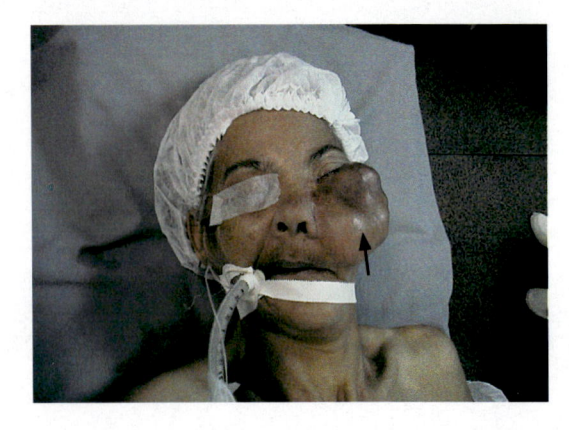

Tumores Benignos   177

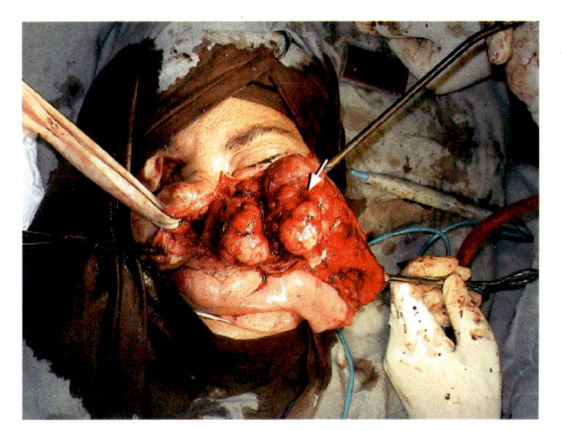

Fig. 12-45. Após incisão externa, a tumoração pode ser vista (seta).

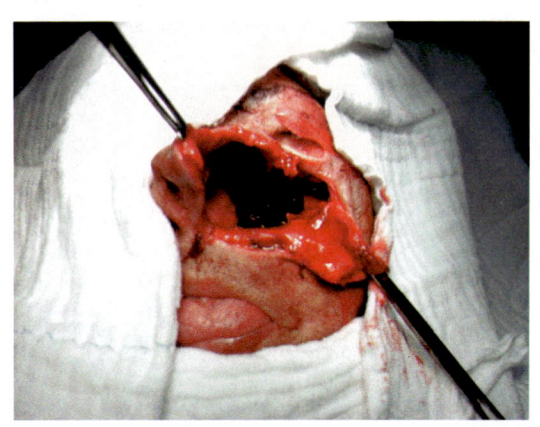

Fig. 12-46. Seio maxilar e fossa nasal esquerda, após exérese do mioepitelioma.

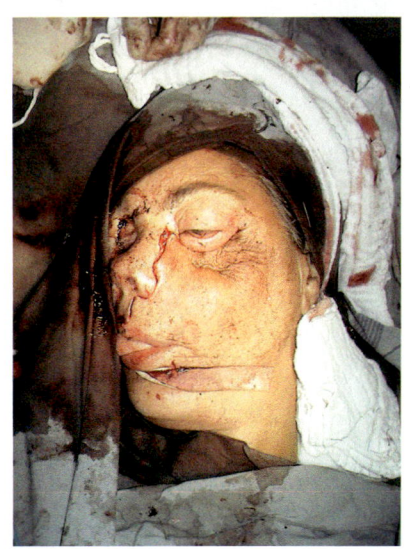

Fig. 12-47. Visão final após sutura da área incisada.

Fig. 12-48. Lesão tumoral removida cirurgicamente.

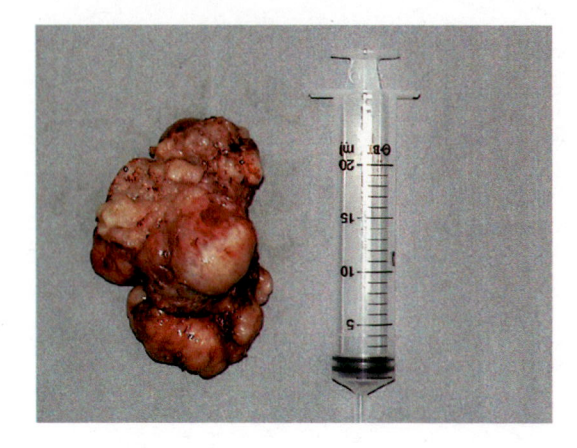

Fig. 12-49. TC partes moles, corte coronal. Controle pós-operatório.

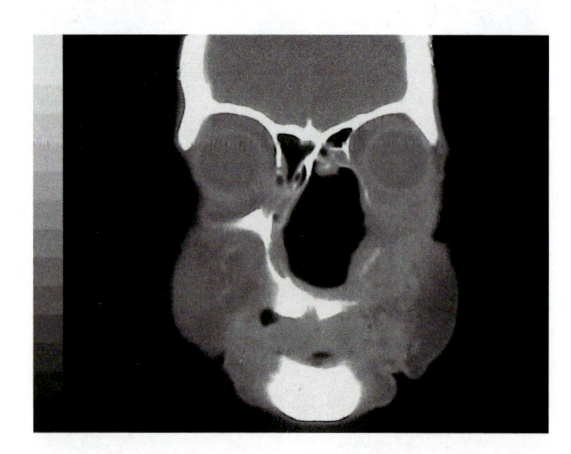

Fig. 12-50. TC partes moles, corte axial. Controle pós-operatório.

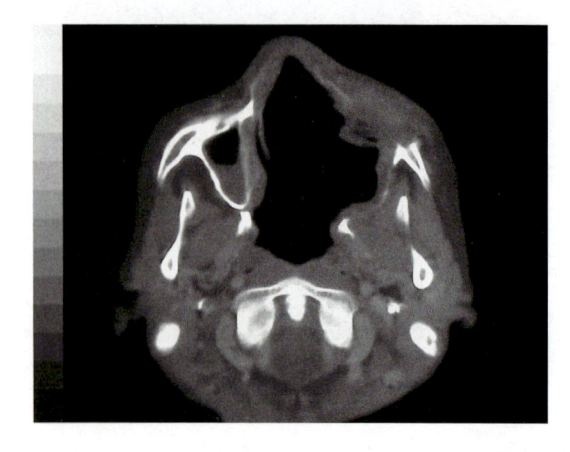

HEMANGIOMA NASAL

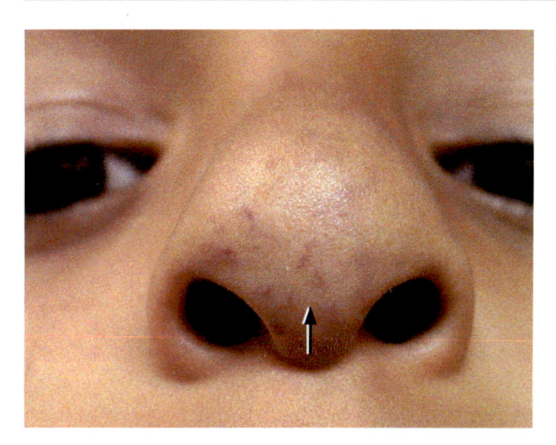

Fig. 12-51. Nota-se tumoração vascular na ponta nasal (seta).

FIBROMA OSSIFICANTE

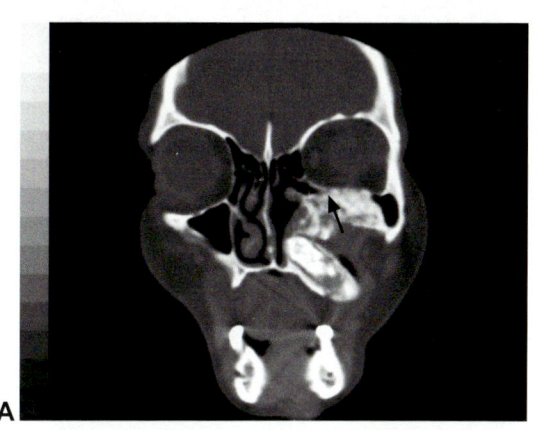

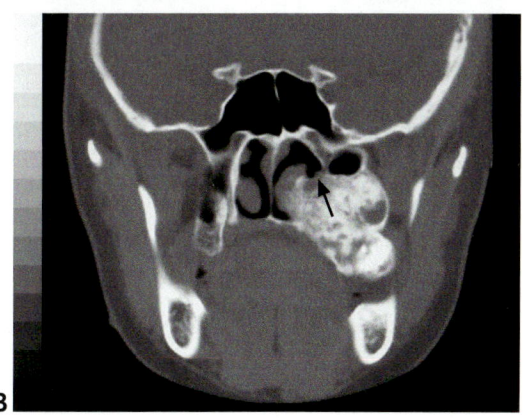

Fig. 12-52. (A) TC partes ósseas, corte coronal. Nota-se lesão hiperatenuante, de aspecto ósseo no seio maxilar esquerdo (seta),
(B) estendendo-se posteriormente e acometendo a lâmina medial do osso pterigóide (seta).

Fig. 12-53. TC partes ósseas, corte axial. Lesão expansiva óssea acometendo quase todo o seio maxilar esquerdo (seta).

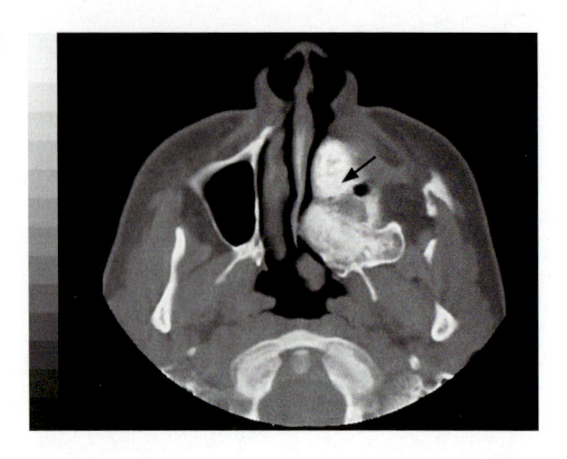

DISPLASIA FIBROSA CÍSTICA

Fig. 12-54. Nota-se deformidade facial bilateralmente, com apagamento do sulco nasomaxilar (setas).

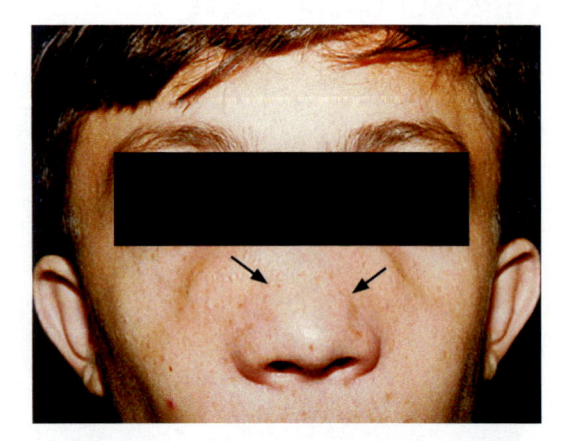

Fig. 12-55. TC partes ósseas, corte coronal. Nota-se lesão expansiva de aspecto heterogêneo com áreas císticas e ósseas acometendo o seio etmóide anterior, o seio maxilar e o conteúdo orbitário à direita (seta).

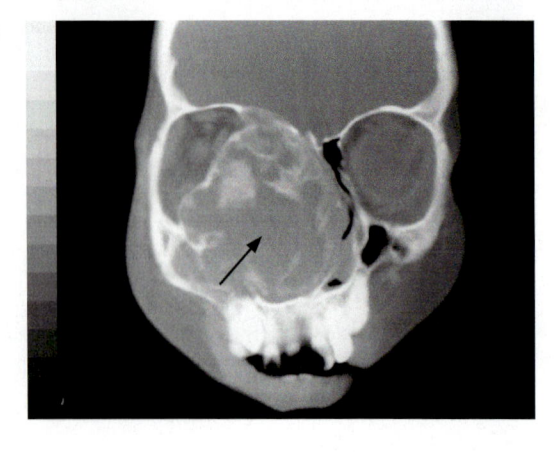

Tumores Benignos **181**

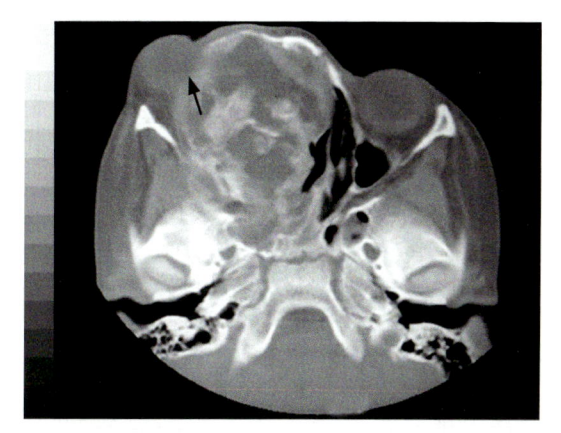

Fig. 12-56. TC partes ósseas, corte axial. Nota-se deslocamento do globo ocular direito por efeito de massa (seta).

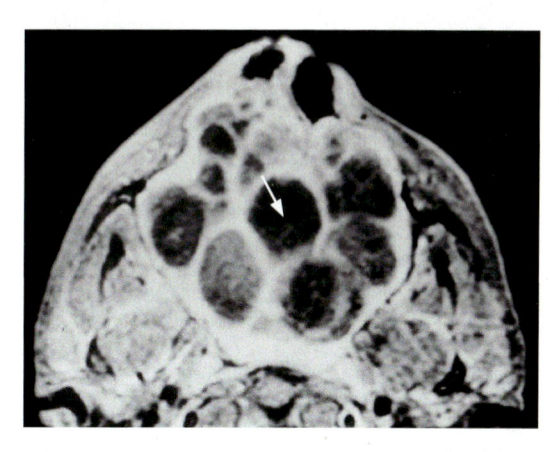

Fig. 12-57. Ressonância magnética, T1 corte axial. Notam-se áreas císticas em expansão (seta).

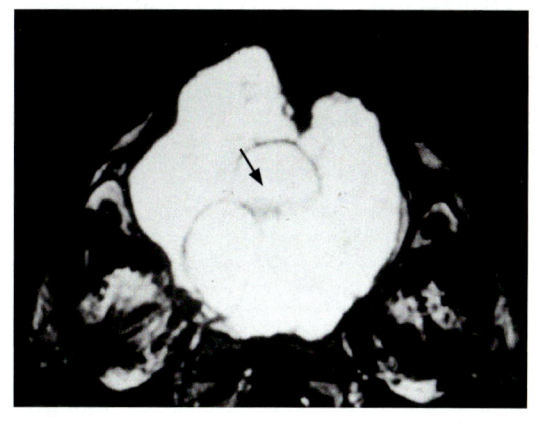

Fig. 12-58. Ressonância magnética, T2, corte axial. Observa-se área de hipersinal da lesão, demonstrando o componente hídrico da mesma (seta).

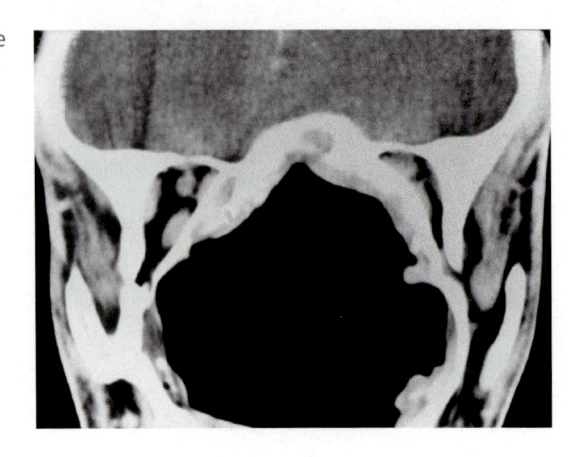

Fig. 12-59. TC partes ósseas, corte coronal. Pós-operatório de um ano.

DISPLASIA FIBROSA

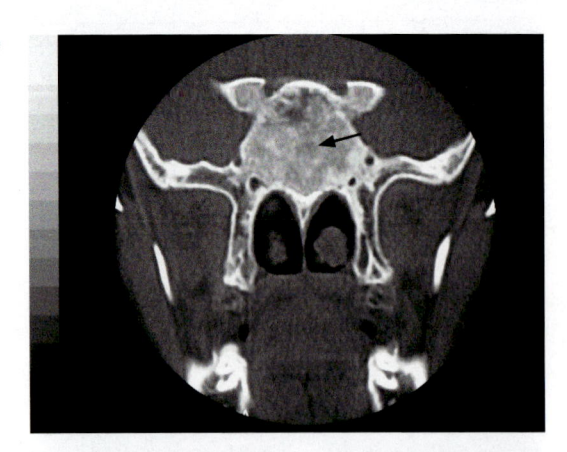

Fig. 12-60. TC partes ósseas, corte coronal. Observa-se área de aspecto heterogêneo no seio esfenóide, com comprometimento ósseo difuso (seta).

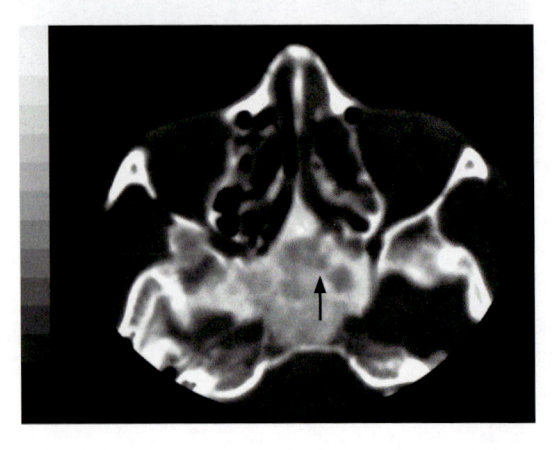

Fig. 12-61. TC partes ósseas, corte axial. Nota-se o osso esfenóide displásico em toda a sua extensão (seta).

DISPLASIA FIBROSA POLIOSTÓTICA

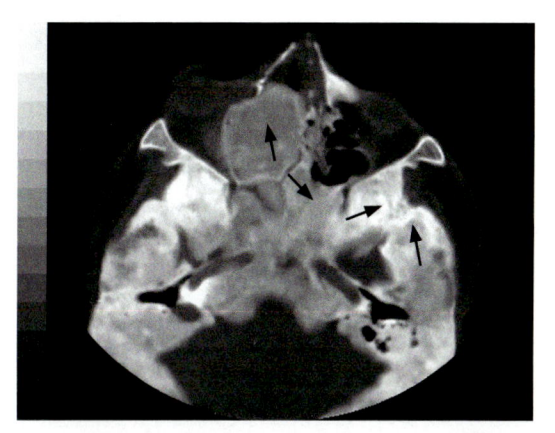

Fig. 12-62. TC partes ósseas, corte axial. Observa-se displasia óssea na região etmoidal e esfenoidal, assim como na região mastóidea e na pirâmide petrosa (setas).

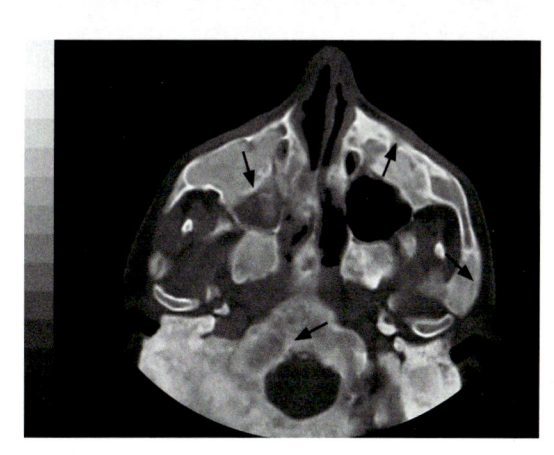

Fig. 12-63. TC partes ósseas, corte axial. Notam-se áreas displásicas no seio maxilar, mandíbula e região vertebral (setas).

AMELOBLASTOMA

Fig. 12-64. TC partes moles, corte coronal. Nota-se lesão de aspecto cístico com captação de contraste periférico na região da mandíbula esquerda (seta).

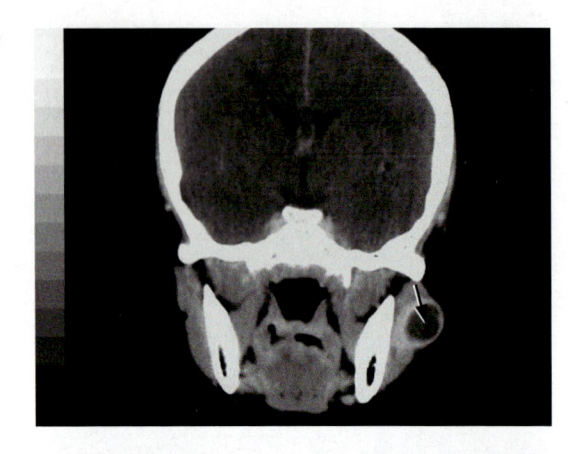

Fig. 12-65. TC partes moles, corte axial. Lesão cística acometendo a região parotídea e massetérica (seta).

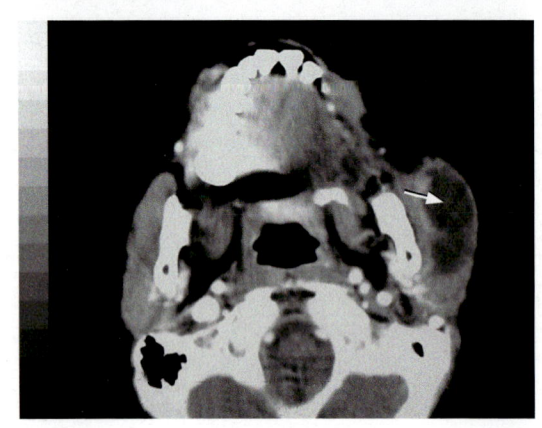

Fig. 12-66. Nota-se abaulamento da região mandibular à esquerda, com acometimento da região parotídea e massetérica (seta).

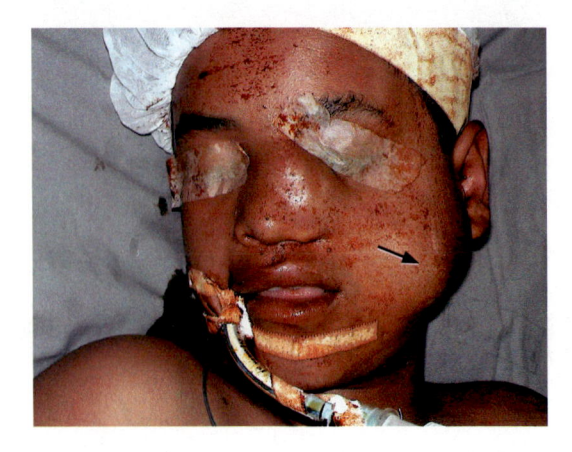

AGO

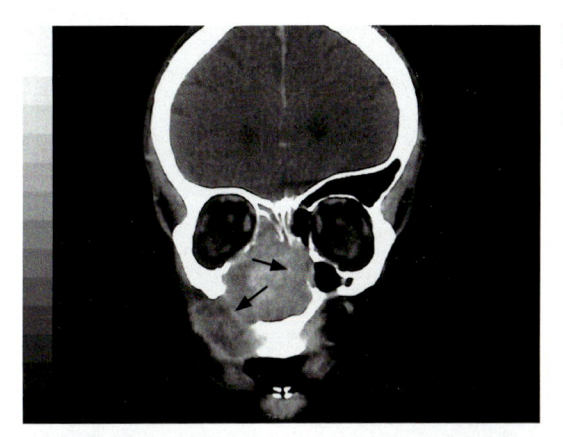

Fig. 12-67. TC partes moles, corte coronal. Lesão expansiva na fossa nasal direita, com erosão óssea do septo nasal e maxila (setas).

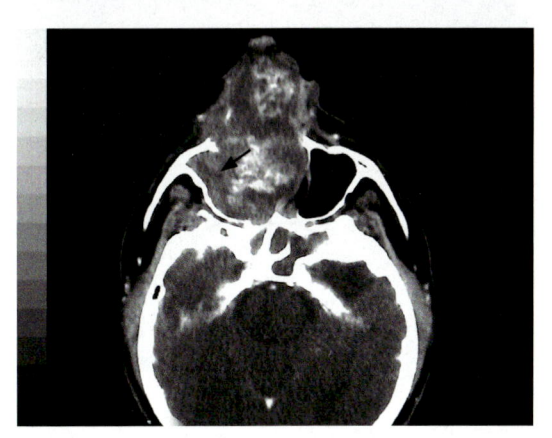

Fig. 12-68. TC partes moles, corte axial. Lesão heterogênea expansiva na fossa nasal direita, com acometimento do seio maxilar ipsilateral (seta).

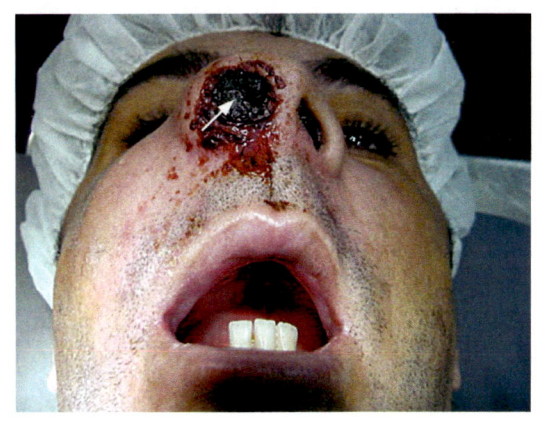

Fig. 12-69. Tumoração de crescimento rápido protruindo pela narina direita (seta).

Fig. 12-70. Angiografia mostrando irrigação do tumor pela artéria maxilar direita (setas).

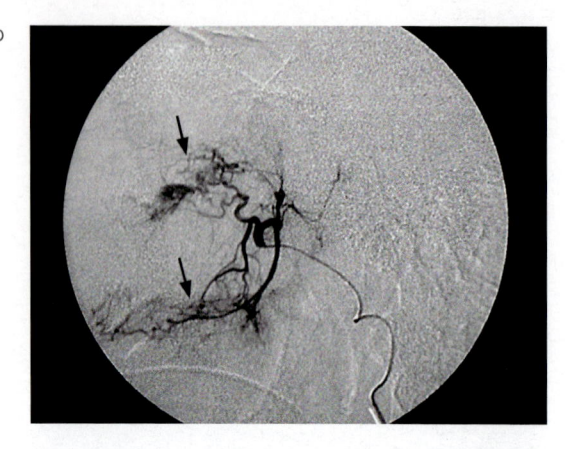

Fig. 12-71. Angiografia pós-embolização da artéria maxilar direita.

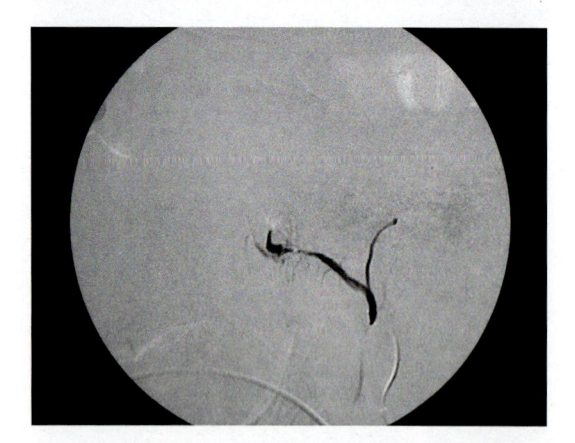

Fig. 12-72. Peça cirúrgica removida.

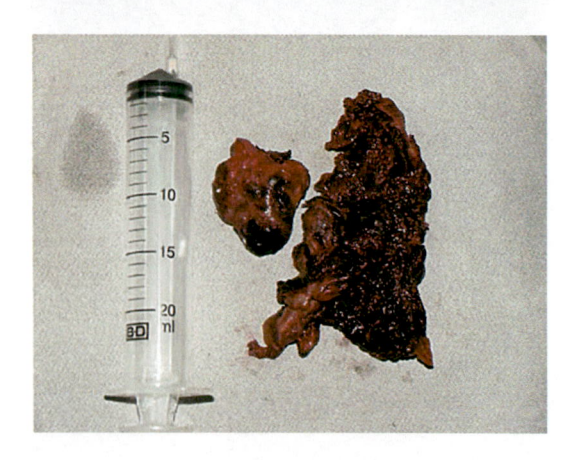

NASOANGIOFIBROMA JUVENIL

Caso 1

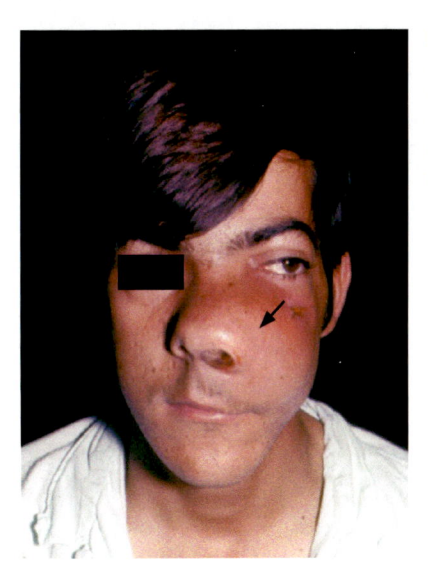

Fig. 13-1. Paciente do sexo masculino, adolescente, com história de obstrução nasal unilateral à esquerda, acompanhada de episódios de epistaxe. Observa-se abaulamento em pirâmide nasal à esquerda com apagamento do sulco nasal (seta).

Fig. 13-2. TC partes moles, corte axial. Nota-se o alargamento da fossa pterigopalatina, com acometimento da fossa infratemporal (seta).

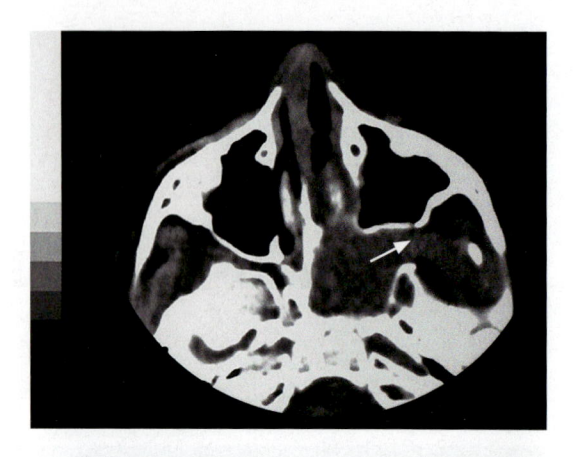

Fig. 13-3. TC partes moles, corte coronal. Observa-se tumoração expansiva na região posterior do seio maxilar, com erosão da sua parede medial (seta).

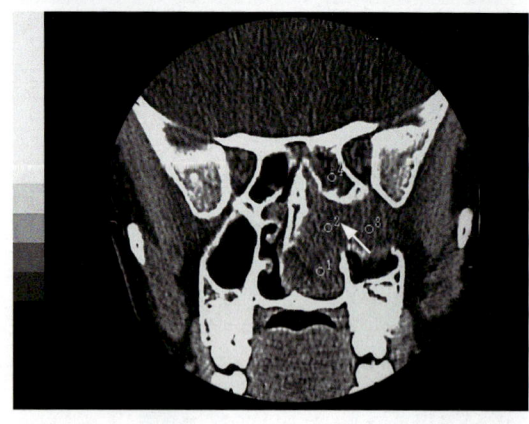

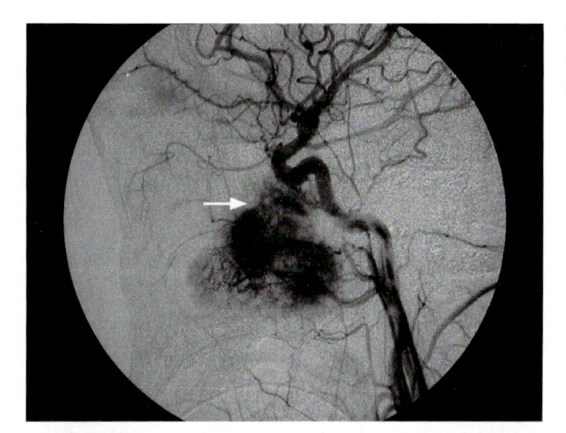

Fig. 13-4. Arteriografia da artéria carótida comum externa mostrando a irrigação do tumor (seta).

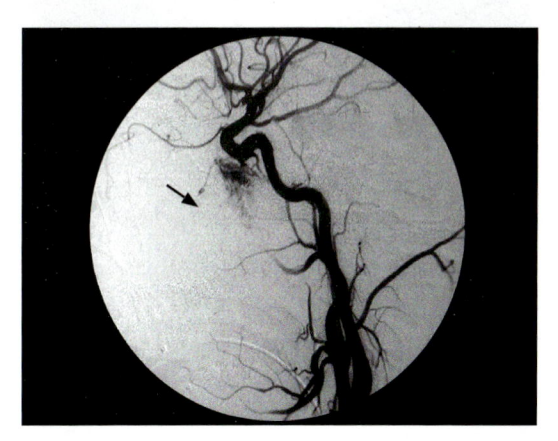

Fig. 13-5. Imagem pós-embolização da artéria principal nutriente da massa tumoral (seta).

Caso 2

Fig. 13-6. TC partes moles, corte axial. Alargamento da fossa pterigopalatina com erosão óssea da lâmina pterigóide (setas).

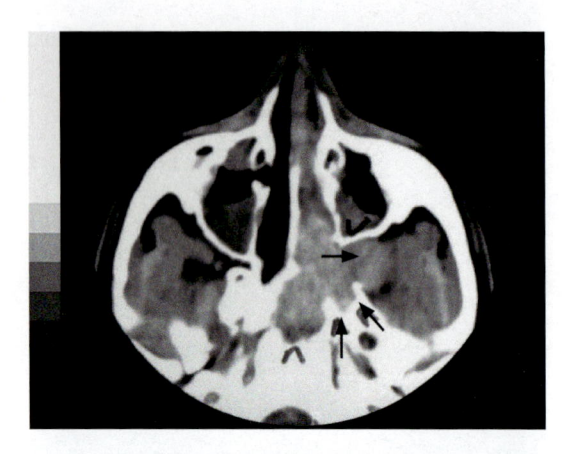

Fig. 13-7. TC partes ósseas, corte coronal. Nota-se erosão óssea do seio esfenóide, com extensão tumoral para a fossa infratemporal (seta).

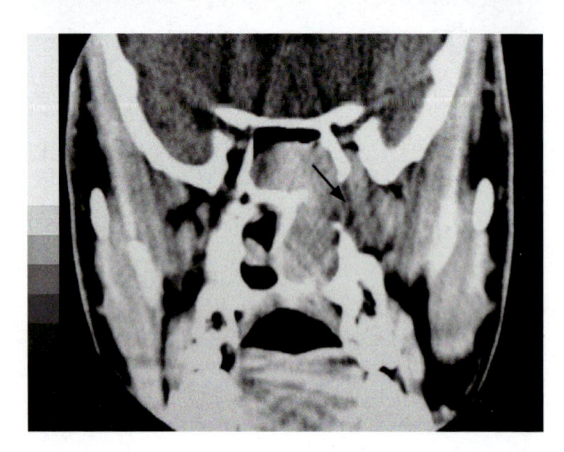

Fig. 13-8. Peça tumoral removida cirurgicamente.

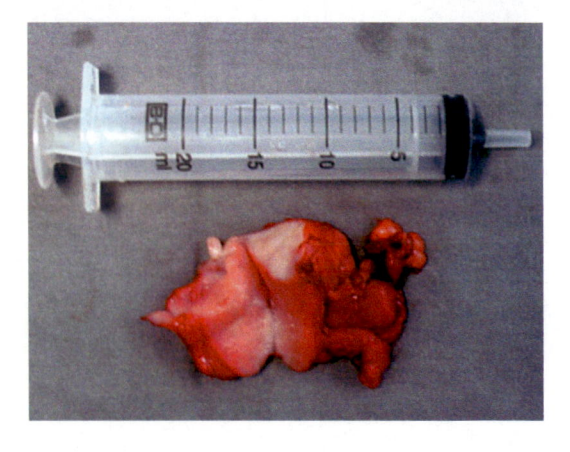

Caso 3

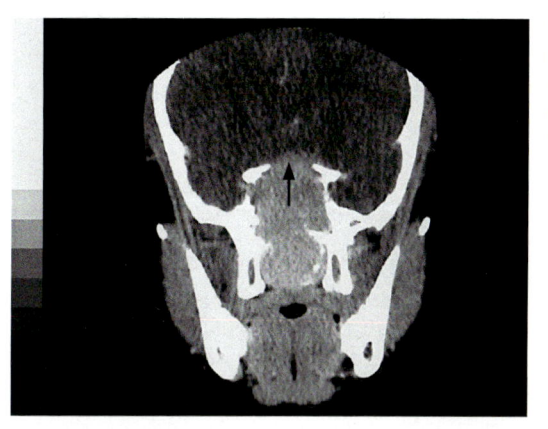

Fig. 13-9. TC partes moles, corte coronal. Nota-se massa tumoral expansiva e contrastada no seio esfenóide, com erosão da parede superior do seio (seta).

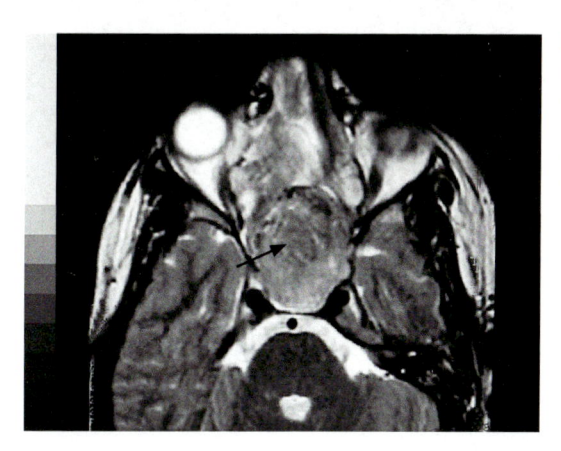

Fig. 13-10. Ressonância magnética, T2, corte axial. Nota-se massa tumoral expansiva ocupando a região do seio esfenóide, com expansão para o seio etmoidal (seta).

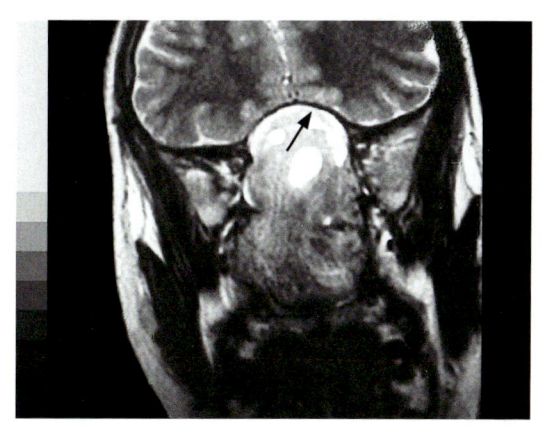

Fig. 13-11. Ressonância magnética, T2, corte coronal com contraste. Massa tumoral contrastada em seio esfenoidal, sem invasão intracraniana (seta).

Caso 4

Fig. 13-12. TC partes moles, corte axial. Nota-se tumoração contrastada nas fossas nasais, com acometimento intracraniano (seta).

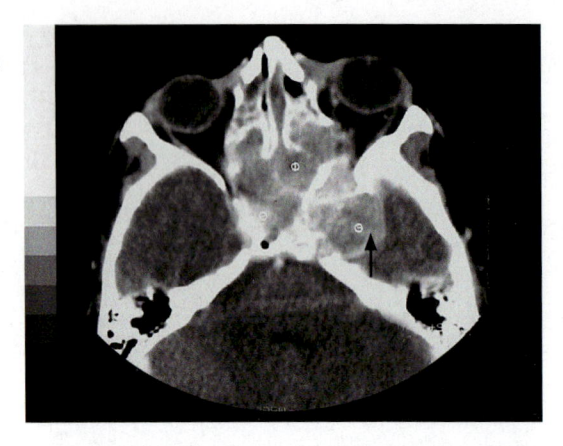

Fig. 13-13. TC partes moles, corte coronal. Nota-se erosão da lâmina pterigóide e acometimento e erosão do seio esfenóide, com comprometimento intracraniano (seta).

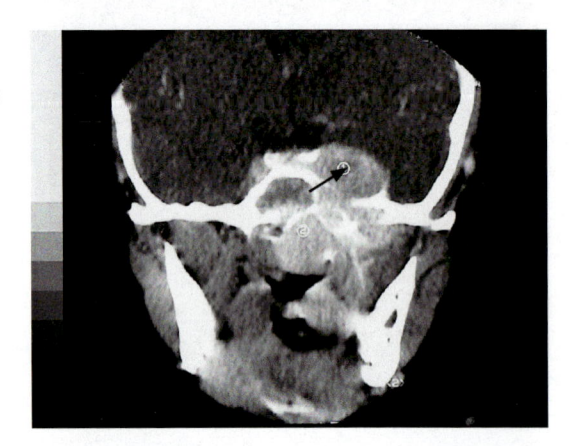

Fig. 13-14. Ressonância magnética, T1, corte coronal com contraste. Nota-se lesão vascularizada ocupando o seio esfenóide e estendendo-se intracranialmente (seta).

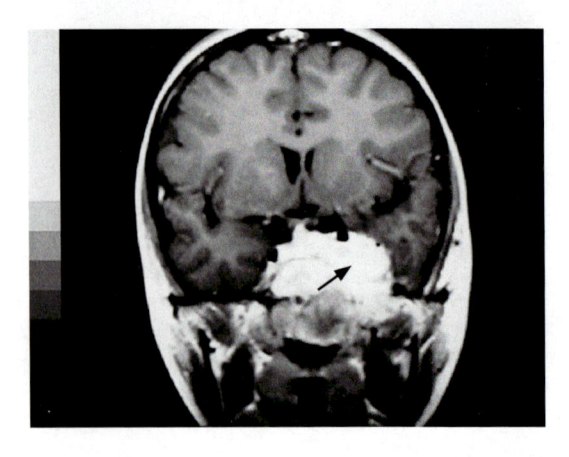

Nasoangiofibroma Juvenil 193

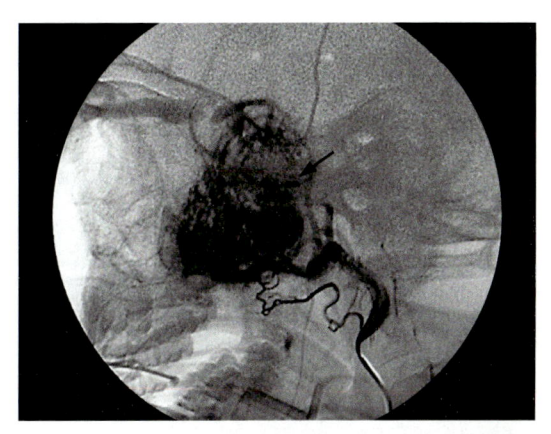

Fig. 13-15. Arteriografia da artéria carótida externa mostrando a irrigação tumoral (seta).

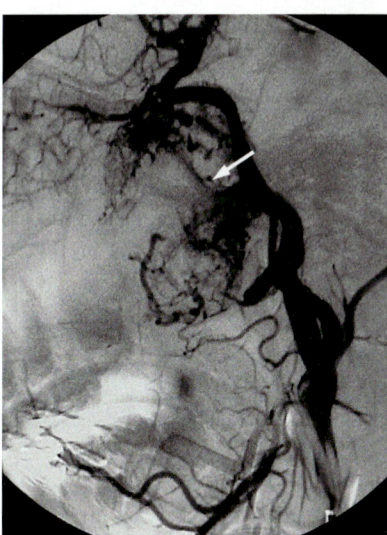

Fig. 13-16. Aspecto final pós-embolização dos ramos da artéria carótida externa (seta).

Fig. 13-17. TC partes moles, corte coronal. Aspecto pós-operatório.

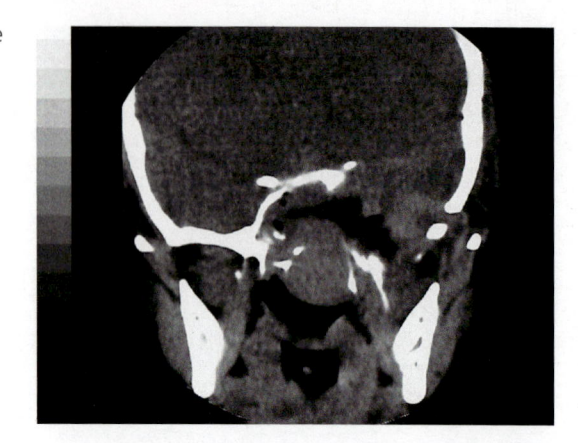

Fig. 13-18. TC partes moles, corte axial. Aspecto pós-operatório.

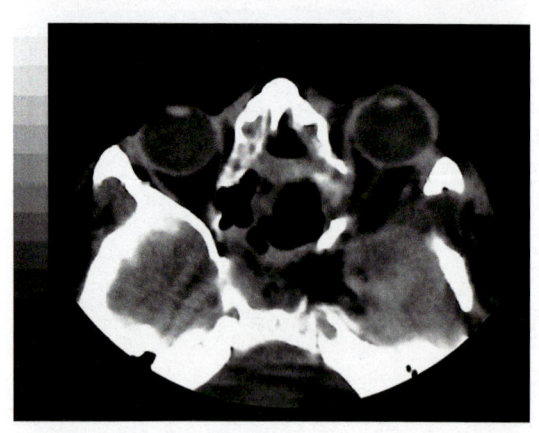

Caso 5

Fig. 13-19. TC partes ósseas, corte axial. Discreto alargamento da fossa pterigopalatina à direita (seta).

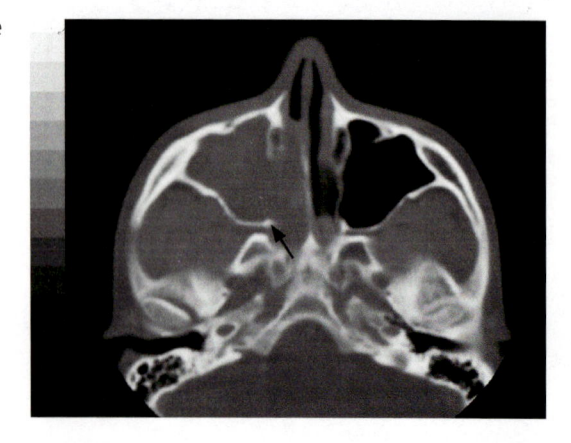

Nasoangiofibroma Juvenil 195

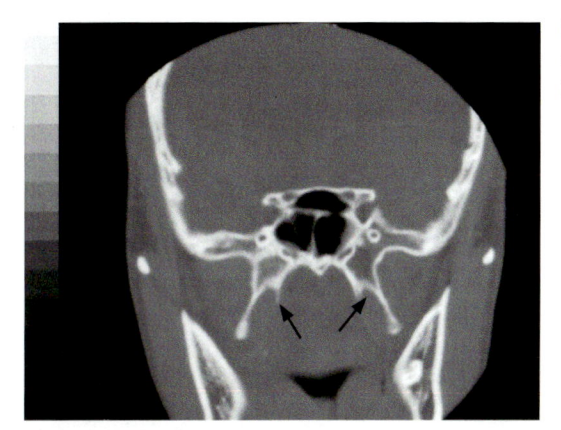

Fig. 13-20. TC partes ósseas, corte coronal. Erosão óssea da lâmina perigóide bilateralmente (setas).

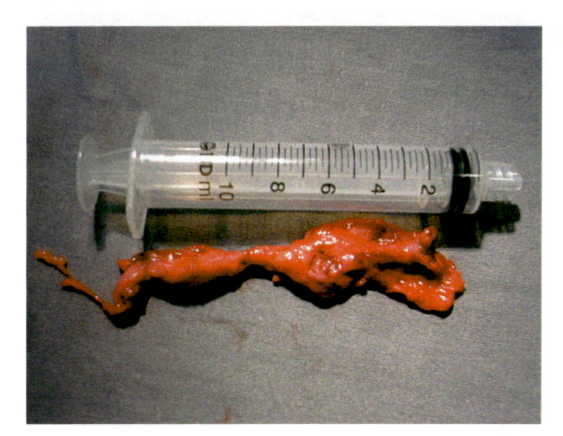

Fig. 13-21. Peça tumoral removida cirurgicamente.

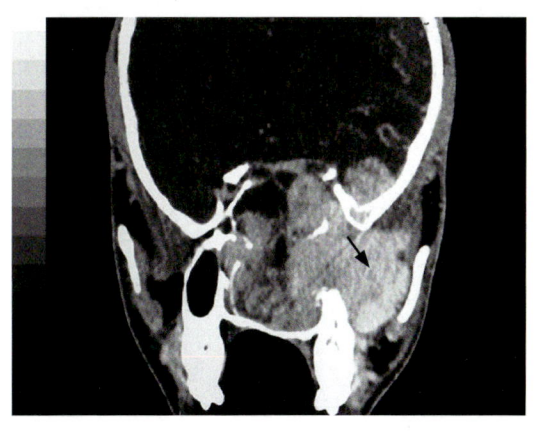

Caso 6

Fig. 13-22. TC partes moles, corte coronal. Massa tumoral contrastada na região infratemporal (seta).

Fig. 13-23. TC partes moles, corte axial. Lesão expansiva contrastada ocupando a fossa infratemporal, alargando a fossa pterigopalatina (seta).

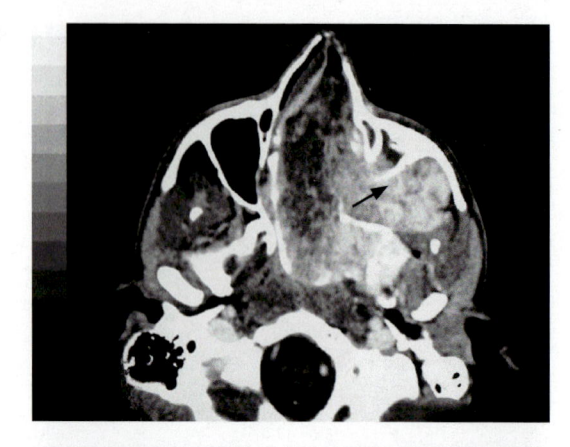

Fig. 13-24. Ressonância magnética, T1, corte axial com contraste. Nota-se lesão tumoral ocupando o seio esfenóide, a fossa infratemporal e as fossas nasais (setas).

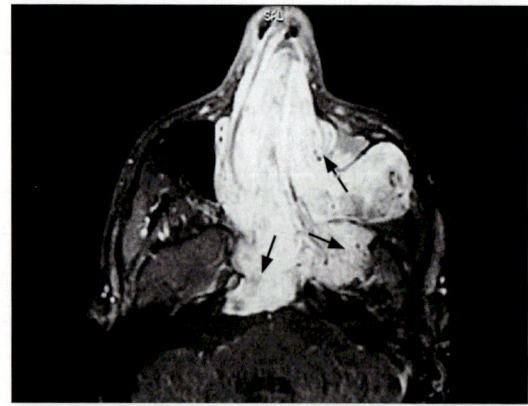

Fig. 13-25. Ressonância magnética, T1, corte sagital com contraste. Observa-se tumoração no seio esfenóide e fossas nasais, estendendo-se à rinofaringe (seta).

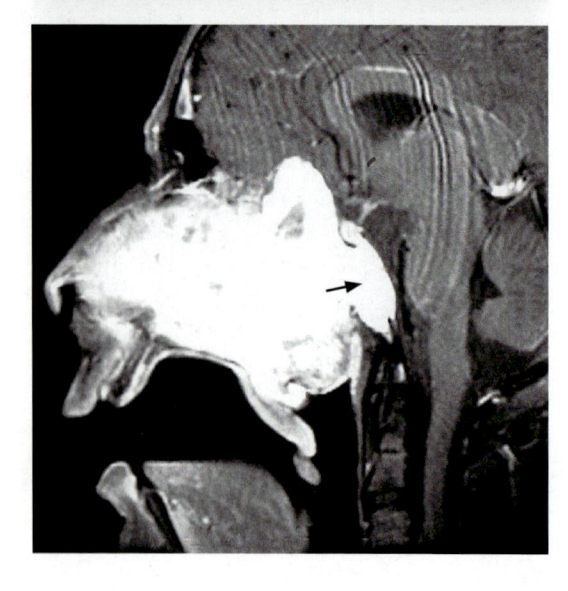

Nasoangiofibroma Juvenil

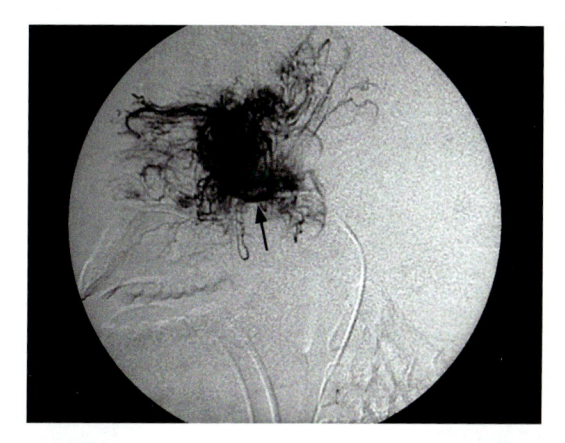

Fig. 13-26. Vascularização tumoral através da artéria maxilar esquerda, pré-embolização (seta).

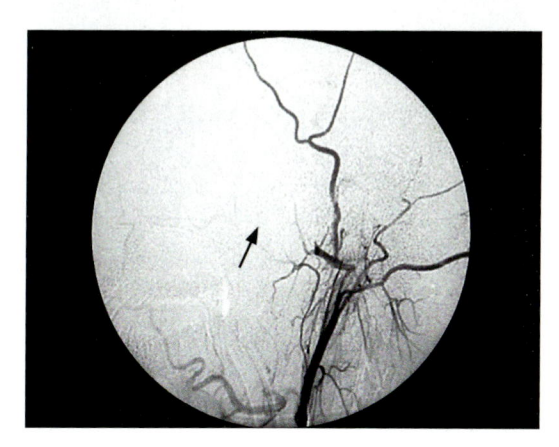

Fig. 13-27. Vascularização tumoral pós-embolização (seta).

Caso 7

Fig. 13-28. TC partes moles, corte coronal. Massa tumoral expansiva erodindo a parede superior do etmóide posterior (seta).

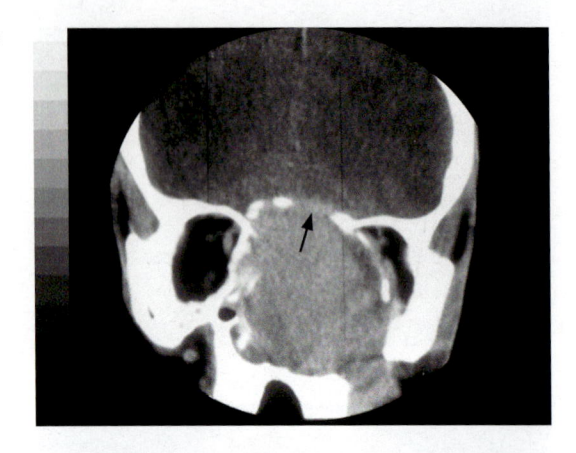

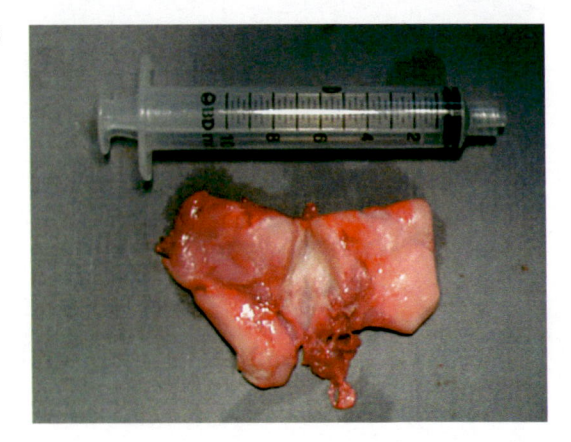

Fig. 13-29. TC partes moles, corte axial. Nota-se acometimento do seio esfenóide com erosão da lâmina pterigóide bilateralmente (setas).

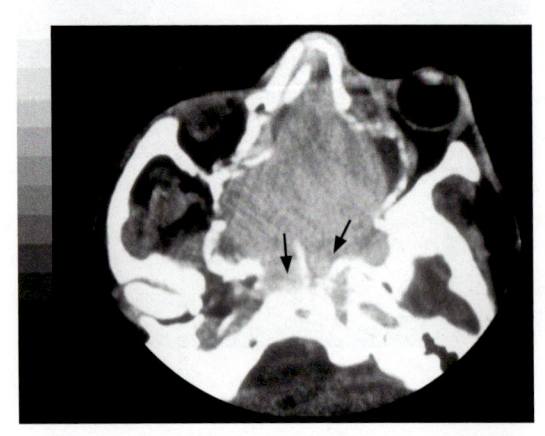

Fig. 13-30. Peça tumoral removida cirurgicamente.

Nasoangiofibroma Juvenil 199

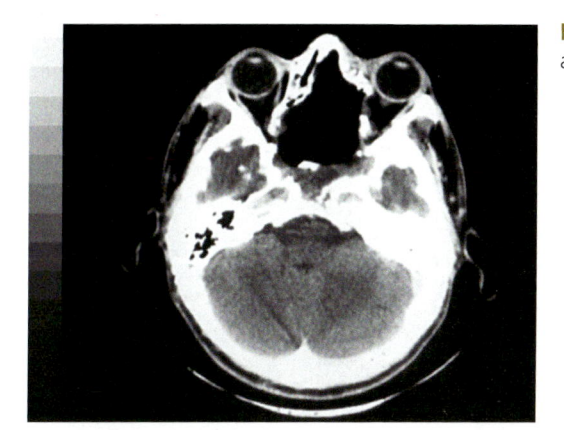

Fig. 13-31. TC partes moles, corte axial. Controle pós-operatório.

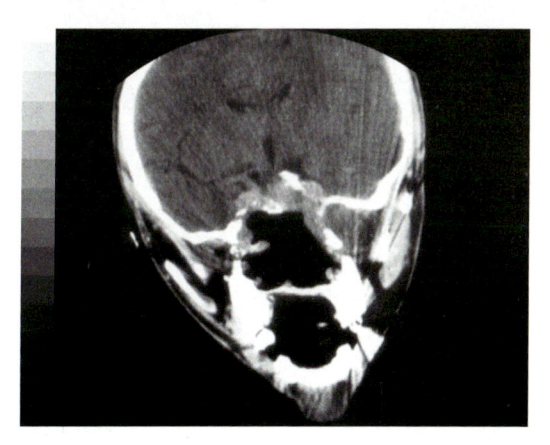

Fig. 13-32. TC partes moles, corte coronal. Controle pós-operatório.

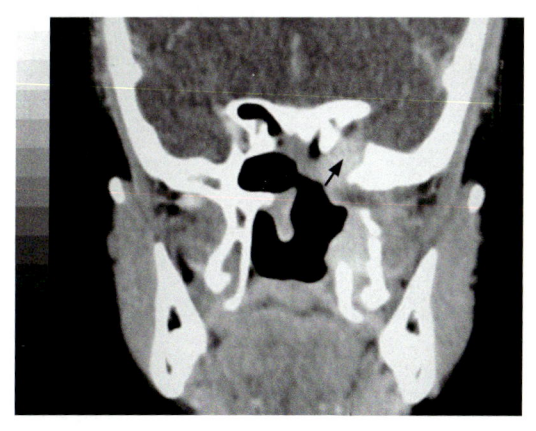

Caso 8

Fig. 13-33. TC partes moles, corte coronal. Nota-se resíduo tumoral pós-operatório na região de seio esfenóide à esquerda (seta).

Fig. 13-34. Vascularização tumoral através da artéria maxilar (seta).

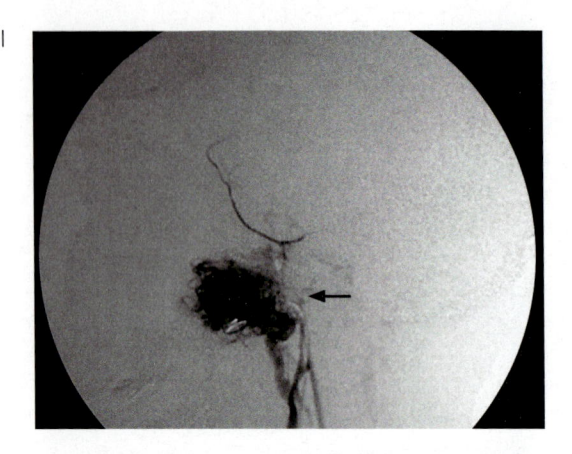

Fig. 13-35. Vascularização tumoral pós-embolização (seta).

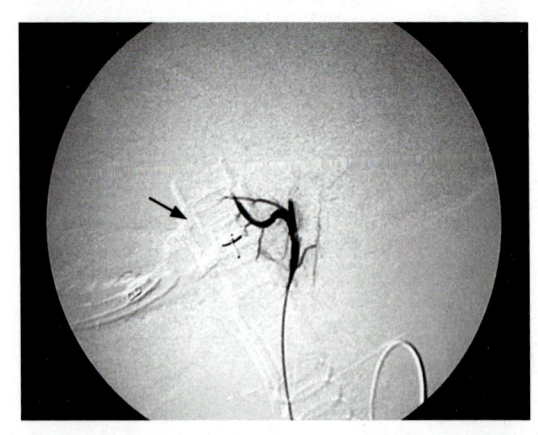

Fig. 13-36. Peça tumoral removida cirurgicamente.

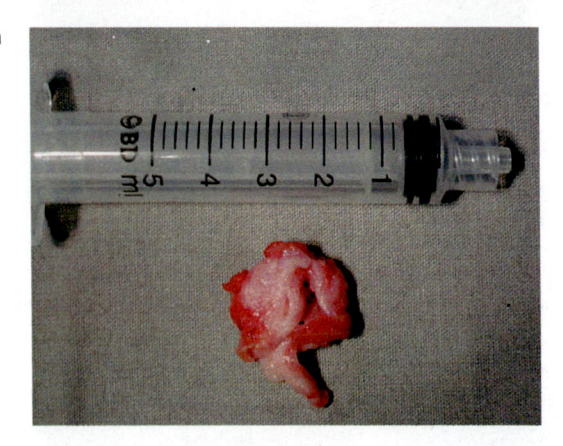

Caso 9

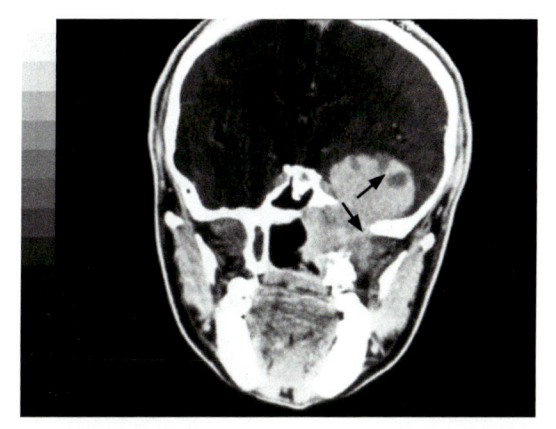

Fig. 13-37. TC partes moles, corte coronal. Nota-se massa tumoral expansiva e contrastada, invadindo a fossa infratemporal e intracraniana (setas).

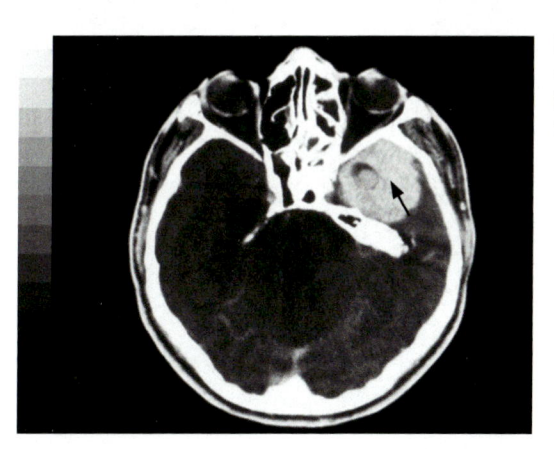

Fig. 13-38. TC partes moles, corte axial. Nota-se comprometimento intracraniano da lesão tumoral (seta).

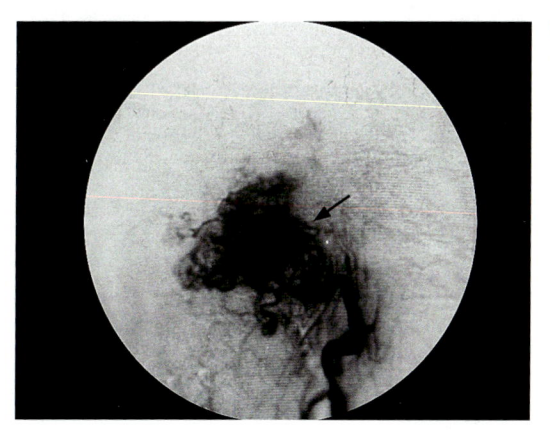

Fig. 13-39. Vascularização tumoral mostrada na arteriografia (seta).

Caso 10

Fig. 13-40. TC partes moles, corte coronal. Nota-se erosão óssea do seio esfenóide e lâmina pterigóide com expansão intracraniana (setas).

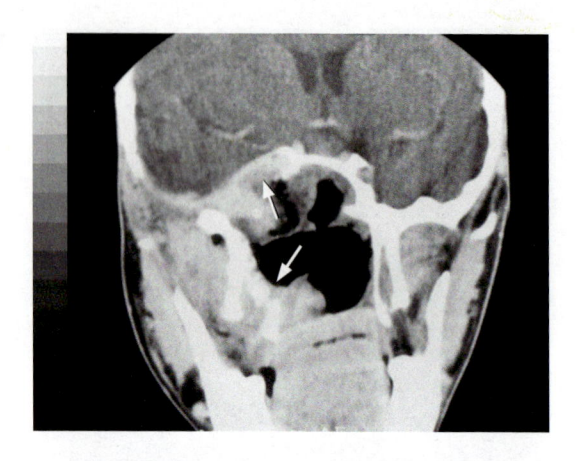

Fig. 13-41. TC partes moles, corte axial. Invasão intracraniana pelo tumor (seta).

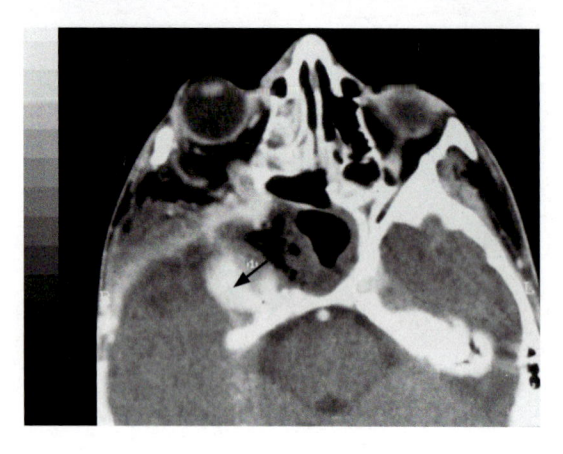

Nasoangiofibroma Juvenil

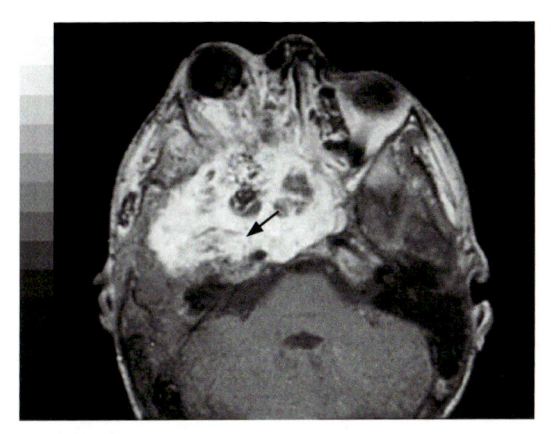

Fig. 13-42. Ressonância magnética, T1, corte axial com contraste. Nota-se invasão intracraniana e intradural da massa tumoral (seta).

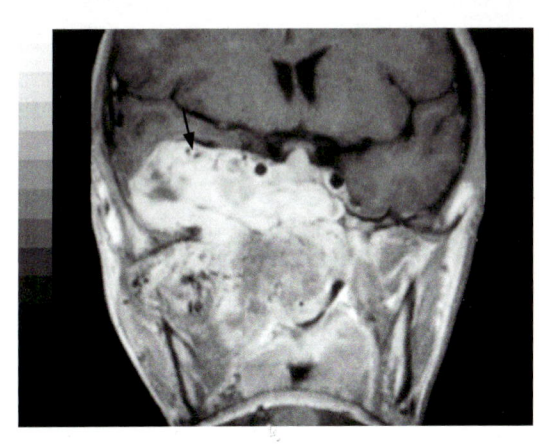

Fig. 13-43. Ressonância magnética, T1, corte coronal com contraste. Nota-se invasão intracraniana e intradural da massa tumoral (seta).

14

TUMORES MALIGNOS

CARCINOMA ADENOCÍSTICO

Fig. 14-1. TC partes moles, corte coronal. Observa-se lesão expansiva no seio maxilar esquerdo, de aspecto heterogêneo, invadindo a fossa nasal ipsilateral (seta).

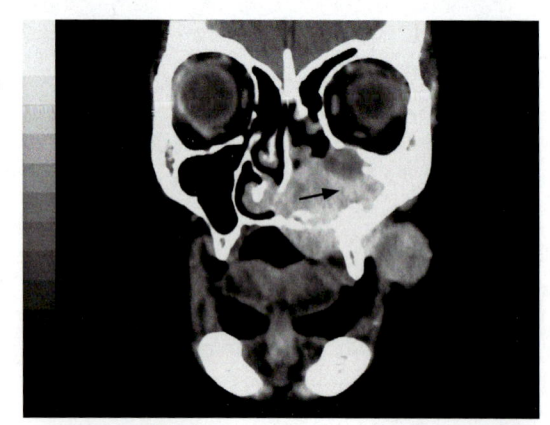

Fig. 14-2. TC partes ósseas, corte coronal. Nota-se erosão óssea na parede lateral, medial e inferior do seio maxilar esquerdo, assim como no assoalho orbitário na região do nervo infra-orbitário (setas).

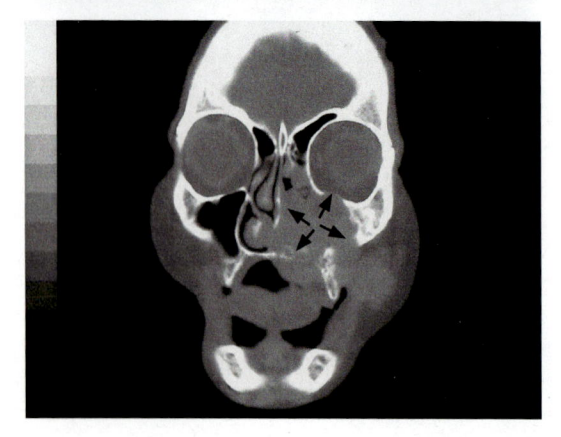

Tumores Malignos **205**

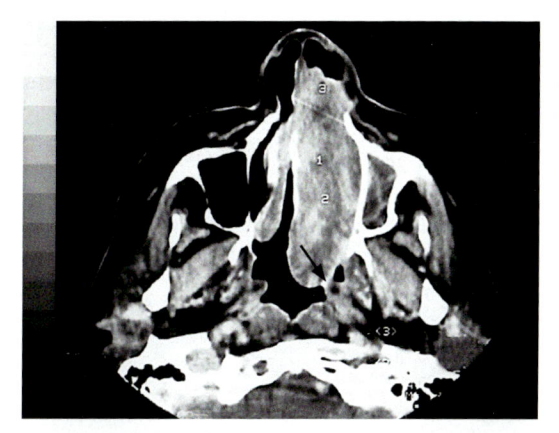

Fig. 14-3. TC partes moles, corte axial. Nota-se lesão na fossa nasal estendendo-se até a coana, comprometendo parcialmente a tuba auditiva (seta). A lesão estende-se até o coma.

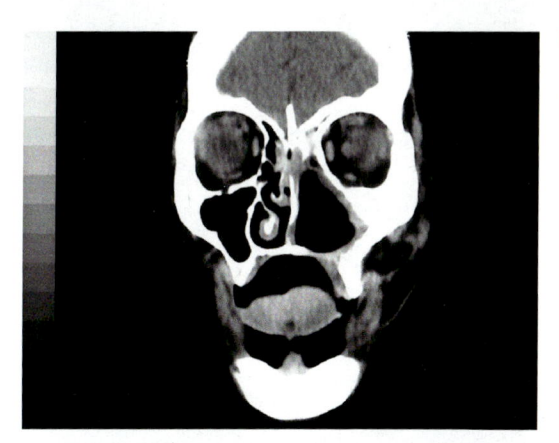

Fig. 14-4. TC partes moles, corte coronal. Aspecto pós-operatório e pós-radioterapia.

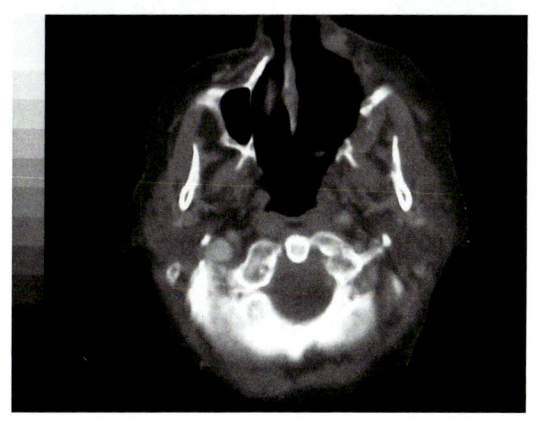

Fig. 14-5. TC partes ósseas, corte axial. Aspecto pós-operatório e pós-radioterapia.

CONDROSSARCOMA

Fig. 14-6. TC partes moles, corte coronal. Nota-se tumoração expansiva hiperatenuante na região do etmóide anterior, comprometendo a lâmina crivosa e invadindo a lâmina papirácea à esquerda (setas).

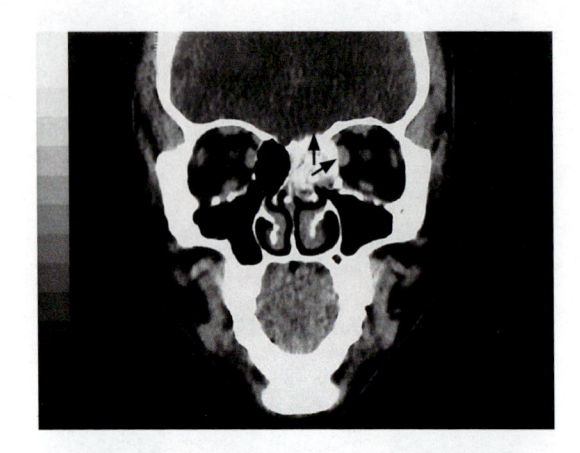

Fig. 14-7. TC partes moles, corte axial. Observa-se tumoração expansiva hiperatenuante, com provável origem no septo nasal à esquerda (seta).

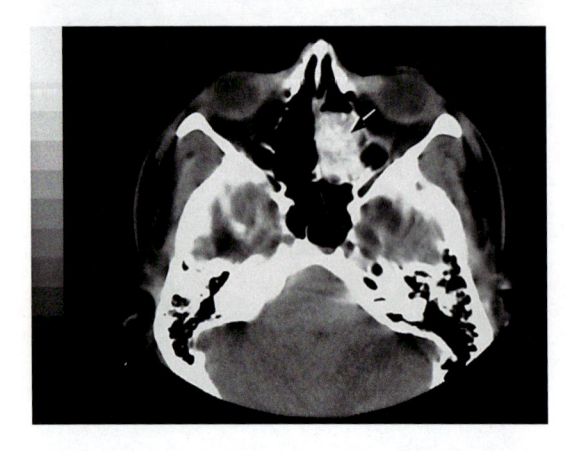

ESTESIONEUROBLASTOMA

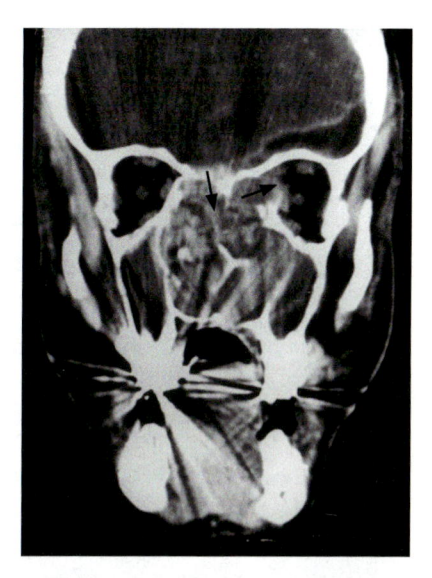

Fig. 14-8. TC partes moles, corte coronal. Nota-se lesão expansiva, heterogênea, no teto do etmóide, com erosão óssea septal e da lâmina papirácea à esquerda (setas).

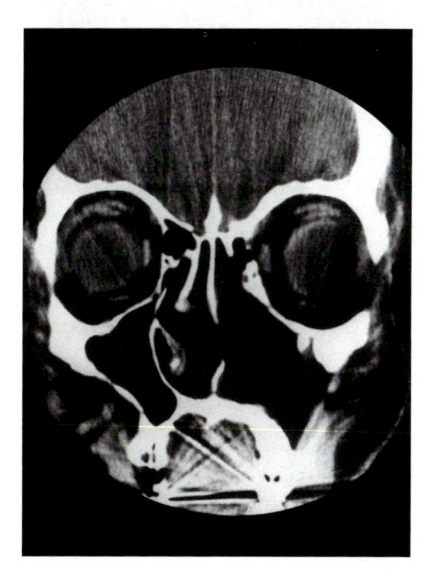

Fig. 14-9. TC partes moles, corte coronal. Aspecto pós-operatório.

FIBROMIXOSSARCOMA

Fig. 14-10. TC partes moles, corte axial. Lesão expansiva no seio maxilar esquerdo, com destruição das paredes anterior, posterior e medial do seio, invadindo a fossa nasal (setas).

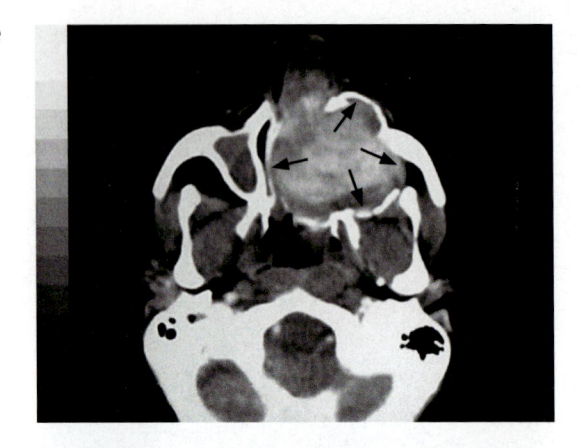

Fig. 14-11. TC partes moles, corte coronal. Tumoração no seio maxilar esquerdo deslocando o globo ocular ipsilateral (seta).

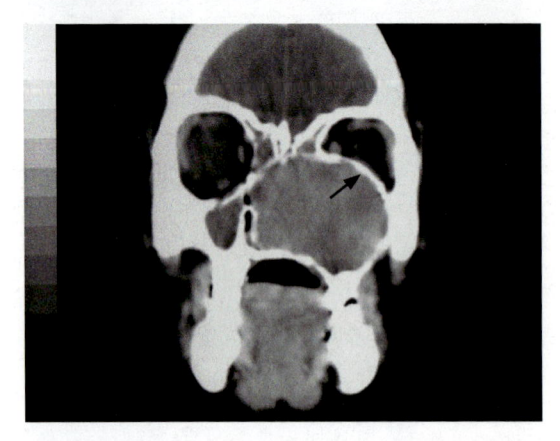

Fig. 14-12. Lesão tumoral removida cirurgicamente: fibrohistiocitoma maligno mixóide.

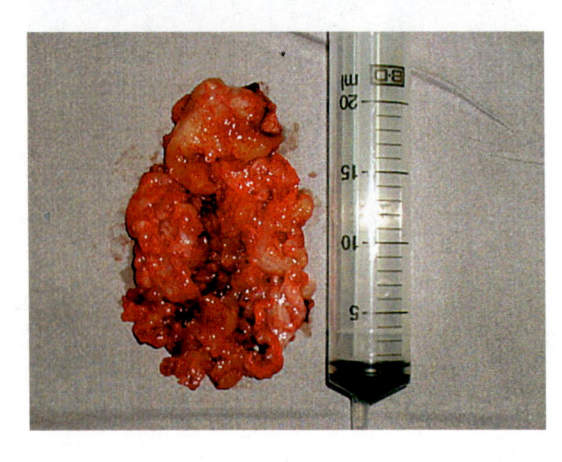

HEMANGIOPERICITOMA

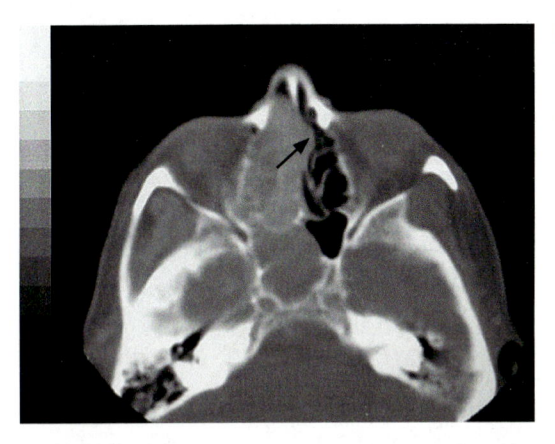

Fig. 14-13. TC partes ósseas, corte axial. Nota-se lesão na fossa nasal direita comprometendo o septo nasal (seta).

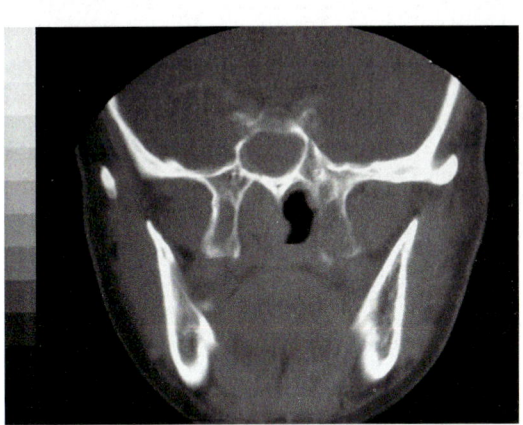

Fig. 14-14. TC partes ósseas, corte coronal. Lesão na fossa nasal direita estendendo-se até a coana.

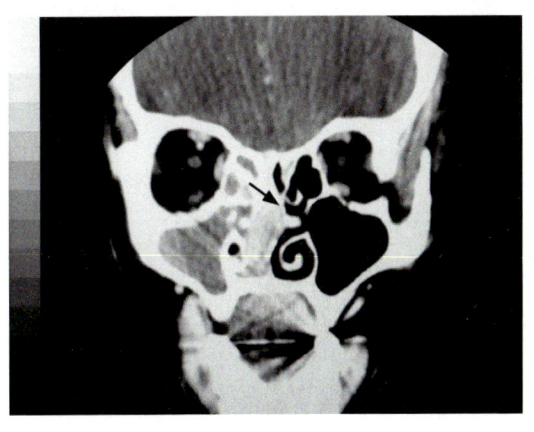

Fig. 14-15. TC partes moles, corte coronal, com contraste. Nota-se tumoração contrastada na fossa nasal direita (seta).

Fig. 14-16. Aspecto tumoral removido cirurgicamente.

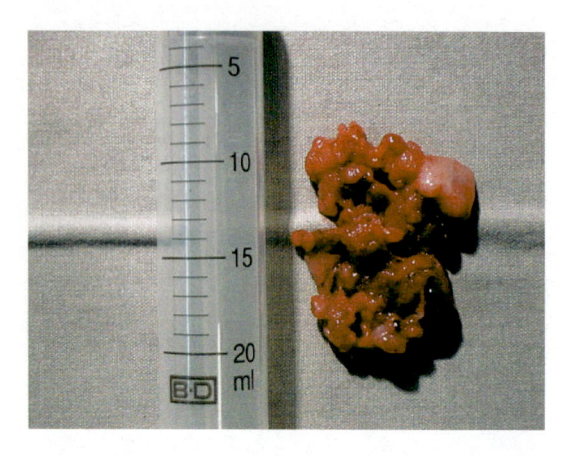

RABDOMIOSSARCOMA

Fig. 14-17. Abaulamento progressivo da região maxilar à direita, acompanhado de proptose (seta).

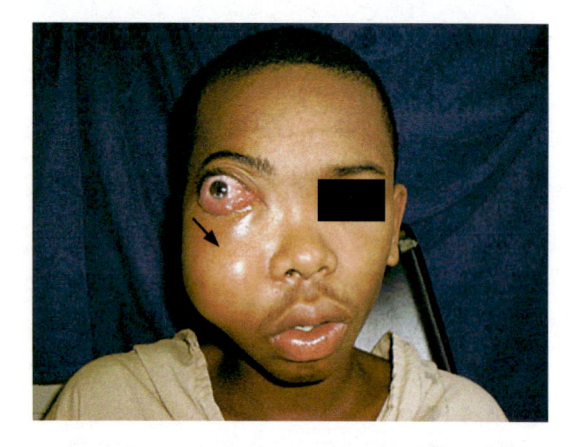

TUMOR CARCINÓIDE

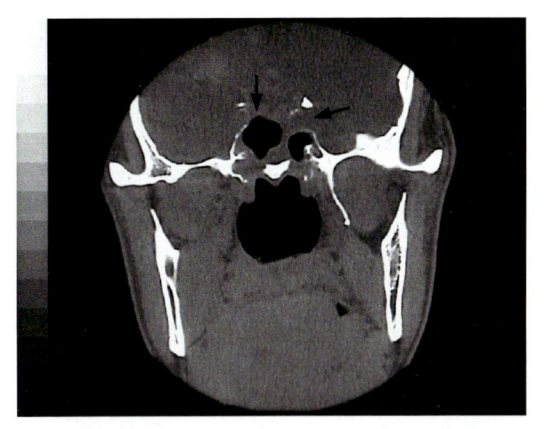

Fig. 14-18. TC partes ósseas, corte coronal. Tumoração no seio esfenóide com erosão óssea adjacente (setas).

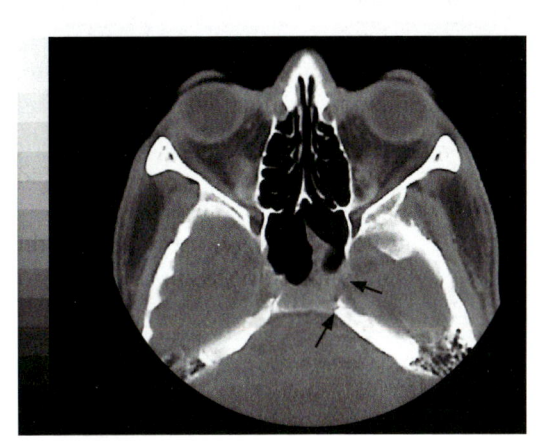

Fig. 14-19. TC partes ósseas, corte axial. Tumoração no seio esfenóide com erosão óssea adjacente (setas).

TUMOR NEUROENDÓCRINO

Fig. 14-20. TC partes ósseas, corte coronal. Nota-se lesão expansiva de aspecto heterogêneo na linha média do nariz (seta).

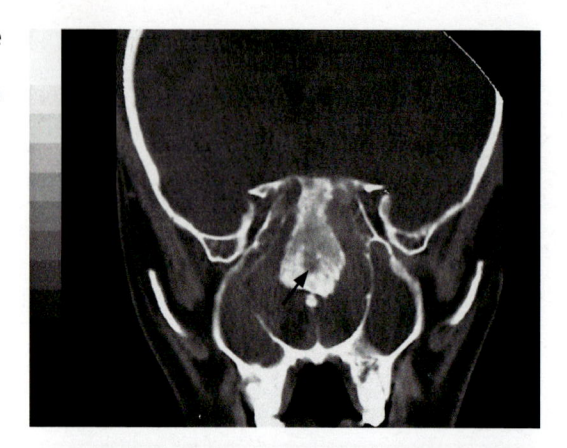

Fig. 14-21. TC partes ósseas, corte axial. Tumoração de aspecto heterogêneo na linha média do nariz (seta).

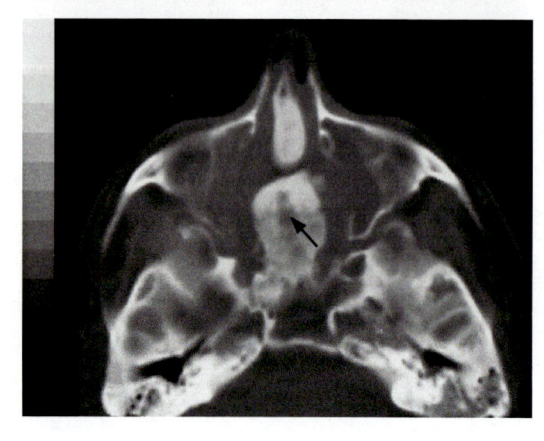

Tumores Malignos   **213**

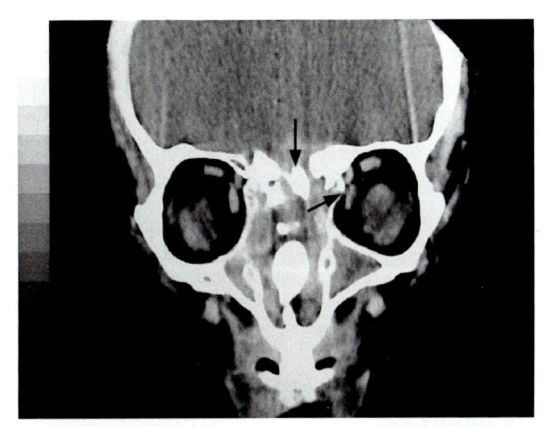

Fig. 14-22. TC partes moles, corte coronal. Nota-se destruição óssea da base do crânio e da lâmina papirácea esquerda (setas).

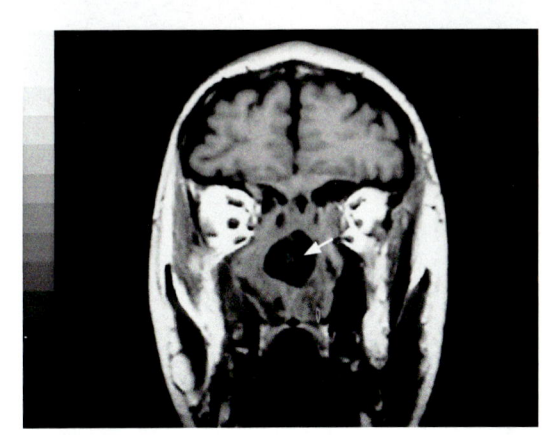

Fig. 14-23. Ressonância magnética, T2, corte coronal. Nota-se hipossinal da lesão na linha média (seta).

LINFOMAS

Caso 1

Fig. 14-24. Abaulamento na região frontal à esquerda, com deslocamento ocular ipsilateral (seta).

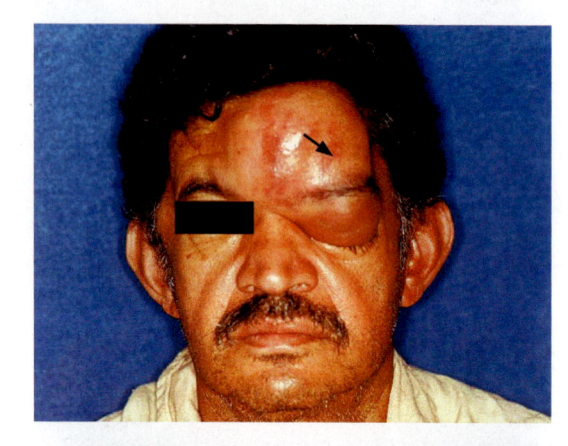

Fig. 14-25. TC partes moles, corte coronal. Lesão expansiva no seio frontal estendendo-se para o seio etmoidal e cavidade orbitária (seta).

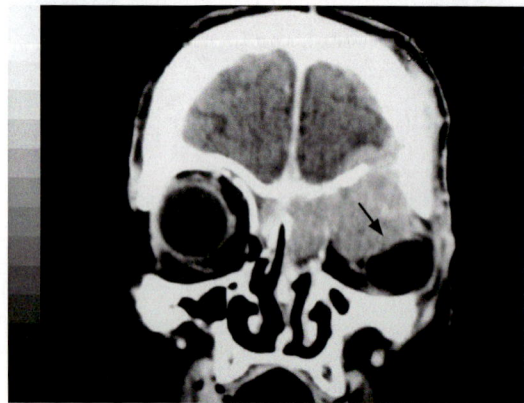

Fig. 14-26. TC partes moles, corte axial. Nota-se o deslocamento orbitário causado pela expansão tumoral (seta).

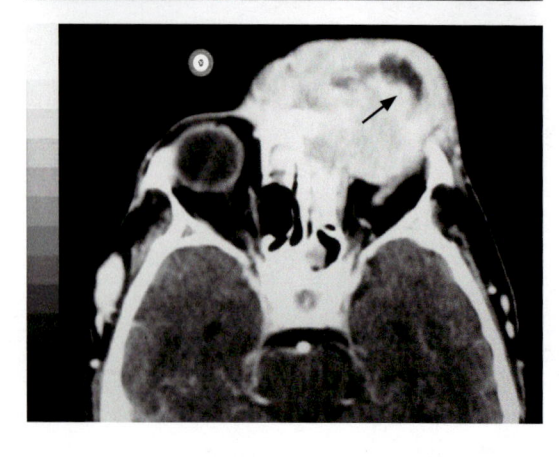

Tumores Malignos 215

Caso 2 – Linfoma de células B

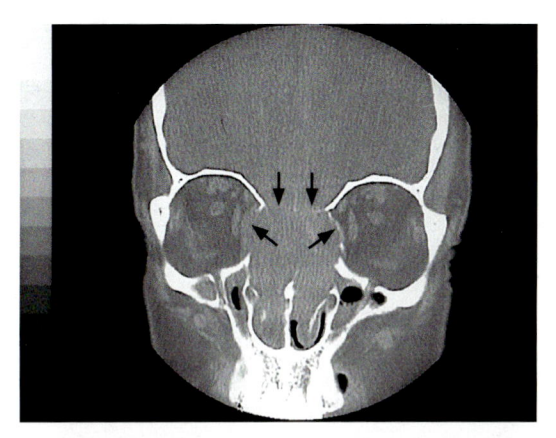

Fig. 14-27. TC partes ósseas, corte coronal. Nota-se erosão óssea da lâmina papirácea bilateralmente, assim como da lâmina crivosa (setas).

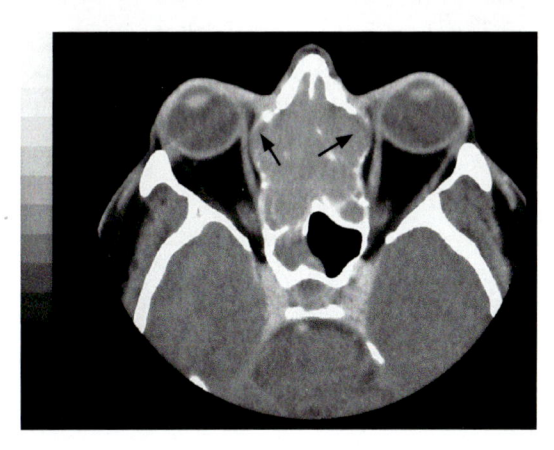

Fig. 14-28. TC partes moles, corte axial. Nota-se lesão expansiva em toda a extensão do seio etmoidal (setas).

Caso 3 – Linfoma não-Hodgkin de células B

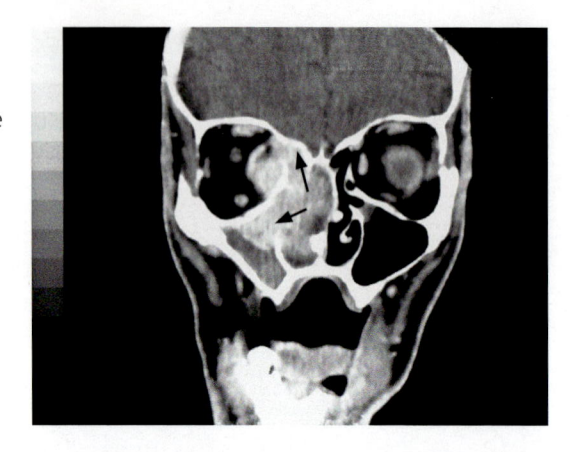

Fig. 14-29. TC partes moles, corte coronal. Observa-se lesão expansiva na região etmoidal à direita, com expansão para a cavidade orbitária e maxilar ipsilateral (setas).

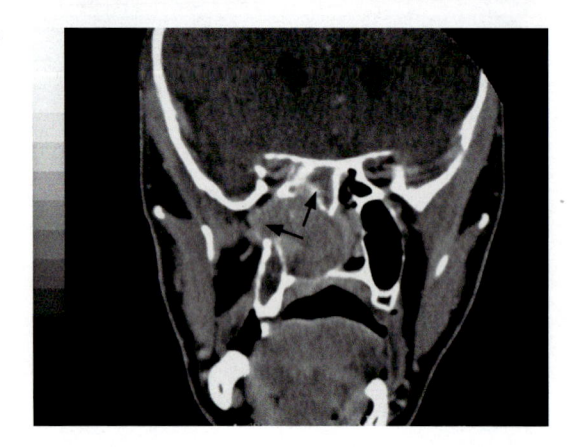

Fig. 14-30. TC partes moles, corte coronal. Observa-se lesão expansiva à direita, com expansão posterior erodindo o osso esfenóide (setas).

Caso 4 – Linfoma não-Hodgkin de células T

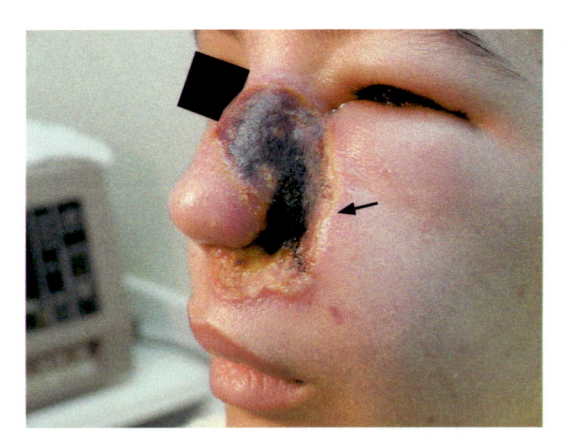

Fig. 14-31. Necrose tecidual causada pela infiltração tumoral (seta).

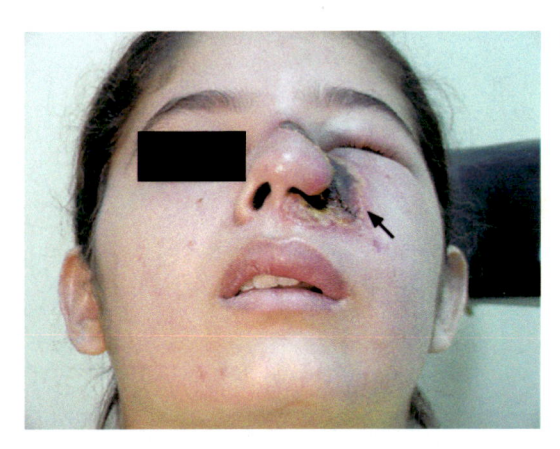

Fig. 14-32. Nota-se necrose da asa do nariz e edema facial adjacente (seta).

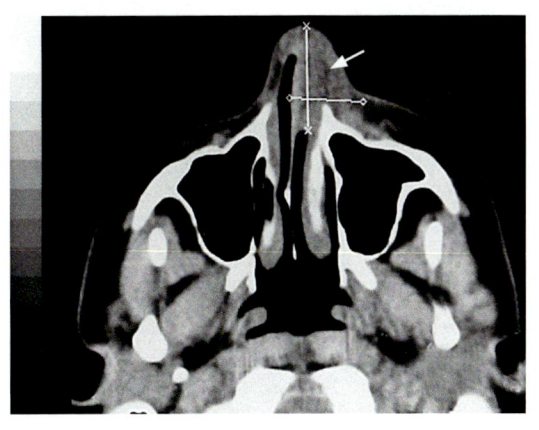

Fig. 14-33. TC partes moles, corte axial. Nota-se lesão infiltrativa na região anterior da fossa nasal, com infiltração de partes moles adjacentes (seta).

Fig. 14-34. Aspecto pós-operatório de desbridamento da necrose tecidual.

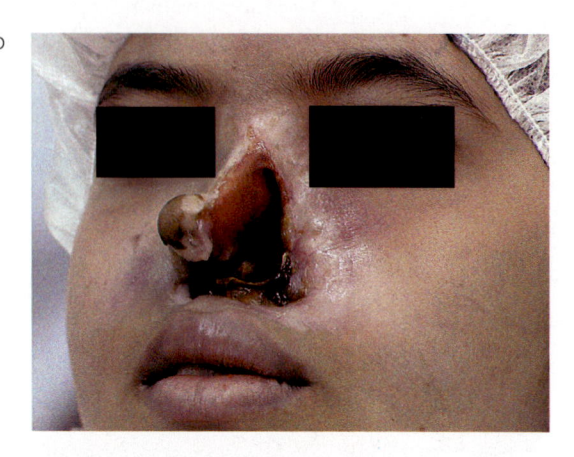

Fig. 14-35. Aspecto pós-operatório de desbridamento da necrose tecidual.

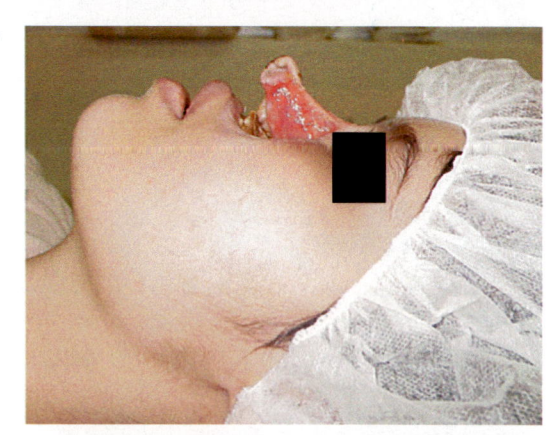

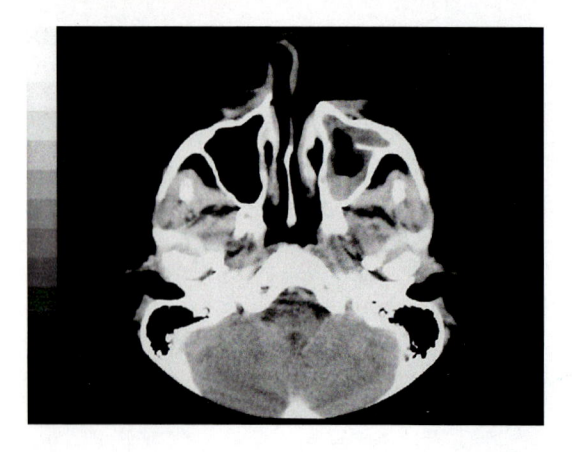

Fig. 14-36. TC partes moles, corte axial. Controle pós-operatório.

Tumores Malignos 219

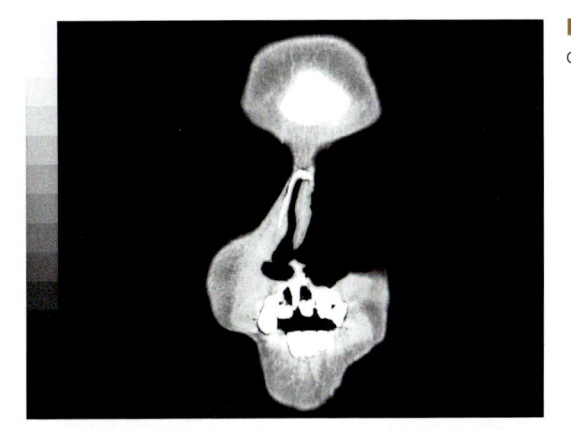

Fig. 14-37. TC partes moles, corte coronal. Controle pós-operatório.

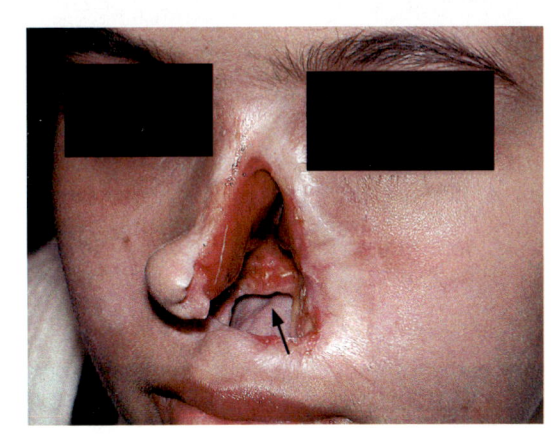

Fig. 14-38. Aspecto final após três desbridamentos cirúrgicos associados à radio e quimioterapia. A seta mostra fístula oronasal criada.

15

DACRIOCISTORRINOSTOMIA

DACRIOCISTITE

Caso 1

Fig. 15-1. Obstrução do ducto lacrimal pós-FAF em face. Endoscopia nasal da FND. S: septo nasal; CI: concha inferior; CM: concha média; SM: seio maxilar.

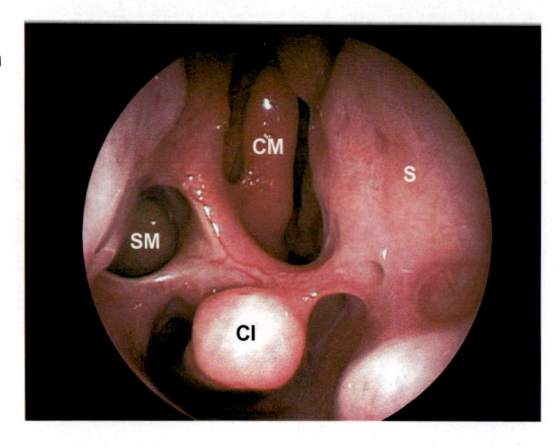

Caso 2

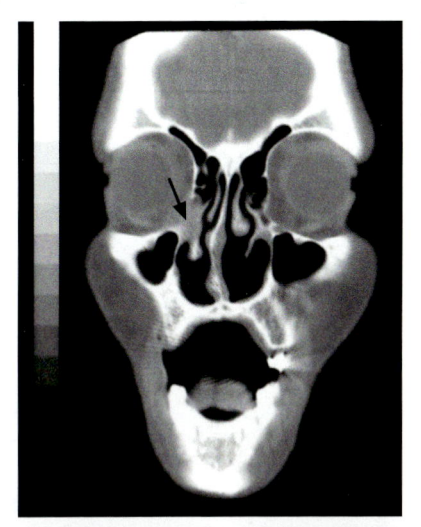

Fig. 15-2. TC partes ósseas, corte coronal. Nota-se dilatação do saco lacrimal à direita (seta). Ausência de conchas inferiores, bilateralmente.

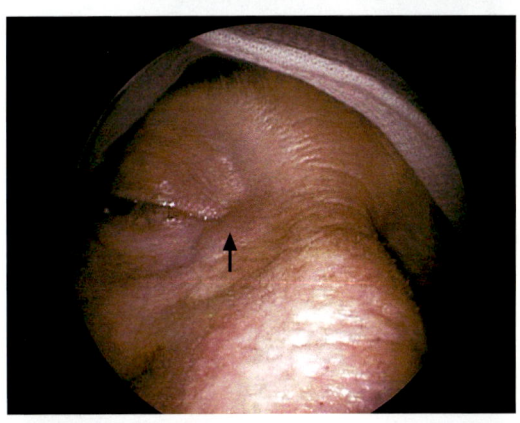

Fig. 15-3. Nota-se edema e hiperemia na região do saco lacrimal à direita (seta).

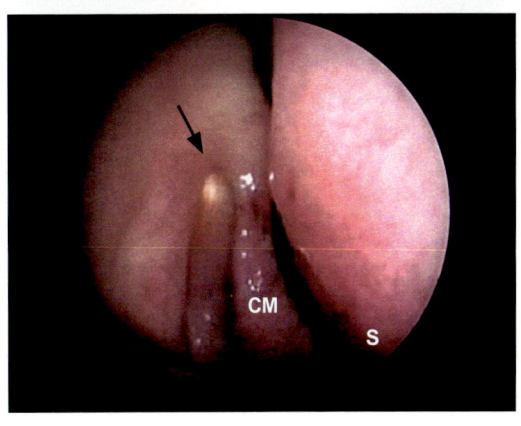

Fig. 15-4. Endoscopia intra-operatória da FND. Nota-se região do saco lacrimal (seta) transiluminada por *laser* cateterizado via ocular. CM: concha média; S: septo nasal.

Caso 3

Fig. 15-5. TC partes moles, corte axial. Nota-se lesão cística na região do ducto lacrimal à direita (seta).

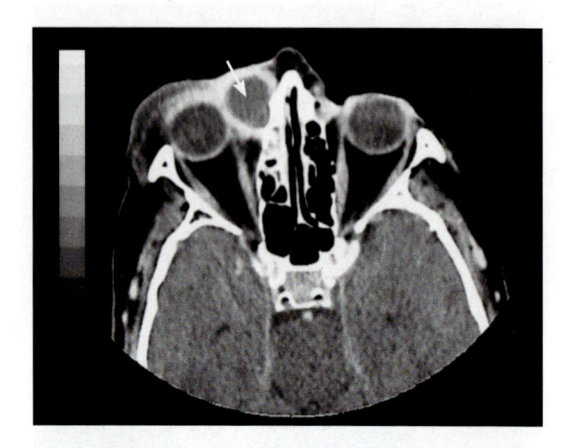

Fig. 15-6. TC partes moles, corte coronal. Nota-se lesão cística na região do ducto lacrimal à direita (seta).

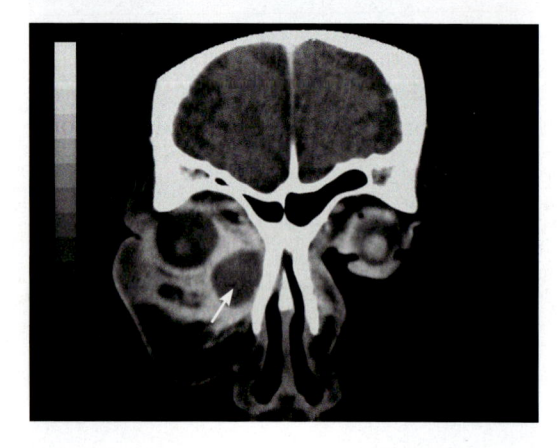

16

MÁS FORMAÇÕES CONGÊNITAS

ATRESIA COANAL

Caso 1

Fig. 16-1. Atresia coanal bilateral. TC partes ósseas, corte axial. Nota-se espessamento posterior do vômer (seta 1), desvio da lâmina medial do osso pterigóide (seta 2), provocando um estreitamento posterior bilateral da fossa nasal (setas 3).

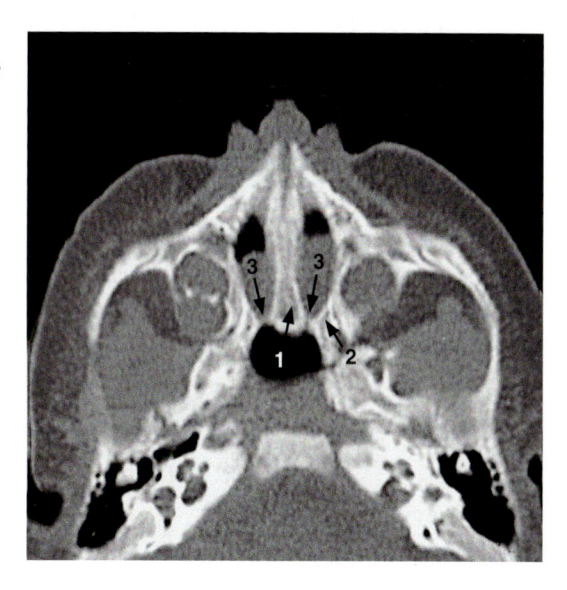

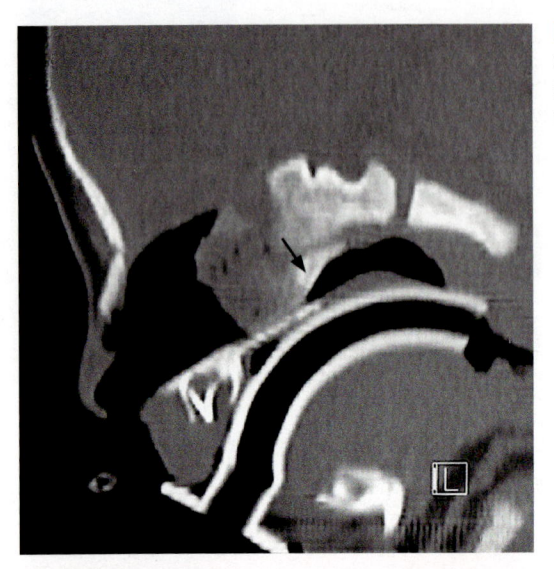

Fig. 16-2. TC partes ósseas, corte sagital. Nota-se bloqueio do fluxo aéreo na parede posterior da fossa nasal (seta).

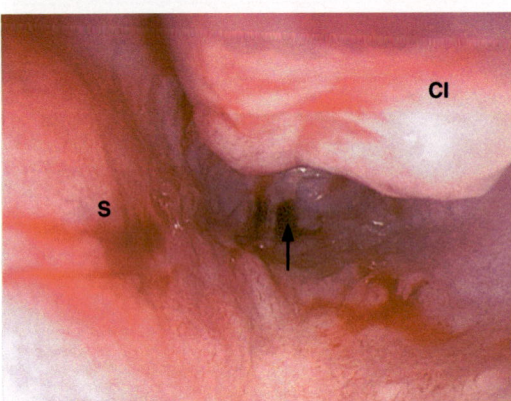

Fig. 16-3. FNE. S: septo nasal; CI: concha inferior; atresia coanal (seta).

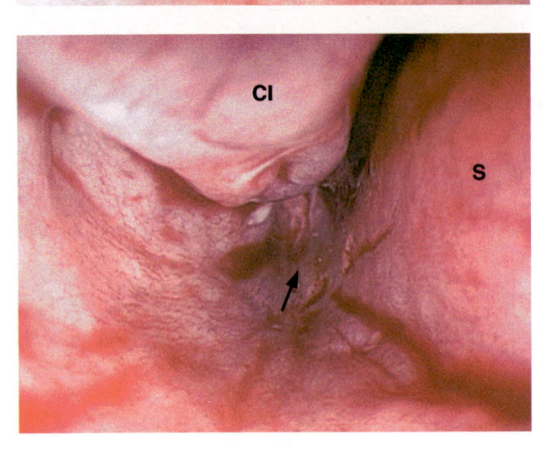

Fig. 16-4. FND. S: septo nasal; CI: concha inferior; atresia coanal (seta).

Más Formações Congênitas 225

Fig. 16-5. FND. Incisão medial e inferior na placa atrésica (seta).
S: septo nasal; CI: concha inferior.

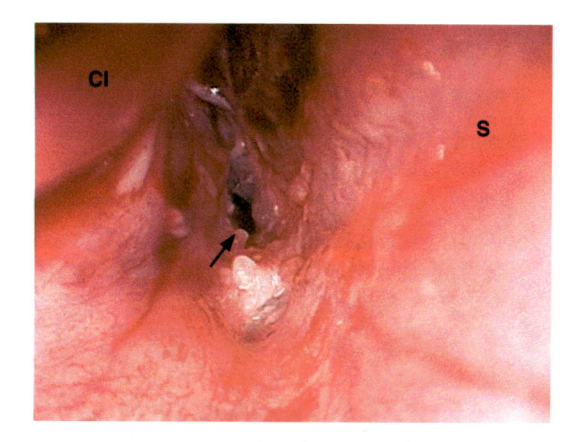

Fig. 16-6. FND. Ampliação da incisão na placa atrésica (seta).
S: septo nasal; CI: concha inferior.

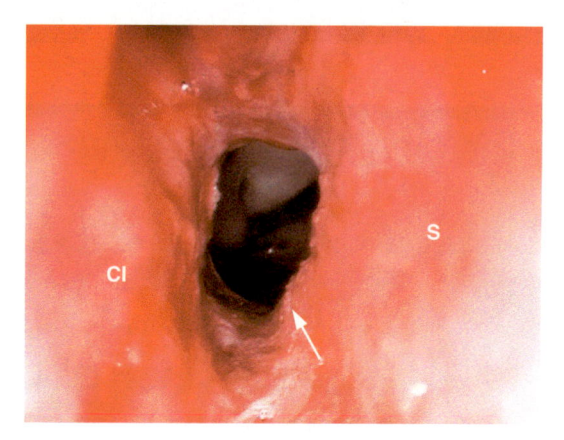

Fig. 16-7. Após realização dos procedimentos acima, bilateralmente, a porção septal posterior é removida (seta). A figura mostra o aspecto final visto pela fossa nasal esquerda.
R: rinofaringe; TA: tuba auditiva.

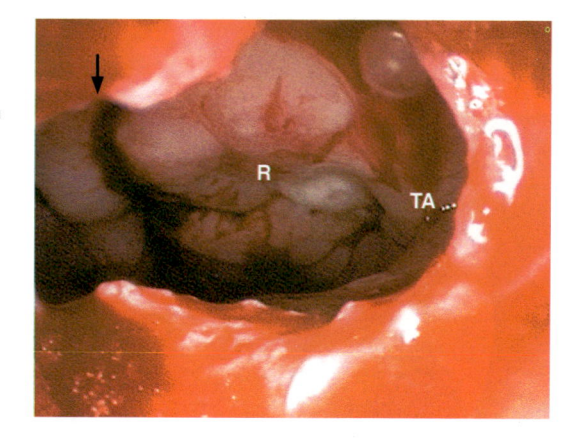

Caso 2

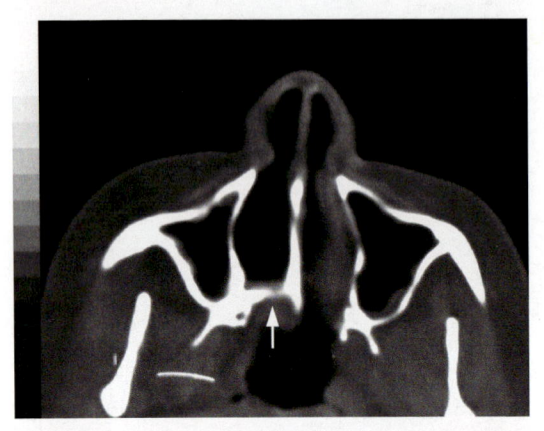

Fig. 16-8. TC partes moles, corte axial. Nota-se o componente ósseo da atresia da coana à direita (seta).

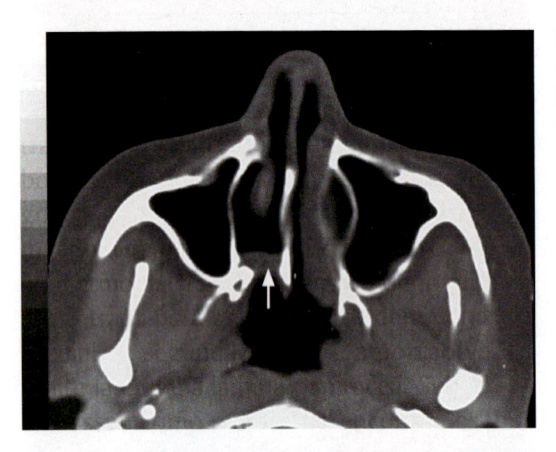

Fig. 16-9. TC partes moles, corte axial. Nota-se o componente membranoso da atresia da coana à direita (seta).

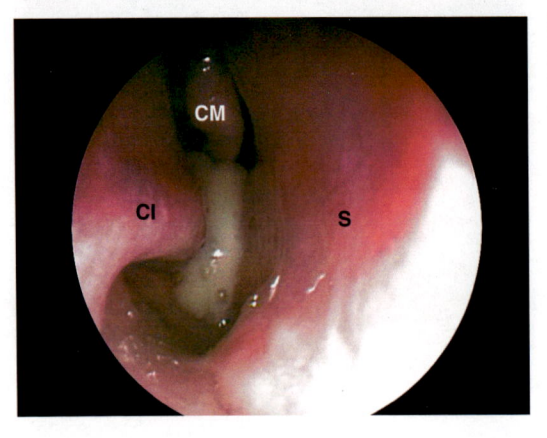

Fig. 16-10. FND. Nota-se secreção purulenta espessa na fossa nasal. S: septo nasal; CI: concha inferior; CM: concha media.

Más Formações Congênitas   **227**

Fig. 16-11. FND. Nota-se placa atrésica após a aspiração da secreção. S: septo nasal; atresia coanal (seta).

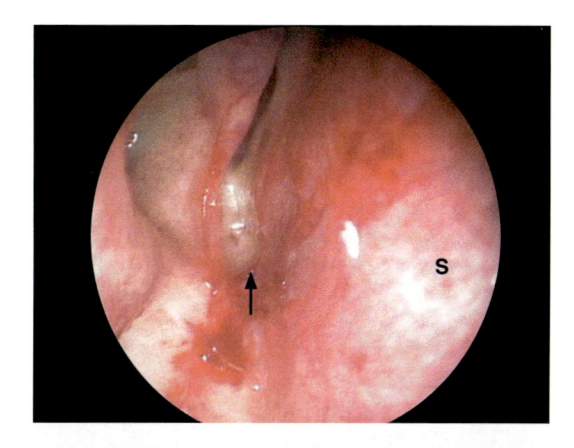

Fig. 16-12. FND. Visibilização da rinofaringe após incisão da placa atrésica e ampliação da mesma. Parte do vômer foi removido. R: rinofaringe; S: septo nasal; CI: concha inferior.

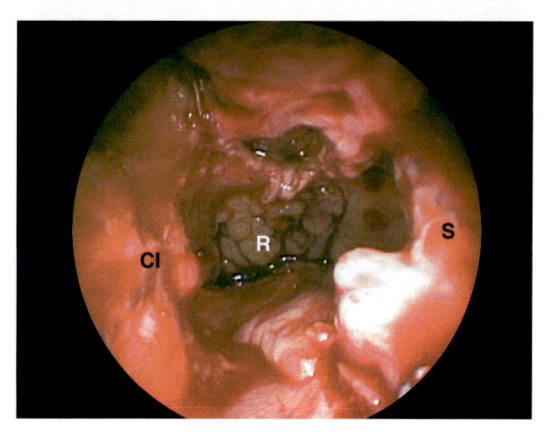

GLIOMA

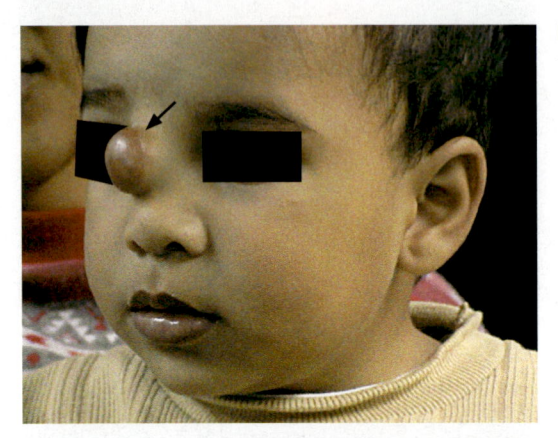

Fig. 16-13. Tumoração fibroelástica na linha média de pirâmide nasal (seta).

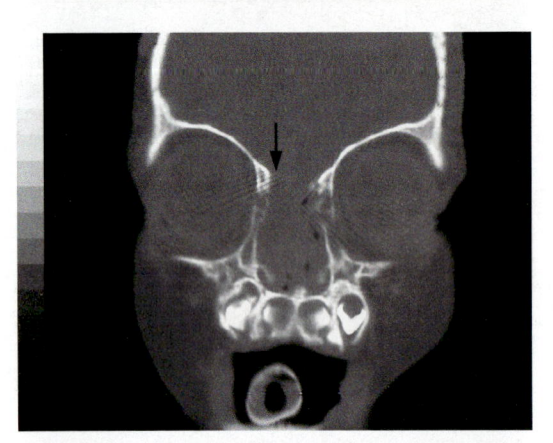

Fig. 16-14. TC partes ósseas, corte coronal. Nota-se falha óssea na região da base do crânio (seta).

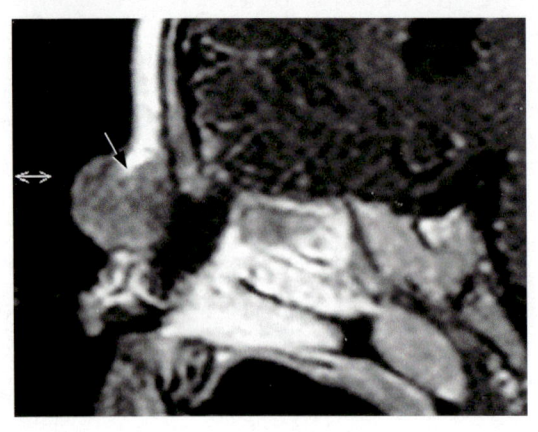

Fig. 16-15. Ressonância magnética dos seios paranasais, T1, corte sagital com contraste. Observa-se tumoração bem delimitada com hipossinal na região da base do crânio, sem extensão intracraniana (seta).

Más Formações Congênitas

Fig. 16-16. Aspecto intra-operatório. Incisão em fuso do glioma nasal (seta).

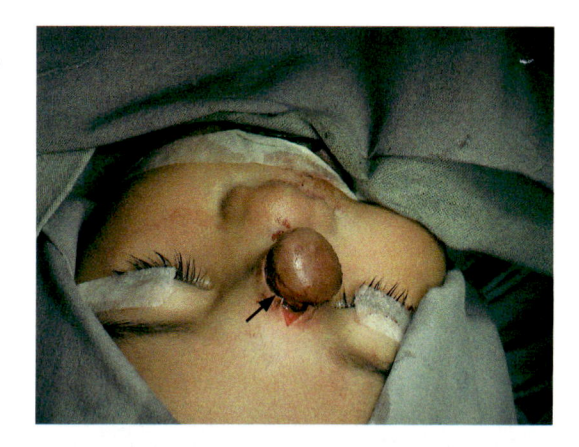

Fig. 16-17. Exposição de todo o pedículo do glioma nasal (seta).

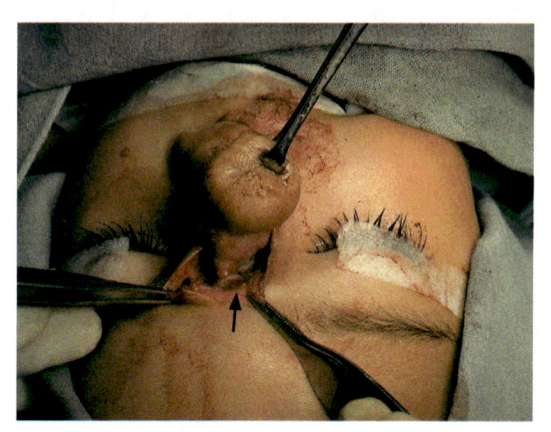

Fig. 16-18. Ressecção do glioma nasal.

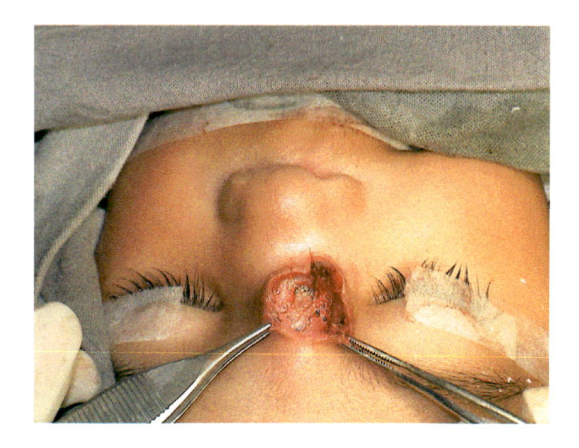

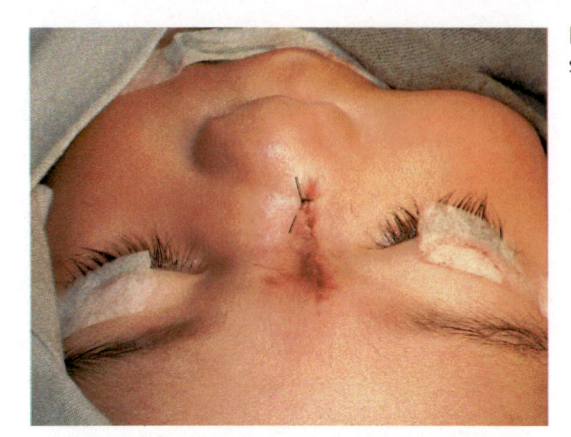

Fig. 16-19. Aspecto final após sutura.

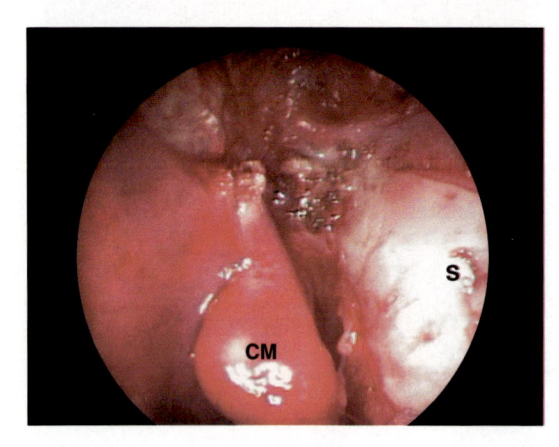

Fig. 16-20. Aspecto endonasal. Ausência de lesões. FND.
CM: concha média; S: septo nasal.

Más Formações Congênitas

MENINGOENCEFALOCELE

Caso 1

Fig. 16-21. TC partes ósseas, corte coronal. Nota-se falha óssea na base do crânio à direita (seta).

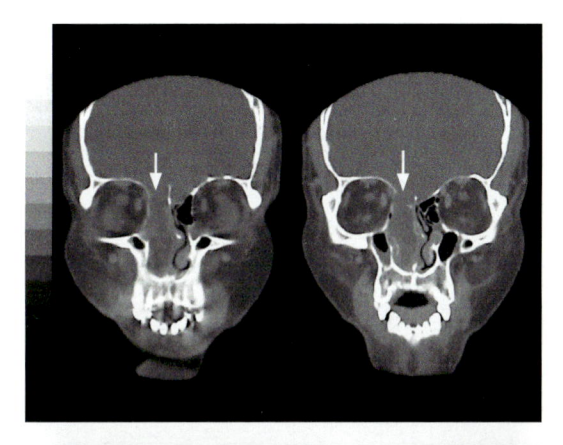

Fig. 16-22. Ressonância magnética, T1, corte coronal. Observa-se herniação da meninge e massa cerebral para a fossa nasal direita (seta).

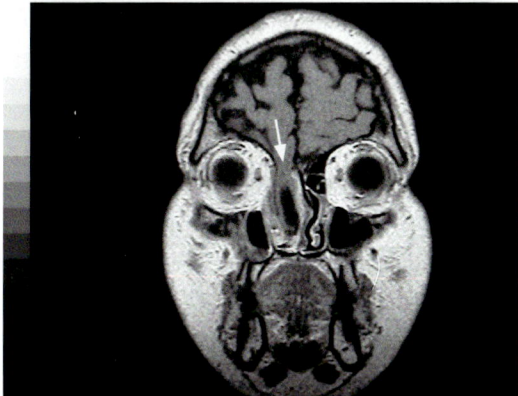

Fig. 16-23. Ressonância magnética, T2, corte coronal. Observa-se herniação da meninge e massa cerebral para a fossa nasal direita (seta).

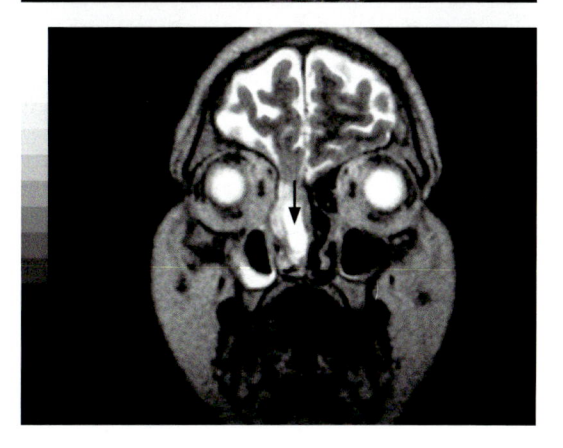

Caso 2

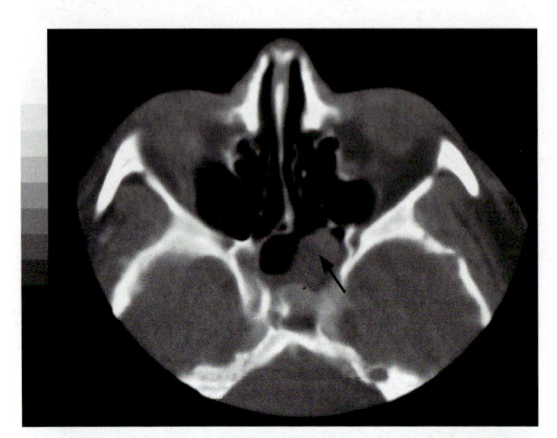

Fig. 16-24. TC partes ósseas, corte axial. Material hipoatenuante na região do seio esfenóide à esquerda (seta).

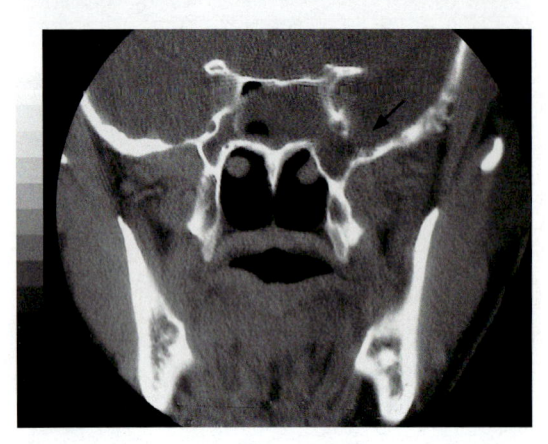

Fig. 16-25. TC partes ósseas, corte coronal. Nota-se descontinuidade óssea na região lateral e inferior do seio esfenóide esquerdo (seta).

Más Formações Congênitas 233

Fig. 16-26. FNE. Aspecto intra-operatório do seio esfenóide. Nota-se extravasamento de fluoresceína (seta).

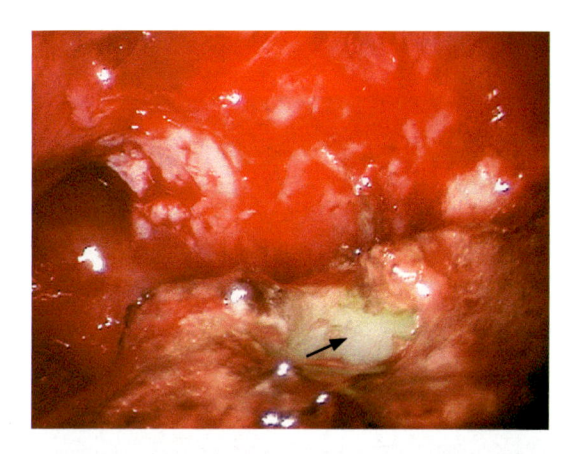

Fig. 16-27. FNE. Seio esfenóide. Aspecto final após ressecção e oclusão da meningoencefalocele (seta).

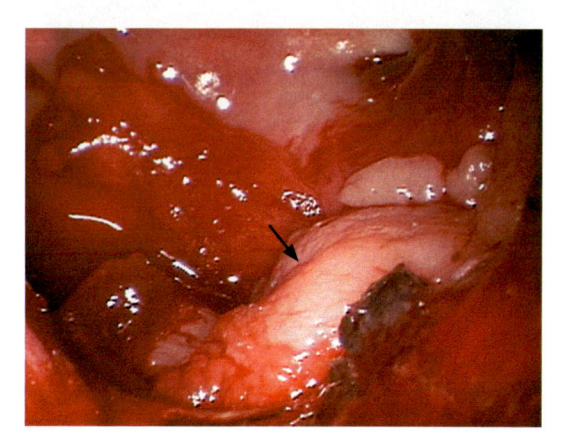

Caso 3

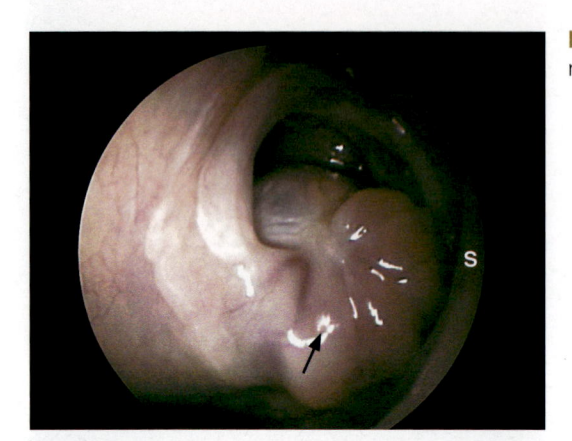

Fig. 16-28. FND. S: septo nasal; meningoencefalocele (seta).

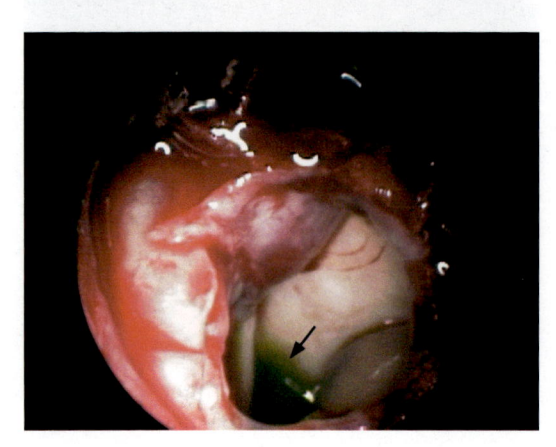

Fig. 16-29. FND. Após ressecção da meningoencefalocele, nota-se a fístula liquórica por meio do extravasamento de fluoresceína (seta).

MENINGOCELE

Fig. 16-30. FND. Seio esfenóide. Nota-se meningocele corada por fluoresceína no recesso lateral do seio esfenóide à direita (seta).

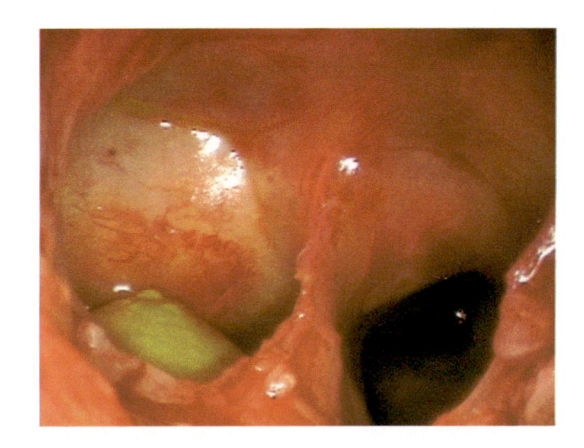

Fig. 16-31. Após ressecção da meningocele, observa-se a fístula por meio do extravasamento de fluoresceína (seta).

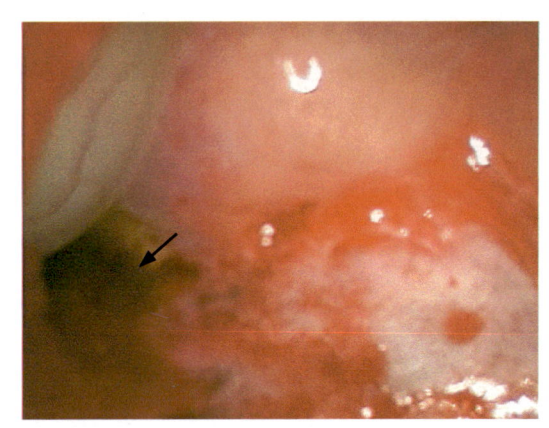

Fig. 16-32. Aspecto da fístula quando iluminada com luz azul (seta).

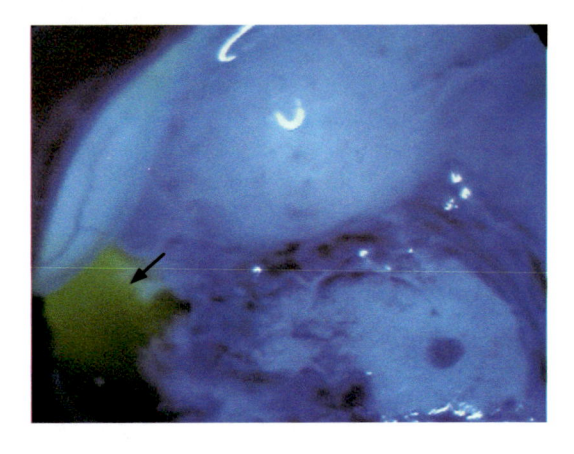

NARINA SUPRANUMERÁRIA

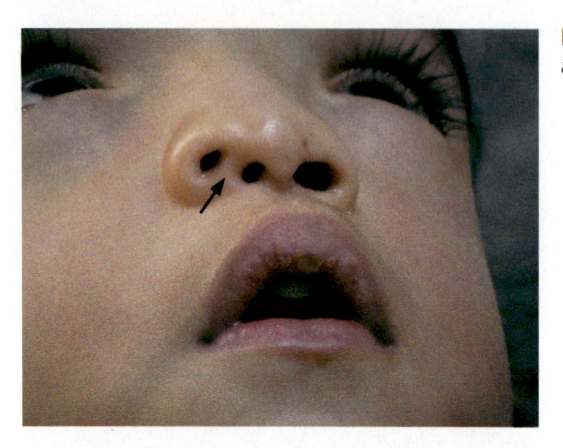

Fig. 16-33. Narina supranumerária à direita (seta).

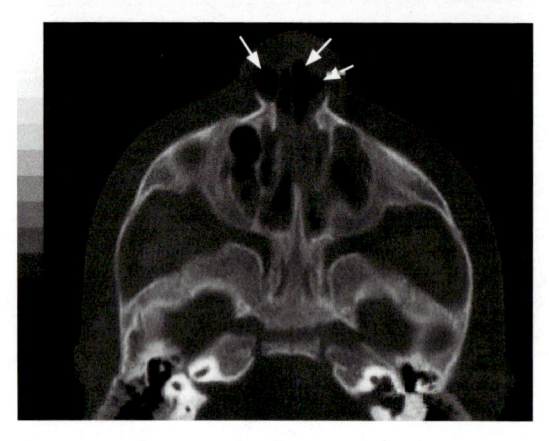

Fig. 16-34. TC partes ósseas, corte axial. Nota-se narina supranumerária à direita (setas).

Fig. 16-35. TC partes ósseas, corte coronal. Nota-se descontinuidade óssea, na base do crânio associada à narina supranumerária (seta).

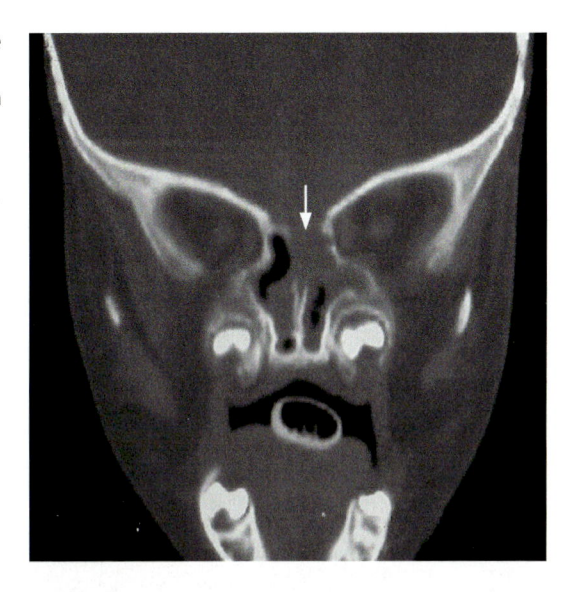

Fig. 16-36. TC partes moles, corte sagital. Atresia coanal associada à narina supranumerária (seta).

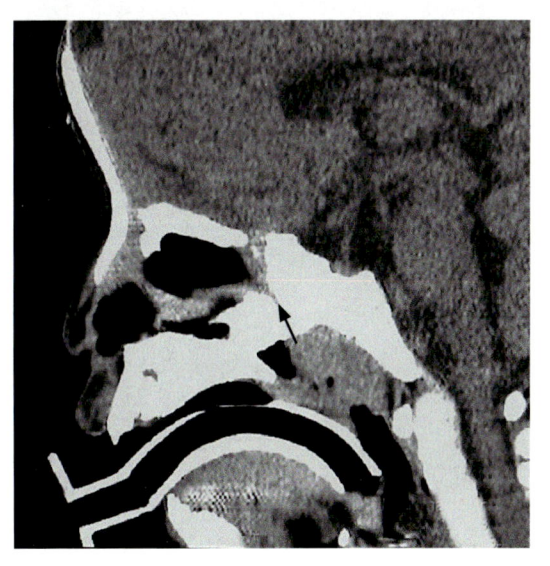

AGENESIA NASAL

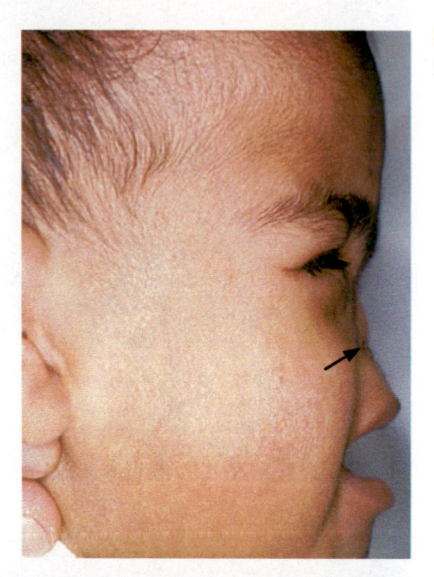

Fig. 16-37. Paciente com agenesia nasal, aspecto de perfil (seta).

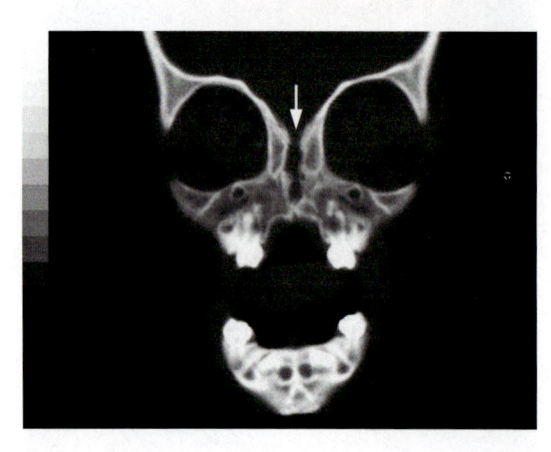

Fig. 16-38. TC partes ósseas, corte coronal. Ausência de estruturas nasais. Nota-se a ausência do osso da base do crânio nessa região (seta).

Más Formações Congênitas **239**

Fig. 16-39. TC partes ósseas, corte axial. Ausência de labirinto etmoidal (seta).

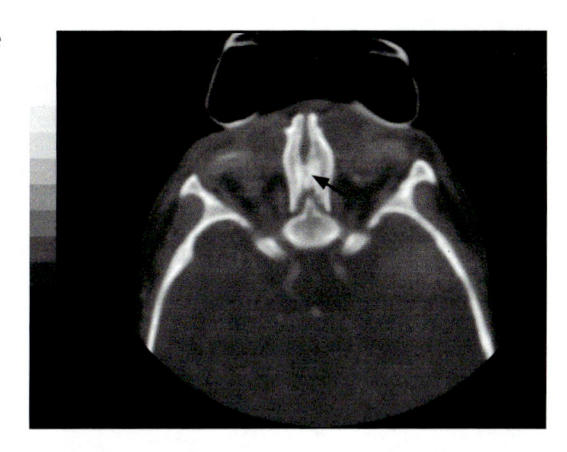

Fig. 16-40. Ressonância magnética, corte T1 sagital. Nota-se ausência das estruturas nasais (seta).

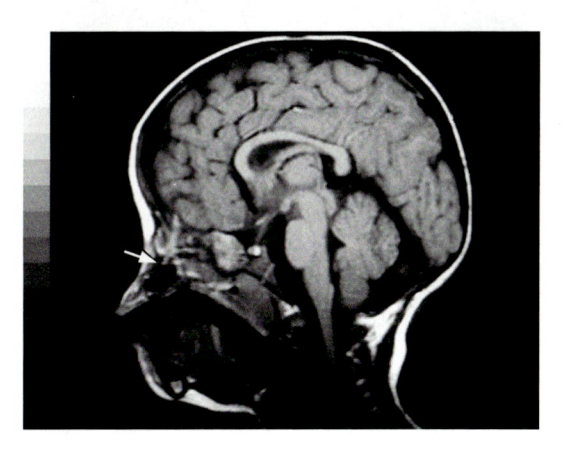

17

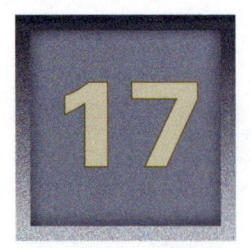

Fístula Liquórica

Caso 1

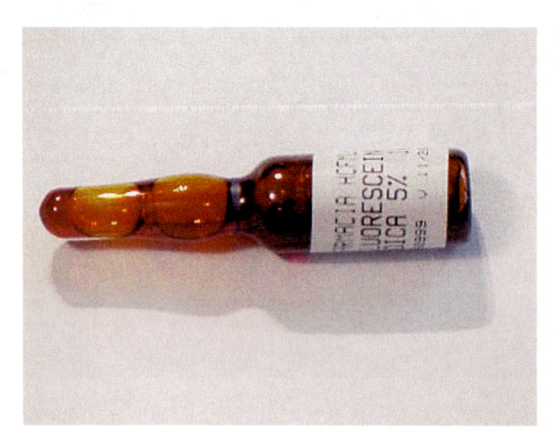

Fig. 17-1. Tubo de fluoresceína sódica estéril.

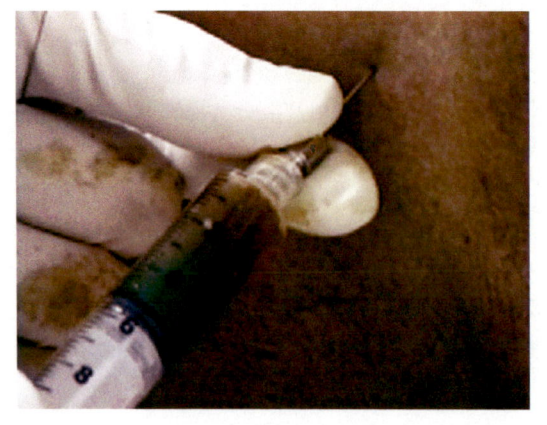

Fig. 17-2. Injeção intratecal de fluoresceína sódica a 5%.

Fístula Liquórica 241

Fig. 17-3. Visibilização de fluoresceína no recesso esfenoetmoidal à direita (seta) durante o procedimento cirúrgico. S: septo nasal; CM: concha média; CS: concha superior.

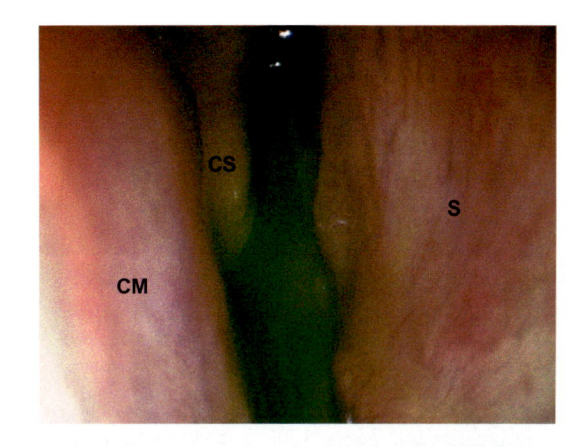

Fig. 17-4. Endoscopia da FND. Visibiliza-se seio esfenóide à direita, com recesso lateral contendo meningocele (seta) e fístula liquórica.

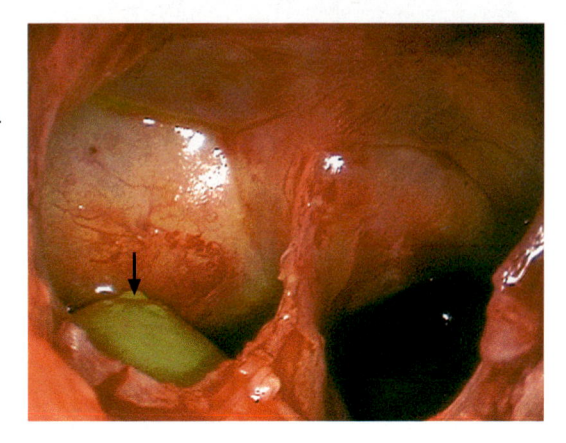

Caso 2

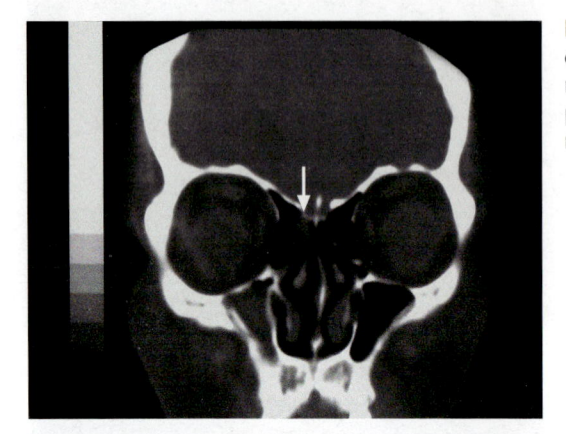

Fig. 17-5. TC partes ósseas, corte coronal. Nota-se falha óssea na região da lâmina crivosa direita, com pequena área de hipoatenuação na mesma região (seta).

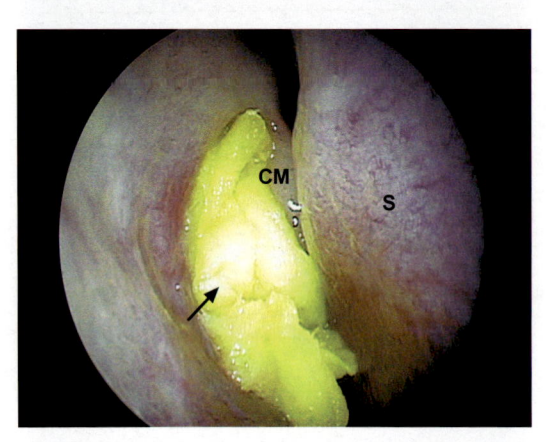

Fig. 17-6. FND no intra-operatório. Nota-se algodão no meato médio, corado por fluoresceína (seta), confirmando a presença de fístula liquórica. S: septo nasal; CM: concha média.

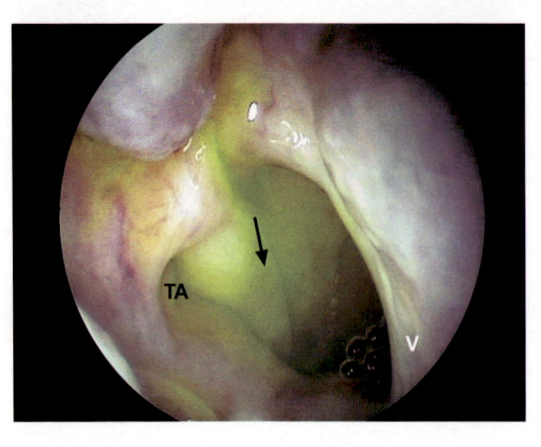

Fig. 17-7. FND. Presença de fluoresceína na rinofaringe à direita (seta). TA: tuba auditiva; V: vômer.

Fístula Liquórica   243

Fig. 17-8. Fluoresceína observada sob luz de xenônio no meato inferior à direita. **(A)** E com o filtro de luz azul. **(B)** CI: concha inferior; S: septo nasal.

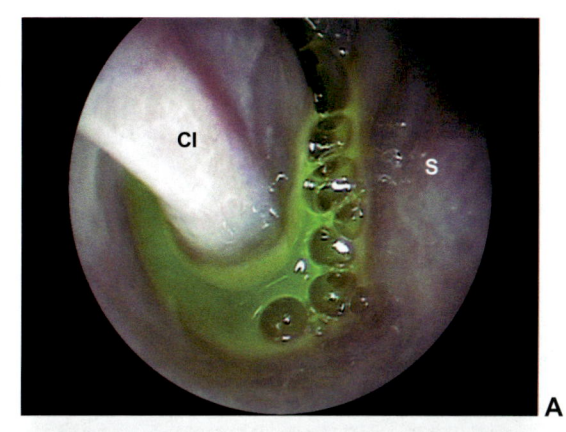

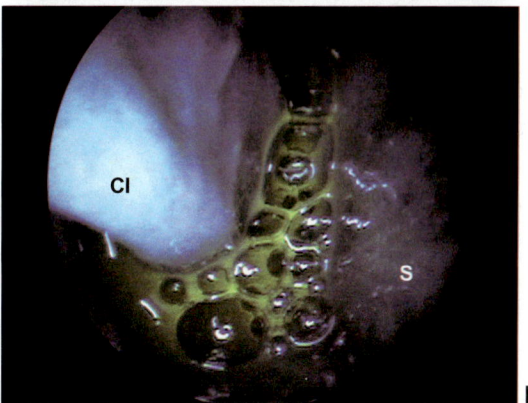

Fig. 17-9. FND. Visibilização de fluoresceína no teto do seio etmóide (seta). CM: concha média; S: septo nasal; BE: bula etmoidal; OSM: óstio do seio maxilar.

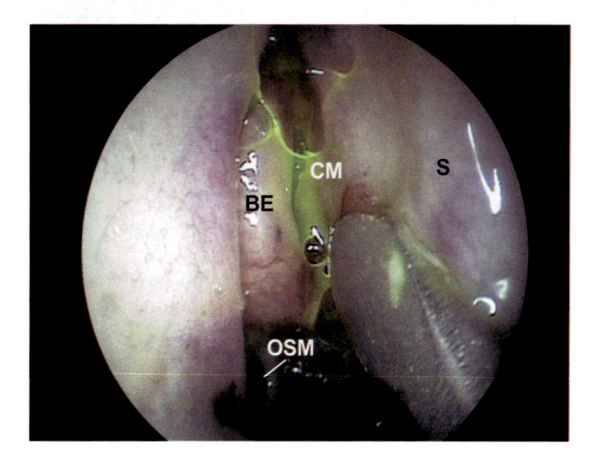

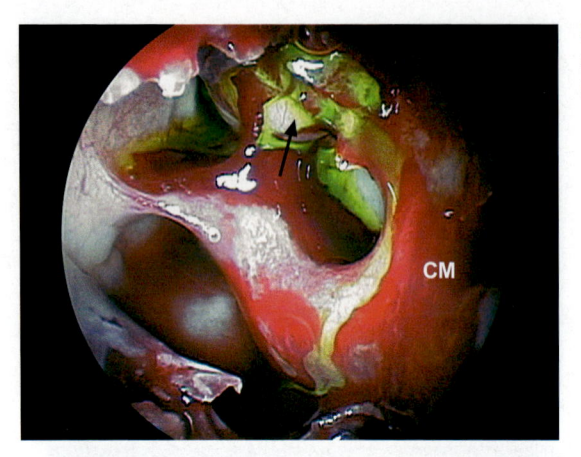

Fig. 17-10. FND. Meningocele no teto do seio etmóide anterior (seta). CM: concha média.

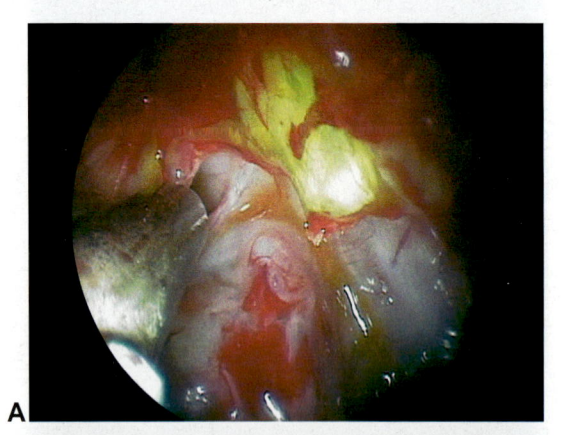

Fig. 17-11. (A) FND. Meningocele no teto do seio etmóide, observada sob luz de xenônio, **(B)** e com o filtro de luz azul.

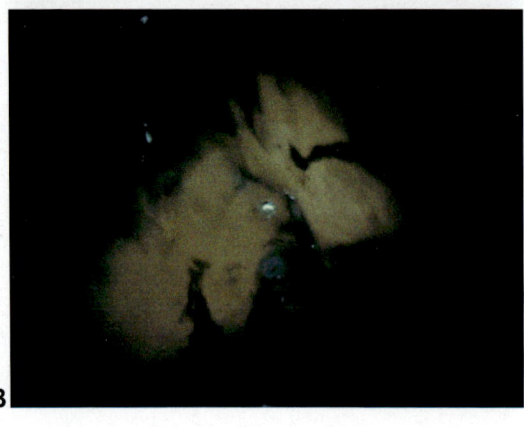

Fístula Liquórica **245**

Fig. 17-12. Área da meningocele recoberta por enxerto (seta).

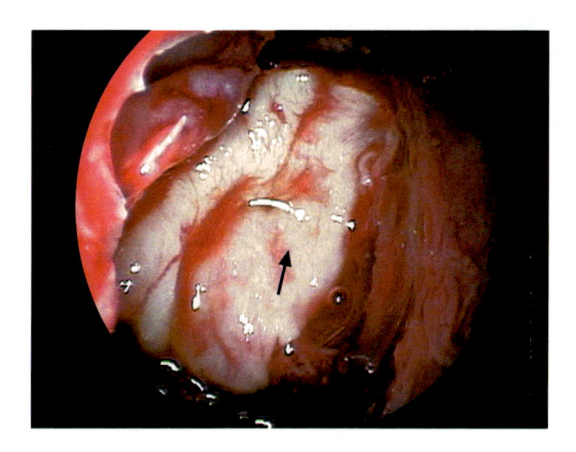

18

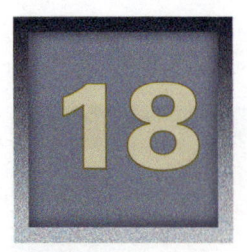

FÍSTULA ORONASAL

Caso 1

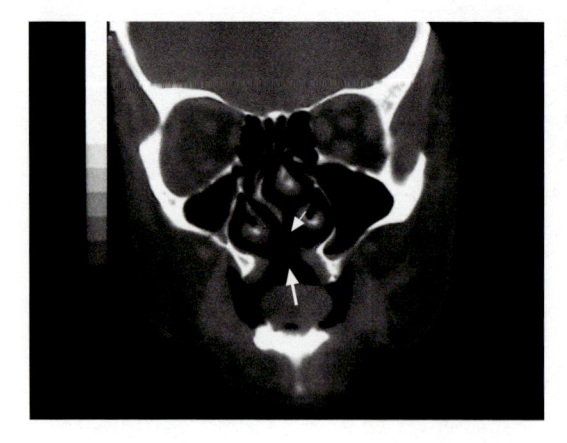

Fig. 18-1. TC partes ósseas, corte coronal. Nota-se falha óssea no assoalho da fossa nasal (seta), assim como ausência de porção septal anterior (seta menor).

Fístula Oronasal 247

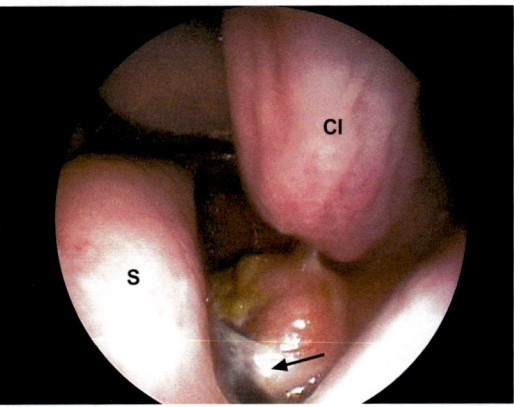

Fig. 18-2. (A) Fístula oronasal ao exame da cavidade oral.
(B) Nota-se o septo nasal (seta) através da fístula oral.

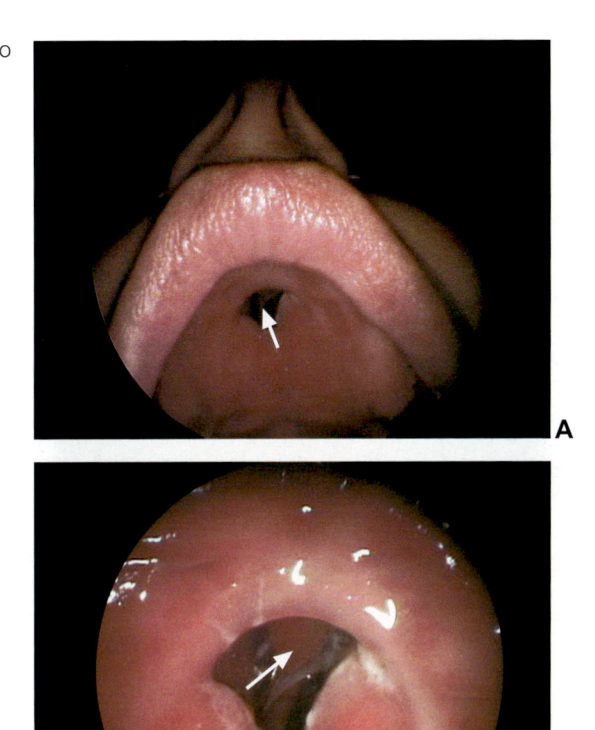

Fig. 18-3. Endoscopia nasal esquerda. S: septo nasal; CI: concha inferior; falha no assoalho nasal (seta).

Caso 2

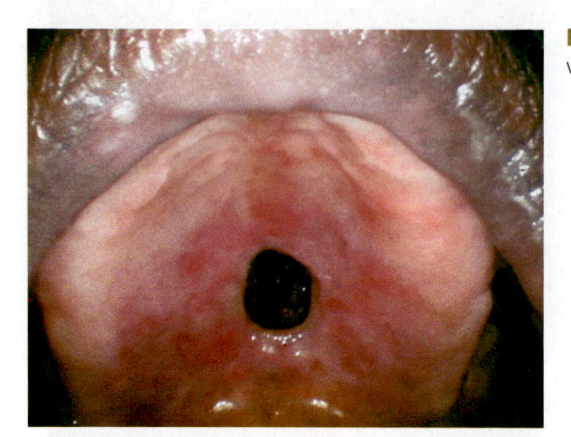

Fig. 18-4. Fístula oronasal visibilizada pela cavidade oral.

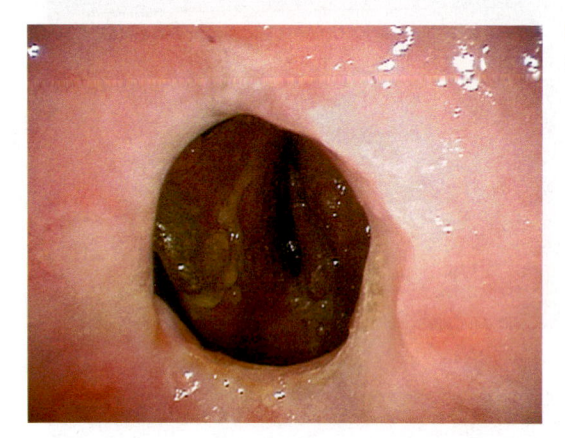

Fig. 18-5. Estruturas nasais observadas através da fístula oral.

19

LIGADURA DA ARTÉRIA ESFENOPALATINA

Fig. 19-1. FND. CM: concha média; S: septo nasal; região do forame esfenopalatino (seta).

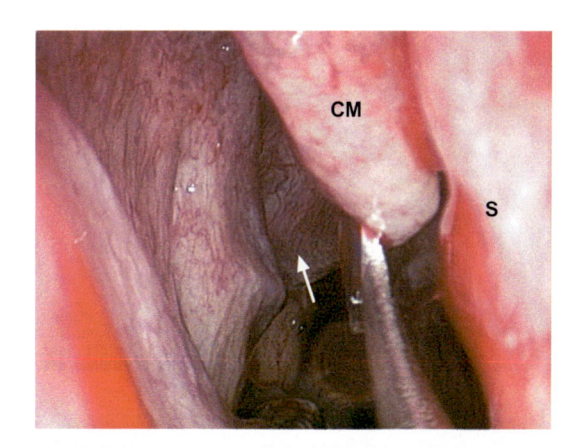

Fig. 19-2. FND. AEP: artéria esfenopalatina; CO: crista óssea; mucosa da concha média medializada (CM). ANP: artéria nasal posterior.

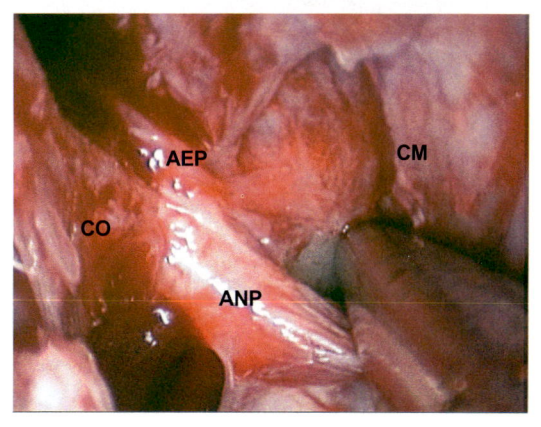

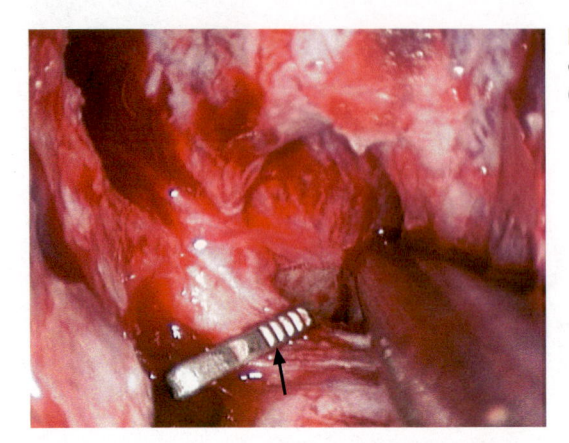

Fig. 19-3. FND. *Clip* de titânio colocado na artéria nasal posterior (seta).

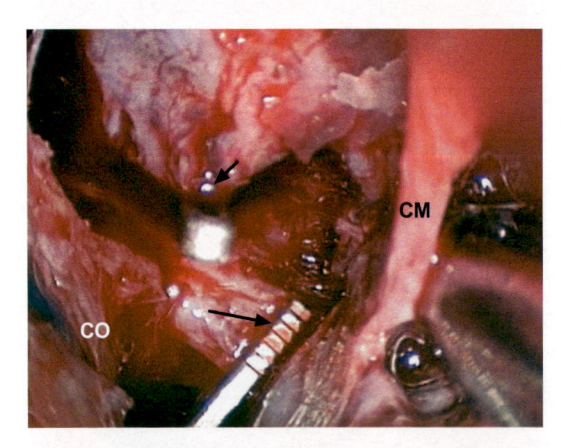

Fig. 19-4. FND. *Clip* de titânio na artéria esfenopalatina (seta) e nasal posterior (seta menor).
CO: crista óssea; mucosa da concha média medializada (CM)

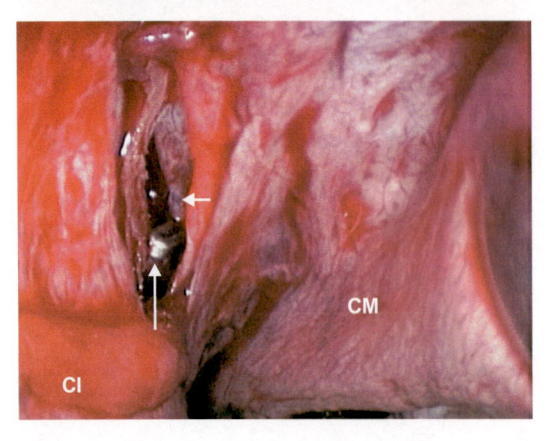

Fig. 19-5. FND. Visão endoscópica final. CM: concha média; CI: concha inferior; *Clip* na artéria (seta); mucosa recolocada na parede lateral (seta menor).

20

RINOFIMA

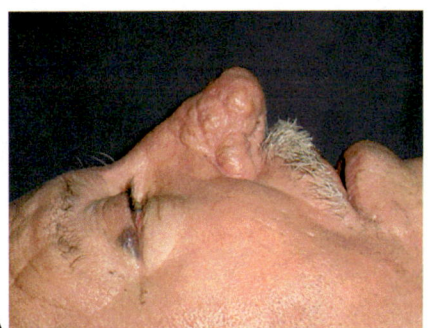

Fig. 20-1. (A-C) Paciente idoso com excessivo tecido celular subcutâneo nasal.

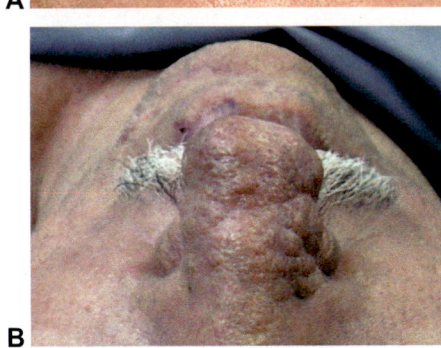

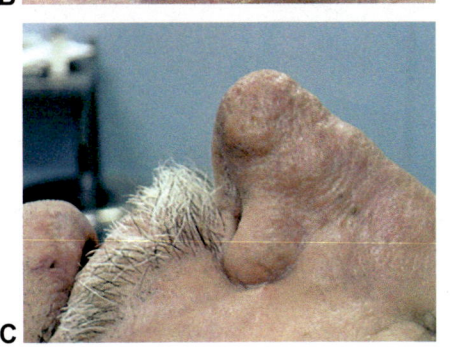

21

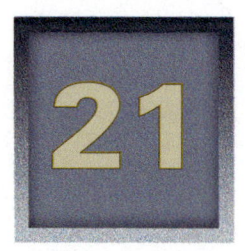

VESTIBULITE

Fig. 21-1. Narina esquerda. Nota-se edema e hiperemia no vestíbulo (seta).

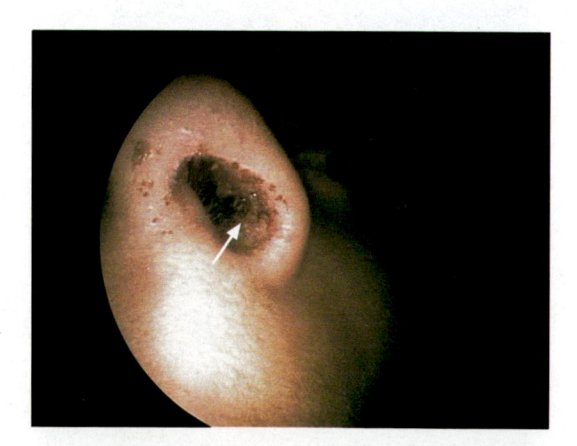

Fig. 21-2. Presença de crostas no vestíbulo esquerdo (seta).

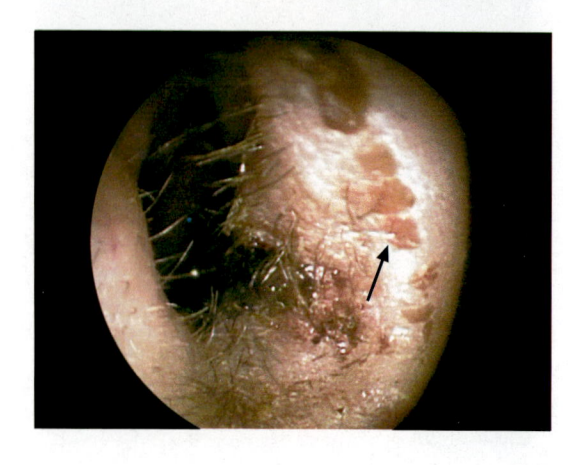

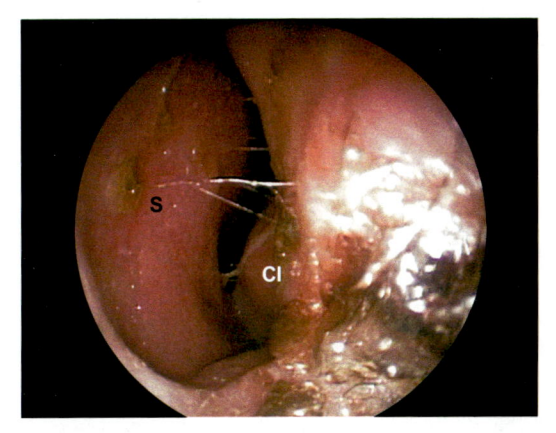

Fig. 21-3. Hiperemia e edema associados a crostas na região vestibular esquerda. S: septo nasal; CI: concha inferior.

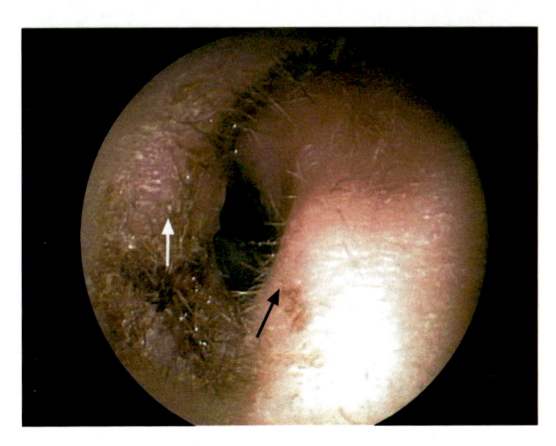

Fig. 21-4. FND. Nota-se edema e hiperemia em vestíbulo nasal (setas).

GRANULOMATOSES DO NARIZ E DOS SEIOS PARANASAIS

WEGENER

Fig. 22-1. TC partes ósseas, corte coronal. Nota-se erosão septal (seta).

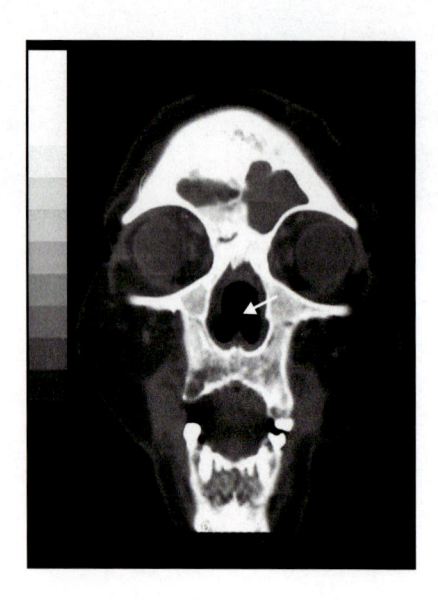

Granulomatoses do Nariz e dos Seios Paranasais

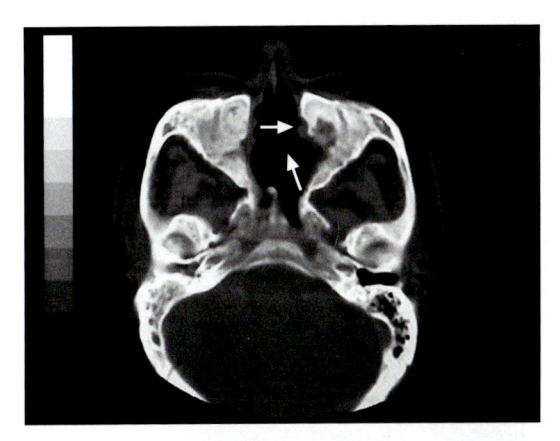

Fig. 22-2. TC partes ósseas, corte axial. Nota-se destruição extensa das estruturas nasais. Ausência de septo nasal e conchas inferiores (setas).

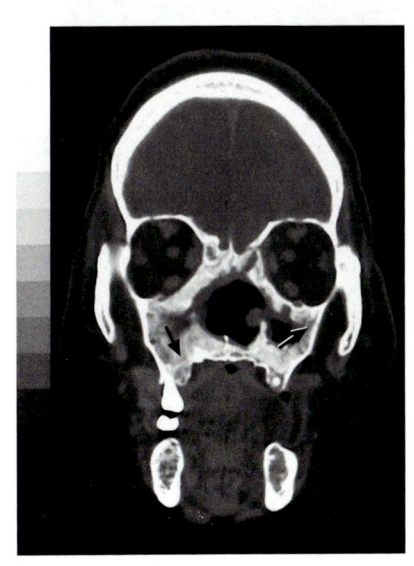

Fig. 22-3. TC partes ósseas, corte coronal. Nota-se remodelamento e esclerose óssea na parede dos seios maxilares (setas).

LEISHMANIOSE

Fig. 22-4. Paciente com desabamento do dorso e ponta nasal.

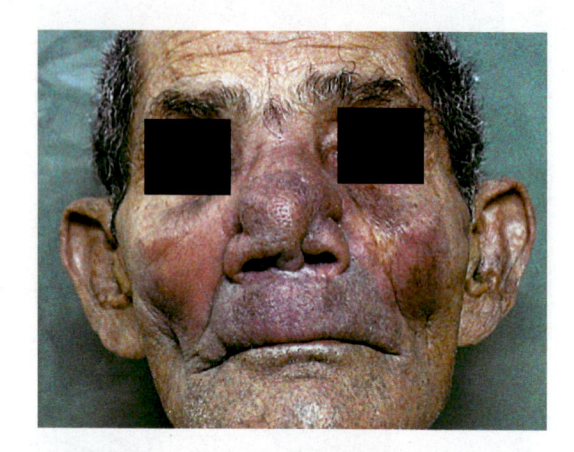

Fig. 22-5. Endoscopia nasal. Nota-se perfuração septal com bordas cruentas que representam a doença em atividade (seta). CI: concha inferior; CM: concha média.

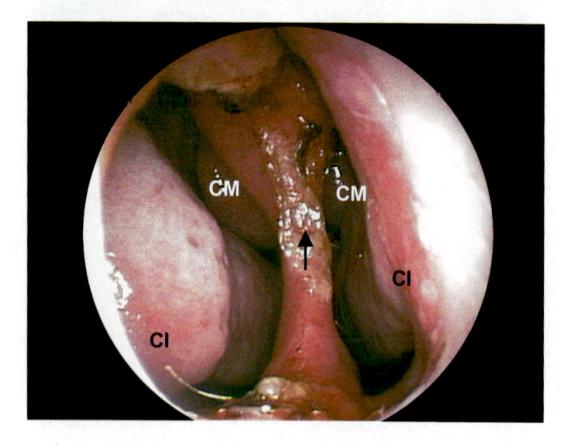

Granulomatoses do Nariz e dos Seios Paranasais

CRIPTOCOCOSE

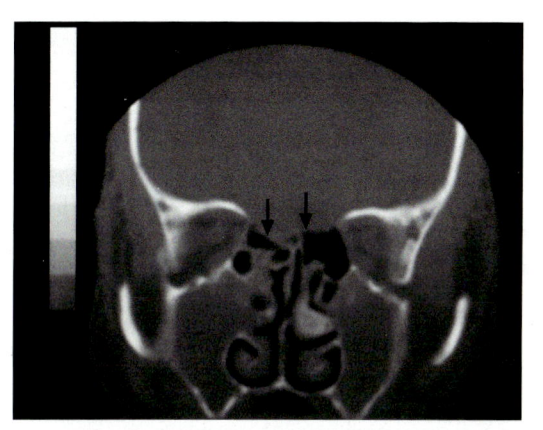

Fig. 22-6. TC partes ósseas, corte coronal. Erosão óssea da base do crânio, bilateralmente (setas).

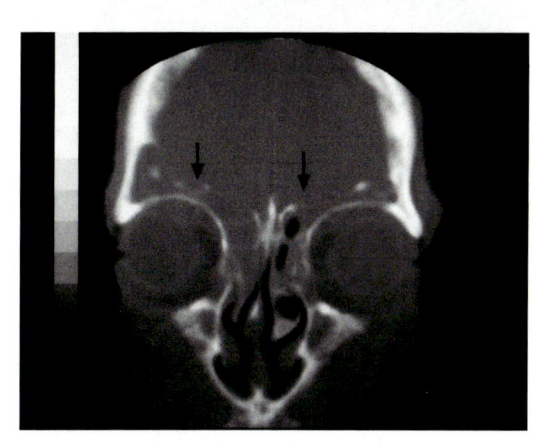

Fig. 22-7. TC partes ósseas, corte coronal. Nota-se erosão óssea da tábua posterior do seio frontal, bilateralmente (setas).

23

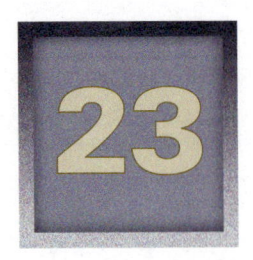

SÍNDROME DO SEIO SILENCIOSO

Fig. 23-1. Nota-se enoftalmia de 3 mm à esquerda (seta).

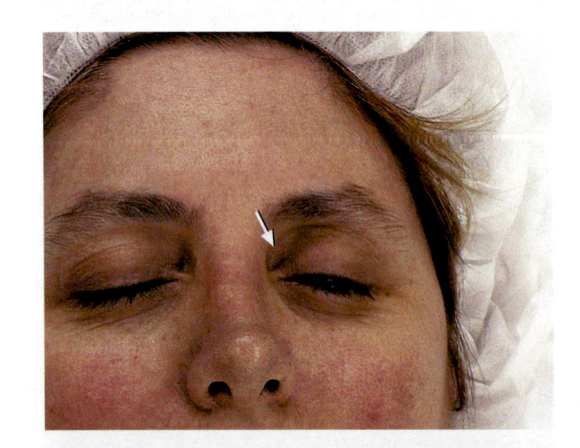

Fig. 23-2. TC partes ósseas, corte axial. Observa-se atelectasia do seio maxilar à esquerda, com deslocamento anterior da parede posterior do seio (seta).

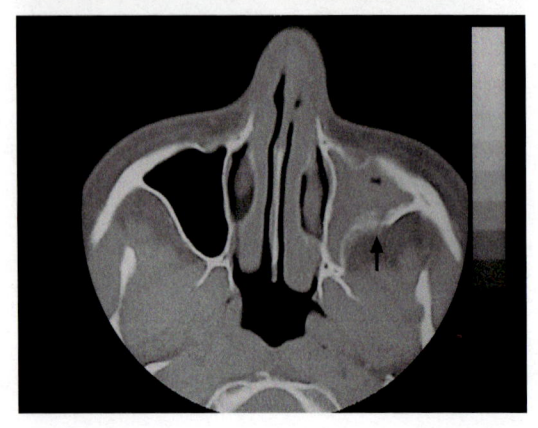

Síndrome do Seio Silencioso 259

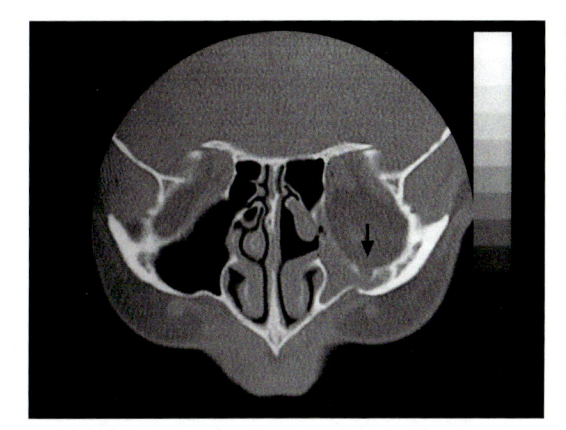

Fig. 23-3. TC partes ósseas, corte coronal. Nota-se deslocamento inferior e posterior do globo ocular à esquerda (seta).

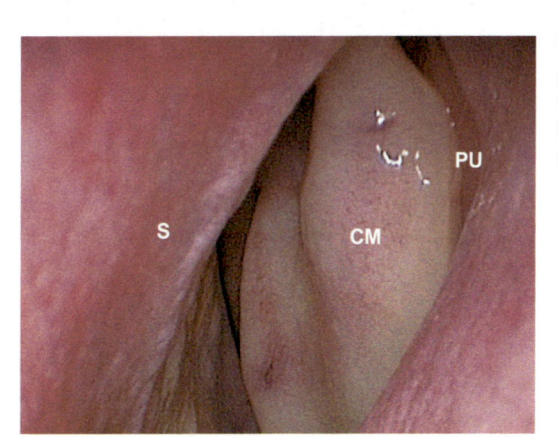

Fig. 23-4. FNE. Sinéquia do processo uncinado e da concha média. CM: concha média; PU: processo uncinado; S: septo nasal.

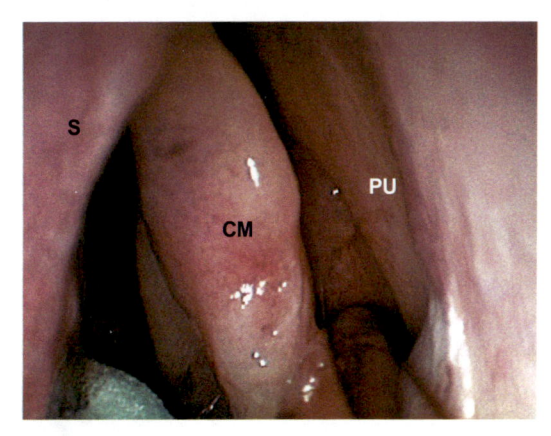

Fig. 23-5. FNE. Exérese de sinéquia do processo uncinado e da concha média com consequente antrostomia maxilar para alteração seio. CM: concha média;
PU: processo uncinado; S: septo nasal.